临床中医诊疗精粹

王少英　等主编

中国纺织出版社有限公司

图书在版编目（CIP）数据

临床中医诊疗精粹／王少英等主编. -- 北京 ：中国纺织出版社有限公司，2020.6
ISBN 978-7-5180-7488-4

Ⅰ.①临… Ⅱ.①王… Ⅲ.①中医诊断学②中医治疗法 Ⅳ.①R24

中国版本图书馆 CIP 数据核字（2020）第 094520 号

责任编辑：赵晓红　　责任校对：韩雪丽
责任设计：史晟睿　　责任印制：储志伟

中国纺织出版社有限公司出版发行
地址：北京市朝阳区百子湾东里 A407 号楼　邮政编码：100124
销售电话：010－67004422　传真：010－87155801
http：//www.c-textilep.com
中国纺织出版社天猫旗舰店
官方微博 http：//weibo.com/2119887771
北京通天印刷有限责任公司印刷　　各地新华书店经销
2020 年 6 月第 1 版第 1 次印刷
开本：787×1092　1／16　印张：13.25
字数：311 千字　定价：88.00 元

前 言

本书文字易懂，但医理难明，因其融古代哲理于医理之中，使医学理论具有哲学思辨的抽象性，说理方法的多层次性等特点，给初学者造成一定的学习难度——抓不住重点，对富含哲理而玄妙的医理一时难以理解，为了使既抽象又有丰富内涵的理论更趋科学化、系统化、简明化。帮助更深刻理解和牢固掌握中医的基本理论、基本知识和中医的思维方法特点，在参阅大量文献和多年的临床经验，编写了本书。

内容概念表述规范，纲目分明、重点突出、便于记忆、易查实用，同时注重思维方法，适度增加介绍新的中医基础理论，本书可作为中医临床医师及中医药学生的参考用书。

由于个人水平和经验有限，书中难免存在不足之处，恳请各位读者提出宝贵意见，以便不断完善。

编者

2019 年 12 月

编委会

目 录

第一章　癌症

第一节　鼻咽癌

【定义】

鼻咽癌是原发于鼻咽黏膜被覆上皮的恶性肿瘤。临床以鼻窍时流浊涕，甚则涕出腥臭，伴头额胀痛，鼻塞不利，香臭难辨，耳鸣耳聋等为常见症状，晚期常有颈淋巴结肿大及脏器转移。鼻咽癌好发于我国南方的广东省，有"广东癌"之称。

【历史沿革】

在中医学文献中没有鼻咽癌病名，"鼻咽"是西医学的解剖名词。中医古籍中对"鼻"（指鼻腔）"咽"（指口咽）有过不少记述。《内经》曾提出"颃颡"一词，元代滑寿著的《十四经发挥》一书中，对"颃颡"一词的校注称颃颡是软口盖的后部，据分析应是现代解剖学的鼻咽部。《灵枢·经脉》记有："肝足厥阴之脉，起于大趾丛毛之际……上贯膈，布胁肋，循喉咙之后，上入颃颡，连目系，上出额，与督脉会于巅；其支者，从目系下颊里，环唇内。"根据肝经循行路线，"颃颡"往上走的部位大致相当于穿颅中窝出眶上裂到额部；往下走的部位则与咽后、颈侧的淋巴结链相符合。前者是鼻咽癌常见的颅底浸润途径，后者则是常见的淋巴道转移途径。在古代有如此认识，确是难能可贵的。

从中医学文献中有关"失荣""控脑砂"以及"鼻渊"的记载，可以找到不少类似鼻咽癌症状和转移灶体征的描述。早在《素问·气厥论篇》中有曰："胆移热于脑，则辛頞鼻渊。鼻渊者，浊涕下不止也。传为衄蔑，瞑目。故得之气厥也。"（蔑，污血也，又鼻出血。瞑，合目也，又目不明。）

明代陈实功《外科正宗》说："失荣者……其患多生肩之上，初起微肿，皮色不变，日久渐大，坚硬如石，推之不移，按之不动，半载一年，方生阴痛，气血渐衰，形容瘦削，破烂紫斑，渗流血水，或肿泛如莲，秽气熏蒸，昼夜不歇，平生疙瘩，愈久愈大，越溃越坚，犯此俱为不治。"此处描述似可认为是鼻咽癌颈部淋巴结转移症状的较详细记载。又曰："失荣者，先得后失，始富终贫；亦有虽居富贵，其心或因六欲不遂，损伤中气，郁火相凝，隧痰失道，停结而成。"指出类似鼻咽癌之病症的发病与情志密切相关。治疗拟和荣散坚丸，"和荣散坚丸：治失荣症，坚硬如石，不热不红，渐肿渐大者服"。至今仍是治疗鼻咽癌颈部痰凝瘰疬的代表方。

清代高秉钧《疡科心得集》中则指出失荣"如树木之失于荣华，枝枯皮焦，故名也。生于耳前后及项间，初起形如栗子，顶突根收，如虚痰疬瘤之状，按之石硬无情，推之不肯移动，如钉着肌肉者是也……渐渐加大后遂隐隐疼痛，痛着肌骨，渐渐溃破，但流血水无脓，渐渐口大内腐，形似湖石，凹进凸出，斯时痛甚彻心，胸闷烦躁"。上述这些典型临床症状极似鼻咽癌颈部淋巴结转移。清代吴谦等《医宗金鉴》中曰："鼻窍中时流色黄浊涕。宜奇授藿香丸服之。若久而不愈，鼻中淋沥腥秽血水，头眩虚晕而痛者。必系虫蚀脑也，即名控脑砂。"指出鼻流浊涕、日久不愈，可发展至出现鼻流腥秽血水，头眩头痛，眼睑下垂症状。

【病因病机】

鼻咽癌的病因有内因和外因两个方面，外因多由感受时邪热毒、饮食失调所致，内因则多和情志失调、肝胆湿热、正气不足有关。

1. 热毒犯肺

外感风邪热毒，或素嗜烟酒炙煿之品，热邪内蕴于肺，肺经受热，宣发肃降之功能失调，热灼津伤，熬液成痰，热毒与痰湿凝结，瘀阻于经络，肺络不通，肺气郁闭，气道不通，则邪火循太阴之经而至鼻，聚集而成肿块。如《医学准绳六要》中明确指出：“至如酒客膏粱，辛热炙煿太过，火邪炎上，孔窍壅塞，则为鼻渊。鼻中浊涕如涌泉，渐变鼻蠢、衄血，必由上焦积热郁塞已久而生。”

2. 肝胆火热上犯

足厥阴肝经之脉，循喉咙上入颃颡。情志抑郁，或暴怒伤肝，肝胆火毒上逆，灼津成痰，阻滞经脉，气血失畅，瘀血乃生，痰瘀凝结而成肿块。如《素问·气厥论篇》所述：“胆移热于脑，则辛頞鼻渊。”《疡科心得集》指出：“失营者由肝阳久郁，恼怒不发，营亏络枯，经道阻滞”而成。

3. 痰湿内阻

外受湿邪，或饮食不节，或思虑劳倦，中焦脾胃受伤，运化无权，水湿内停，凝集而成痰。痰湿内困于体内，阻滞经脉，久而不散，日久肿块乃生。正如《丹溪心法·痰》所说：“痰之为物，随气升降，无处不到。”又云：“凡人身上、中、下有块者，多是痰。”

4. 正气虚弱

《医宗必读》云：“积之成也，正气不足，而后邪气踞之。”先天不足，禀赋薄弱，或人到中年，正气渐趋不足，易为邪毒所侵。邪毒入侵机体，邪气久羁，正气耗伤，正不胜邪，日久渐积而成癌肿。《外证医案》谓：“正气虚则为癌。”

本病病位在鼻咽部，鼻咽为呼吸之通道，和肺密切相关。肺主气，开窍于鼻，肺气通于鼻。热邪内蕴于肺脏则致上焦肺气不宣，故见鼻塞、咳嗽；火热上蒸，灼液成痰，痰浊外泄，则见鼻涕腥臭；热伤脉络，迫血离经则出现涕血或鼻衄。鼻咽部为肝经所过，若情志内伤，肝郁气逆，热毒内阻，肝胆热毒循经上扰，“胆移热于脑，则辛頞鼻渊”，甚则可产生头痛、耳鸣耳聋等少阳经症状；若痰火郁于少阳经脉，阻塞络脉，凝结成块，则可致耳前颈项痰核日久渐大，坚硬如石。然究其发病之根本，则与机体正气衰弱有关，朱震亨《活法机要》谓：“壮人无积，虚人则有之。脾胃怯弱，气血两衰，四时有感，皆能成积。”说明正气亏虚、痰热内阻为鼻咽癌的主要病机，其发病与肺、脾、肝、胆功能失调密切相关。

【诊断与鉴别诊断】

一、诊断

（一）发病特点

鼻咽癌发病有明显地区聚集性，多发于我国南方，尤以广东省多发。发病年龄多在 45 岁以上，初起常以头痛、鼻塞为首发症状，因症状不典型，常被忽略而漏诊。临床凡符合以下几点者，需特别注意：①45 岁以上男性。②居住于我国东南沿海地区，尤其是两广、湖南等地者。③既往无鼻病史，近期出现头痛、鼻塞、涕血、颈部淋巴结肿大者。④原有慢性鼻炎或过敏性鼻炎，近期症状加重者。⑤有家族遗传倾向者。⑥EB 病毒滴度明显增高或较前增高者。

（二）临床表现

初起见鼻衄，鼻流浊涕，臭秽，或如鱼脑，头痛，鼻塞多为单侧，日渐加重，伴耳鸣，耳聋，耳内闭塞感。迁延失治，则头痛加重，呈持续性。若伴颈淋巴结转移，见颈部瘰疬，坚硬如石，推之不移，溃后渗流脓血，疼痛不眠，伤口难愈。若肿瘤侵犯颅底，见眼矇，复视，甚则失明，伸舌不能，吞咽障碍，面麻，口眼歪斜。晚期见神疲气短，面色无华，日渐消瘦，而危殆难医。

（三）影像学诊断

鼻咽镜检查是诊断鼻咽癌最重要的方法之一，有间接鼻咽镜检查和纤维鼻咽镜检查，并可在鼻咽镜下取组织进行活检。X 线平片检查，可观察鼻咽后顶壁的软组织阴影，黏膜下浸润扩张和颅底骨质的破坏情况。CT 扫描能显示癌灶向周围及咽旁间隙浸润的情况，颅底骨破坏情况较 X 线摄片清楚，有利于早期诊断，确定临床分期以及制订治疗方案。MRI 较 CT 确定肿瘤的界线更为清楚和准确，并可了解脑组织损伤的情况。

（四）细胞学、病理学诊断

鼻咽癌的病理类型多为低分化鳞状细胞癌（占 90%以上），在鼻咽镜下取病理活检可明确诊断。

二、鉴别诊断

1.鼻疮

是以局部红肿疼痛为特征，鼻毛附脓痂，水疱丘疹较为少见，病损多限于鼻前庭内，当与鼻咽癌流污秽腥臭浊涕者相鉴别。鼻咽镜检查有助于区别。

2.鼻部痰包（囊肿）

可发于鼻前庭、鼻窦等，尤以鼻窦多见。肿物质软，表面光滑，穿刺可见半透明黏液性液体或黄色液体。鼻咽癌患者如有肿瘤从鼻腔内长出，肿物表面黏膜欠光滑，随着肿瘤的逐渐发展，肿物可呈现菜花样、结节样。

3.鼻息肉

多继发于鼻渊患者。鼻塞较甚，息肉呈白色或灰白色，质软，半透明状，不易出血。鼻咽癌患者常有涕中带血，或鼻出血，鼻咽镜活检有助于鉴别诊断。

4.瘰疬（淋巴结核）

多为青少年发病，常伴有淋巴结周围炎症，肿物质软，与周围组织形成团块，常有压痛，必要时可行颈部淋巴结活检以资鉴别。

【辨证论治】

一、辨证

（一）辨证要点

1.辨鼻衄

因火者为多，火盛熏灼脉络，迫血妄行者，多见血色鲜红，血量较多，兼有身热，舌质红，脉弦或滑数。若因久病肺肾阴虚，或放疗后耗气伤阴，致阴虚火旺，灼伤脉络者，多血色鲜红，量少，或呈丝状，伴唇焦咽干，五心烦热，舌红少津，中有裂纹，苔少，脉细数。

2. 辨头痛

头痛为鼻咽癌最常见的主症之一。若头痛而胀，甚则如裂，伴口苦咽干，便秘溲赤，舌红苔黄者，多属实热头痛；若头痛而眩，伴胁肋胀满，烦躁易怒，脉弦者，多属肝郁头痛；若头痛如刺，痛处固定，伴面麻舌歪，舌紫黯，脉涩者，多为血瘀头痛；若头痛绵绵，时发时止，伴气短乏力，面色无华，舌淡，脉沉细者，多为气虚头痛。

（二）证候

【热邪犯肺】

症状：鼻塞涕血，微咳痰黄，口苦咽干，时有头痛，胃纳如常，尿黄便结。舌质淡红或红，舌苔薄白或薄黄，脉滑或数。

病机分析：外感热邪，内壅肺脏，肺气上逆而为咳嗽；鼻为肺之窍，肺失宣降，故见鼻塞；热邪壅肺，肺失通调水道，炼液为痰，故见咯痰色黄；热盛熏灼脉络，则见鼻衄；热盛伤津，则口苦咽干；热邪上扰清窍，则见头痛；肺与大肠相表里，肺热下移，大肠失司，故见便结；舌质红，苔薄黄，脉滑数皆为热邪干犯之表现。

【肝郁痰凝】

症状：胁肋胀满，口苦咽干，烦躁易怒，头痛而眩，颈核肿大，时有涕血，舌质淡红或舌边红，舌苔薄白、白腻或黄腻，脉弦或滑。

病机分析：肝主疏泄，具有调达气机，调节情志的功能，情志不遂，郁怒伤肝，导致疏泄失职，肝气郁滞，则见胸胁胀闷，烦躁易怒；气滞痰凝，故见颈核肿大；痰瘀阻络，血不循经，则见鼻衄；痰浊上扰清窍，故见头痛而眩；舌质淡红或舌边红，舌苔薄白、白腻或黄腻，脉弦或滑皆为肝郁痰凝之象。

【瘀血阻络】

症状：头晕头痛，痛有定处，视物模糊或复视，面麻舌歪，心烦不寐。舌质暗红、青紫或见瘀点瘀斑，舌苔薄白、薄黄或棕黑，脉细涩或细缓。

病机分析：平素情志不舒，肝郁气滞，气为血之帅，气滞则血瘀，瘀血内阻，不通则痛，故见头痛，痛有定处；瘀血阻络，筋脉失养，故见面麻，舌歪，视物模糊；肝郁化火伤阴，心肾不交，虚阳上扰，故见心烦不寐；舌质暗红、青紫或见瘀点瘀斑，脉细涩或细缓皆为瘀血阻络之表现。

【气阴两虚】

症状：头晕头痛，口干咽燥，咽喉不适，间有涕血，耳鸣耳聋，气短乏力，口渴喜饮，形体消瘦。舌质红或绛红，苔少或无苔，或有裂纹，脉细或细数。

病机分析：久病正气亏虚，脏腑羸弱，则见短气乏力；气虚则清阳不升，不能滋养头目诸窍，则见头晕头痛；气虚津亏，气不化津，则见口干咽燥，口渴喜饮；肺阴亏耗，日久及肾，肾开窍于耳，肾阴亏虚，故见耳鸣耳聋；舌质红或绛红，苔少或无苔，或有裂纹，脉细或细数皆为气阴亏虚之象。

二、治疗

（一）治疗原则

1. 宣肺化痰清热

鼻咽为呼吸之要道，和肺密切相关，鼻咽癌多见鼻塞，鼻涕腥臭，为热结、痰阻的表现，故治疗须以宣肺清热化痰为要；若热伤血络，出现涕血或衄血，则须清热凉血，若痰热上扰清窍，出现头痛头晕，则须清肝泻火除痰。

2. 顾护津液，祛瘀通络

鼻咽癌的病机特点除热结、痰阻外，由于痰热耗津，故津亏常于早中期即可出现，放疗热毒伤阴，致津液亏耗更甚。至晚期，痰瘀郁久化热，瘀阻脉络，故治疗须时时顾护津液，佐以活血通络。

（二）治法方药

【热邪犯肺】

治法：清热解毒，润肺止咳。

方药：清气化痰丸加减。以南星味苦性凉，清热化痰治痰热之壅闭，以瓜蒌仁、黄芩助南星泻肺火、化痰热。治痰当需理气，故佐以枳实下气消痞。橘红理气宽中，亦可燥湿化痰。脾为生痰之源，肺为贮痰之器，故又以茯苓健脾渗湿，杏仁宣利肺气，半夏燥湿化痰，石上柏清热解毒，辛夷花宣通鼻窍，兼引药归经。诸药配伍，共奏清热化痰，理气止咳之效。

若热毒内盛可加栀子、黄连以清热解毒；痰多可加生南星、生半夏以助除痰散结之力；颈部肿块则可加山海螺、猫爪草以增祛瘀消积之功；加入三七、僵蚕有助于通鼻窍、祛瘀毒。

【肝郁痰凝】

治法：疏肝解郁，化痰散结。

方药：消瘰丸加减。方中重用牡蛎、海带以消痰软坚；三棱、莪术善理肝胆之郁，能开至坚之结，配以血竭、乳香、没药以通气活血，使气通血畅，体内积块自当渐散渐消；玄参、贝母宣肺除痰；一味黄芪则兼健脾益气、扶正祛邪。

若疼痛剧，血瘀明显者，可选加䗪虫、三七以助活血通络止痛；肿块明显者，可加石上柏、牛黄、山海螺以消肿散结。

【瘀血阻络】

治法：活血祛瘀，祛风通络。

方药：通窍活血汤加减。方中赤芍凉血活血；桃仁、红花祛瘀活血，气为血之帅，气行则血畅；川芎为血中气药，取其理气活血之功；八月札、郁金疏肝理气；蜂房、地龙祛风通络止痛。

涕血明显者，可加仙鹤草、紫珠草、侧柏叶以凉血止血；头痛较剧者，可加辛夷花、全蝎、蜈蚣以通络止痛；口干口苦、便秘、溺黄，热象明显者，可加大黄、青天葵、白茅根以通腑泄热。

【气阴两虚】

治法：益气养阴，养肺滋肾。

方药：生脉散合增液汤加减。方中太子参、玄参、麦门冬益气养阴；生地、女贞子滋养肾阴，佐以石斛、天花粉滋阴润燥，白花蛇舌草、半枝莲清热解毒；甘草调和诸药。若阴血亏虚明显者，可加当归、鸡血藤、桑椹子以滋阴养血；气虚明显者则可加西洋参、黄芪、菟丝子以健脾益气；若虚火痰凝，肿块明显者，可加浙贝母、猫爪草以助除痰散结。

（三）其他治法

1. 古方

（1）和荣散坚丸（《外科正宗》）：归身、熟地、茯神、香附、人参、白术、橘红各60g，贝母、天南星、酸枣仁、远志、柏子仁、丹皮各30g，龙齿1对（煅）。有益气养血安神之功。常用于失荣证，症见颈部瘰疬，初起微肿，皮色不变，日久坚硬如石，不热不红，渐肿渐大，日久气血渐衰，形容瘦削者。

（2）海藻玉壶汤（《外科正宗》）：海藻、贝母、陈皮、半夏、昆布、青皮、川芎、当归、连翘、甘草节、独活各3g，海带五分。有化痰软坚，理气散结之功。为治疗瘰疬、痰核、瘿瘤的经典方，临床常以此方为基础加减化裁治疗瘿瘤初起，颈部肿核，或肿或硬，或赤或不赤，但未破者。

（3）香贝养荣汤（《医宗金鉴》）：白术（土炒）6g，人参、茯苓、陈皮、熟地黄、川芎、当归、贝母（去心）、香附（酒炒）、白芍（酒炒）各3g，桔梗、甘草各1.5g。有益气养血，行气散结之功。治疗石上疽，症见颈部肿核，隐痛绵绵，伴耳鸣头昏、神疲乏力、畏寒肢冷，属气血两虚者。

（4）芩连二母丸（《外科正宗》）：黄芩、黄连、知母、川芎、当归、白芍、生地、熟地、地骨皮、羚羊角、蒲黄各等份，甘草减半。原治心火妄动，迫血沸腾，外受寒凉，结为血瘤，微紫微红，软硬间杂，皮肤隐隐缠如红丝，皮破血流，禁之不住者。现可用于治疗鼻咽癌肿物溃破出血证属血热妄行者。

（5）清肝芦荟丸（《外科正宗》）：川芎、当归、白芍、生地各60g，青皮、芦荟、昆布、海粉、黄连、甘草节、牙皂各15g。治恼怒伤肝，至肝气郁结为瘤。鼻咽癌患者见胁肋胀满，口苦咽干，烦躁易怒，颈核肿大，遇喜则安，遇怒则痛者。

2. 中成药

（1）小金丹（《外科证治全生集》）：由白胶香、五灵脂、草乌、地龙、木鳖、没药、乳香、归身、麝香、墨炭组成。有活血止痛，解毒消肿之功。常用治流注初起及一切痰核瘰疬、乳岩，症见：颈部肿核，皮色不变，或肿胀作痛，流脓清稀，久不收口者。内服，每次1.5～3g，每日2次，小儿酌减，孕妇慎用。

（2）六味地黄丸（《外科枢要》《小儿药证直诀》）：由熟地黄、山茱萸、山药、牡丹皮、茯苓、泽泻组成。上药共研为末，炼蜜为丸，如桐子大，每服一丸，滚汤下。每次6g，每日3次。有滋阴补肾之功。用于鼻咽癌后期热盛伤阴，阴虚火旺，症见腰膝酸软，头晕目眩、耳鸣耳聋、潮热盗汗、口干等症者。

（3）六神丸：牛黄7.5g，珍珠（豆腐制）7.5g，麝香5g，冰片5g，蟾酥5g，雄黄（飞）5g。上五味（除蟾酥）共研极细粉，滚开水泛小丸，烧酒化蟾酥为衣，候干，制成约100粒，口服。具有清热解毒、消肿止痛之功效，主治食管癌、胃癌、鼻咽癌、舌癌等属热毒炽盛者。常用量每日3次，每次10～20粒，7d为一个疗程。

（4）鼻咽清毒颗粒：由野菊花、苍耳子、重楼、蛇泡筋、两面针、夏枯草、龙胆、党参组成。有清热解毒，化痰散结之功。用于热毒蕴结，鼻咽肿痛，以及鼻咽部慢性炎症、鼻咽癌放射治疗后分泌物增多等症。口服，每次 20g，每日 2 次，30d 为一个疗程。

3. 外治

（1）硼脑膏：金银花 9g，鱼脑石 6g，黄柏 6g，硼砂 6g，冰片 0.6g。共研细粉，用香油、凡士林调成软膏，用棉球蘸药膏塞鼻孔内；或用药粉，吸入鼻腔内，每日 3 次。适用于鼻咽癌伴头痛，鼻流脓涕证属肺热者。

（2）辛石散：白芷 3g，鹅不食草 3g，细辛 3g，辛夷 6g，鱼脑石 4 块，冰片 4.5g。共研细粉，混匀，吸入鼻腔内，每日 2～3 次。适于鼻咽癌伴头痛鼻塞证属风寒犯肺者。

（3）头痛塞鼻散：将川芎、白芷、远志、冰片等研末，塞入鼻孔内，右侧痛塞左鼻，左侧痛塞右鼻。一般塞鼻 3～5min，头痛逐渐减轻。适用于鼻咽癌伴头痛，夜寐不安者。

4. 针灸

（1）体针：①处方：印堂、通天、天鼎、合谷、上星、足三里。②方义：本方以局部取穴为主（腧穴所在，主治所在），远部取穴为辅（经脉所过，主治所及），配合使用，共奏舒经活络、通行气血之功。通天配印堂，善于宣发清阳，加上星通鼻窍，天鼎以疏局部经气。足三里、合谷疏调阳明经气而通鼻窍利咽。③辨证配穴：肺热痰凝者加尺泽、丰隆清肺化痰；气郁痰瘀者加太冲、三阴交行气散瘀；火毒内阻者加内庭、液门清泻火毒；气阴亏虚者加气海、照海益气养阴。④随症配穴：咽喉干痒加照海滋阴利咽；痰中带血加鱼际清肺止血；咯血者，加阴郄、地机；盗汗加阴郄、复溜滋阴敛汗；胸痛加膻中、内关宽胸理气；放化疗后呕吐、呃逆加内关、膈俞；白细胞减少加大椎、血海。⑤刺灸方法：常规针刺，平补平泻为主，虚证加灸。胸背部穴位不宜刺深。

（2）耳针：内鼻、咽喉、肺、大肠、轮 4～6 反应点。针双侧，用中等刺激，留针 10～20min，或用王不留行籽贴压。每日 1 次。

（3）穴位注射：大椎、风门、肺俞、膏肓、丰隆、足三里。每次取 2～4 穴，用胎盘注射液、胸腺素等药，注射量根据不同的药物及具体辨证而定。局部常规消毒，在选定穴位处刺入，待局部有酸麻或胀感后再将药物注入。隔日 1 次。

（4）拔罐：肺俞、膈俞、风门、膏肓。留罐 5min，隔日 1 次。

（5）穴位贴敷：用白芥子、甘遂、细辛、丁香、川芎等研末调糊状，贴大椎、肺俞、膏肓、身柱、脾俞、膈俞等，用胶布固定，保留至皮肤发红，每星期 1 次，3 次为一个疗程。尤适用于放化疗后。

（6）挑治：多用于实证，取胸区点、椎环点、背区点以及压痛点、痧点挑治。

【转归及预后】

本病初起以邪实为主，正气未虚，症状较轻，仅见头痛，鼻衄，鼻塞；着迁延失治，则正气受损，邪实更盛，而见头痛加剧，口干咽燥，颈核坚硬，面麻舌歪，耳聋耳鸣等虚实夹杂之症；病至晚期，热盛伤阴，阴损及阳，气血俱虚，则见乏力气短，面色㿠白，形销骨立而危殆难医。

古人对本病的不良预后早有记载。明代陈实功《外科正宗》中有言："失荣症生于耳前及项间，初如痰核，久则坚硬，渐大如石……乃百死一生之症。"清代时世瑞《疡科捷径》有言："失荣诚是失荣缘……绵延日久形消瘦，若是翻花难许痊。"本病若在早期，尚无口干，气短，舌歪耳聋者，属可治；病至晚期，见颈核累累，坚硬如石，面麻眼朦，口眼歪斜者，难治；若舌光无津，瘦小干裂，为津枯阴竭，胃气已败，病属不治。

西医学研究方面，鼻咽癌在实体恶性肿瘤中预后相对较好，单纯放射治疗的 5 年生存率为 50%～60%，5 年累积复发率为 20%～30%，5 年累积远处转移率为 20%～25%。多项研究表明，临床分期、颈淋巴结转移情况、治疗方法、治疗过程中血红蛋白水平等对鼻咽癌的预后影响较大。总的来说，早发现，早治疗，根据患者情况合理选择有效的治疗手段是提高鼻咽癌生存期的根本途径。

【预防与护理】

加强锻炼，增强体质，积极、彻底治疗鼻腔、口腔部急慢性炎症，慢性鼻窦炎患者应经常清除鼻内浊涕，保持鼻腔通气。改善生活环境和工作环境，避免长期吸入干燥、多灰尘及刺激性气体。不可长时间使用血管收缩性滴鼻液。如有难以缓解的单侧鼻塞、头痛、耳鸣等症状，须及早就诊，行 EB 病毒和鼻咽镜检查。

保证营养的供给，提倡多吃高蛋白、低脂肪、少油腻、高维生素的清淡食物，鼓励患者多饮水，多吃水果。

放疗后口腔、鼻腔黏膜反应，可辨证选用清热凉血、养阴生津的药物和方剂，如清营汤、沙参麦冬汤等，或加用康复新口腔喷雾。皮肤反应，可予 1%冰片滑石粉或薄荷滑石粉涂撒，并尽可能暴露局部皮肤，用 0.02%呋喃西林溶液清洗脓液后，涂擦 1%合霉素羊毛脂，暴露创面，暂停放疗，必要时配合全身使用抗生素。为避免放射性纤维化，应坚持张口练习。可多嚼口香糖、含话梅等，增加唾液分泌，每日坚持张口练习至少 300 次。

化疗期间若出现消化系统的毒副反应，治疗上给予健脾和胃、降逆止呕之品，同时宜进消食健脾之食物，可用生薏苡仁 100g、山药 50g、党参 20g 加瘦肉适量煮汤饮用。

【现代研究】

鼻咽癌的发病具有明显的地区聚集性。据估计，全世界鼻咽癌病例中 80%发生于我国，尤以南方发病率较高，居住在广东省中部的及操广东地方语的男性，其发病率高达 30～50/10 万。在我国，鼻咽癌的病死率占全部恶性肿瘤死亡率的 2.81%，居第 8 位，其中男性为 3.11%，占第 7 位，女性为 2.34%，占第 9 位。年平均病死率在广东省恶性肿瘤死亡中居第 3 位。

基础研究方面，李氏等应用 Wenger 植物神经平衡因子分析法及外周血 T 细胞亚群检测鼻咽癌各型患者的免疫状态，结果发现，绝大部分鼻咽癌患者副交感神经功能活动增强或亢进。侯氏对中医"八纲"辨证进行病理生理学和病理解剖学研究认为，副交感神经功能活动增强或亢进，实为"八纲"辨证中的虚证范畴。热邪犯肺型多见于鼻咽癌早期，但机体已见虚证。肝郁痰凝型及血瘀阻络型多见于鼻咽癌中晚期患者，虚证更为明显。同时鼻咽癌患者外周血 T 细胞亚群 CD3、CD4 明显减少。研究结果进一步证明"邪之所凑，其气必虚"，机体正气不足，免疫功能低下是鼻咽癌发病的首要因素。

放射治疗是鼻咽癌的主要治疗手段，早期足量的放疗，可达到根治的效果。然而，由于放射线对黏膜及唾液腺的损伤，致使鼻咽癌患者在放疗过程中常产生较严重的不良反应，甚至被迫终止治疗。而中医则认为，放疗为火热之毒，最易伤阴，故临床上以清热解毒、养阴生津之法拟方治疗鼻咽癌放疗的患者，常收到较好的疗效。黄氏等以清热解毒、养阴生津中药（沙参、麦门冬、生地、玄参、白花蛇舌草、射干、桔梗、两面针、金银花、甘草、白茅根）配合放疗治疗 102 例鼻咽癌患者。结果：中药组的口腔放射症状及口腔黏膜反应状况均明显轻于对照组，中药组治疗有效率为 90.25%，对照组仅为 19%，结果有统计学差异。张氏等在放疗属火毒之邪的理论基础上，研制出鼻咽清毒颗粒。本药主要由菊花、蚤休、两面针、蛇泡勒、夏枯草、龙胆草、苍耳子、党参等组成，具有清热解毒、活血祛瘀、消肿止痛之功。实验研究证明，鼻咽清毒颗粒对 Raji 细胞 EB 病毒 EA 抗原表达有抑制作用，对人鼻咽癌细胞 CME_2 有强力抑制作用，且能杀死包括金黄色葡萄球菌、链球菌等多种细菌，可有效控制鼻咽部的炎症反应，并有助于防止和减少鼻咽癌的复发。临床用于治疗 132 例鼻咽癌放疗患者，结果发现鼻咽清毒颗粒可有效减少口腔黏膜反应，提高放疗效果。

在远期疗效方面，中药与放化疗有一定的协同作用。李氏采用增液汤加味（玄参、麦门冬、生地、天花粉、石斛、太子参、白花蛇舌草、甘草）配合放疗治疗 135 例鼻咽癌患者，与单纯放疗的 131 例患者进行比较，结果 5 年复发率中放组为 11.85%（16/135），单放组为 38.16%（50/131），两组有显著差异（P＜0.05）；远处器官转移率中放组为 14.80%（21/135），单放组为 17.55%（23/131），两组差异有显著性（P＞0.05）；死亡率中放组为 32.59%（44/135），单放组为 59.54%（78/131），两组差异有显著性（P＜0.05）。认为增液汤加味可改善鼻咽癌患者的预后，减少其复发率和病死率。

【小结】

本病多发于中年以上男性，病因有内因和外因两个方面，外因多由感受时邪热毒、饮食失调所致，内因则多和情志失调、肝胆湿热、正气不足有关。病变部位在鼻咽，又与肺、肝、胆有密切的关系。当据证采用宣肺清热、化痰祛瘀、清肝泻胆、益气养阴等法。治疗过程尤须注意顾护津液。早期发现，及时治疗，预后较好。

附方

（1）清气化痰丸（《医方考》）：瓜蒌仁、陈皮、杏仁、枳实、茯苓、胆南星、半夏。

（2）消瘰丸（《医学衷中参西录》）：牡蛎（煅）、生黄芪、三棱、莪术、龙胆草、玄参、浙贝母、血竭、乳香、没药。

（3）通窍活血汤（《医林改错》）：赤芍、川芎、桃仁、红枣（去核）、红花、老葱、鲜姜、麝香。

（4）生脉散（《医学启源》）：人参、麦门冬、五味子。

（5）增液汤（《温病条辨》）：玄参、麦门冬、生地。

第二节　肺癌

【定义】

肺癌是指起源于支气管黏膜或肺泡细胞的恶性肿瘤。以咳嗽、咯血、发热、胸痛、气急为主要症状，晚期可能伴有肺外症状。

【历史沿革】

在中医古文献中未见肺癌的病名，但有不少类似肺癌的记载。根据本病的临床表现，肺癌可归属于中医学"咳嗽""咯血""胸痛""肺痈""肺痿""虚劳""痰饮"等范畴。古医籍中又有"肺积""息贲""肺壅"等称谓。

中医学早在春秋战国时期就对类似肺癌症状中的咳嗽咯血气急做了描述，《素问·咳论篇》曰："肺咳之状，咳而喘息有音，甚则唾血。"《素问·玉机真脏论篇》曰："大骨枯槁，大肉陷下，胸中气满，喘息不便，内痛引肩项，身热，脱肉破䐃，真脏见，十月之内死。"此描述极似肺癌晚期咳嗽、胸痛、发热诸症危重及恶病质状态。到了《难经》时，提出了与西医学肺癌相似的中医病名息贲，并明确了它的病位和症状，《难经·五十六难》谓："肺之积，名曰息贲，在右胁下，覆大如杯，久不已，令人洒淅寒热，喘咳，发肺壅。"

汉代张仲景描述的肺痿症状、病机和治法方药，以及采用养阴、甘温法治疗"肺痿"，对肺癌的病机证治具有指导意义。《金匮要略·肺痿肺痈咳嗽上气病脉证治七》云："肺痿吐涎沫而不咳者，其人不渴，必遗尿，小便数……此为肺中冷，必眩，多涎唾，甘草干姜汤以温之……大逆上气，咽喉不利，止逆下气者，麦门冬汤主之。"

宋代《济生方》对息贲的临床表现有了更详细的描述，如《济生方·积聚论治》云："息贲之状，在右胁下大如覆杯，喘息奔溢，是为肺积，诊其脉浮而毛，其色白，其病气逆背痛，少气喜忘，目瞑肤寒，皮中时痛，或如虱缘，或如针刺。"并提出息贲汤治疗肺积，定喘丹用于久咳喘促，经效阿胶丸治劳嗽咳血等具体方药。宋代《普济方》书中则载有治疗息贲、咳嗽喘促、胸胁胀满、咳嗽见血、胸膈壅闷、呕吐痰涎、面黄体瘦等肺癌常见症的方药。

金元时期李杲治疗肺积的息贲丸，所治之症"喘息气逆，背痛少气"类似肺癌症状。

明代张景岳《景岳全书·虚损》云："劳嗽，声哑，声不能出，或喘息气促者，此肺脏败也，必死。"此描述与晚期肺癌纵膈转移压迫喉返神经而致声嘶等临床表现相似，并指出其预后不良。

清代沈金鳌所著《杂病源流犀烛》对肺癌的病因病机和治疗都有了详细的记载，书中提到："邪积胸中，阻塞气道，气不得通，为痰……为血，皆邪正相搏，邪既胜，正不得制之，遂结成形而有块"；"息贲，肺积病也……皆由肺气虚，痰热壅结也，宜调息丸、息贲丸，当以降气清热，开痰散结为主。"

总之，宋以前，古人对肺癌的症状、病机、辨证分型、方药已有初步认识；宋元明清，对肺癌的症状、病机、辨证分型、治法方药等均有广泛而深入的研究，其形成的理论与积累的经验对于今天我们研究肺癌有一定的指导意义。

【病因病机】

本病病位在肺，与脾肾密切相关，《素问·五脏生成篇》谓："诸气者，皆属于肺。"或因禀赋，或因六淫，或因饮食，或因邪毒，导致肺失宣降，气机不利，血行瘀滞，痰浊内生，毒邪结聚而成。

1. 正气亏虚

禀受父母之先天不足，或后天失养，肺气亏虚，宣降失常，邪毒乘虚而入，客邪留滞，肺气贲郁，脉络阻塞，痰瘀互结而成肺积。如《活人机要》云："壮人无积，虚人则有之。"《医宗必读》谓："积之成也，正气不足，而后邪气踞之。"

2. 情志失调

七情内伤，气逆气滞，而气为血帅，气机逆乱，血行瘀滞；或思虑伤脾，脾失健运，聚湿生痰，痰贮于肺，肺失宣降，气滞血瘀，痰凝毒聚，局部结而成块。诚如《素问·举痛论篇》说："悲则心系急，肺布叶举，而上焦不通，荣卫不散……思则心有所存，神有所归，正气留而不行，故气结矣。"

3. 外邪犯肺

肺为娇脏，喜润而恶燥，燥热之邪最易伤肺，加之长期吸烟，"烟为辛热之魁"，燥热灼阴，火邪刑金，炼液为痰，形成积聚；或邪毒侵肺，肺为气之主，通于喉，开窍于鼻，直接与外环境相通，如废气、矿尘、石棉和放射性物质等邪毒袭肺，则肺之宣降失司，肺气郁滞不行，气滞血瘀，毒瘀结聚，日久而成癌瘤。清代吴澄《不居集》云"金性喜清润，润则生水，以滋脏腑。若本体一燥，则水源渐竭，火无所制，金受火燥，则气乱而咳嗽，嗽则喉干声哑，烦渴引饮，痰结便闭，肌肤枯燥，形神虚委，脉必虚数，久则涩数无神。"

4. 饮食所伤

《素问·痹论篇》曰："饮食自倍，肠胃乃伤。"脾为生痰之源，脾虚则水谷精微不能生化输布，致湿聚生痰，肺为贮痰之器，痰浊留于水之上源，阻滞肺络，痰瘀为患，结于胸中，肿块渐成。

本病的发病与痰、热、虚密切相关。肺失宣降，脾失健运，痰浊内生；"肺为娇脏，喜润而恶燥"，肺肾阴虚，肺叶失润，或"肺热叶焦"；肺气不足，肺脾肾虚，痰热互结，终成本病。

【诊断与鉴别诊断】

一、诊断

（一）发病特点

肺癌发病呈现城市化，中老年人多见，但近年来，发病年龄呈下降趋势，肺癌年轻化、女性化的趋势日益明显。与吸烟呈明显的相关性。本病起病缓慢，病情呈进行性加重，常因早期症状隐匿和缺少特异性而失治误治，延误时机。

（二）临床表现

肺癌的临床表现包括肺内和肺外两方面的症状和体征。

1. 肺内症状

咳嗽通常为肺癌较早出现的症状，患者可有干咳或咳吐少量黏稠白痰，或剧咳，热毒犯肺时可咳吐脓痰；咯血和血痰多为间断性反复少量血痰，血多于痰，色鲜红，偶见大咯血；胸痛早期通常表现为不定时的胸闷，压迫感或钝痛，有些患者难以描述疼痛的性质和部位，痛无定处，甚则胸痛剧烈或痛无缓解。有的周围型肺癌患者以胸胁痛，肩背痛，上肢痛等为首发症状；气急主要表现为活动后气急，肺癌晚期淋巴结转移压迫大支气管或隆突及弥漫性肺泡癌、胸腔积液、心包积液等则气急症状更为明显；发热多为肿瘤压迫或阻塞支气管后引起肺部感染，也可由于癌肿坏死毒素吸收而引起癌性发热，抗炎治疗效果不明显。

2. 肺外表现

主要是由于肿块压迫、侵犯邻近的组织、气管，远处转移，及副癌综合征，如"类癌综合征"（表现为皮肤潮红、腹泻、浮肿、喘息、心悸阵作等）、"柯兴综合征""异位生长激素综合征""异位甲状旁腺综合征""异位促性腺激素综合征""肺性关节炎"等。

（三）影像学检查

肺部的 X 线、CT 及 MRI 的应用，使肺癌的定位及分期诊断有了很大的提高。

（四）细胞病理学诊断

包括痰液、纤维支气管镜刷检物、支气管吸出液及灌洗液、各种穿刺物的细胞学检查，是确诊肺癌的重要方法。经皮肺穿术可行细胞学或病理学诊断。

（五）血清学检查

目前仍在寻找对于肺癌敏感性高、特异性强的生物标志物，如单克隆抗体诊断肺癌及对肺癌患者染色体、癌基因的研究等。部分患者血清癌胚抗原（CEA）呈阳性。

二、鉴别诊断

1.肺痨

肺痨与肺癌两者病位均在肺，均可见咳嗽、咯血、胸痛、消瘦。但肺癌还见气急，是在正气亏虚的基础上，气郁、瘀血、痰湿、邪毒互相搏结而成，病情发展迅速，难以治愈。肺痨病情发展缓慢，还可见潮热、盗汗，它是一种慢性传染性疾病，其病理主要是阴虚火旺。

2.肺胀

肺胀是因咳嗽、哮喘等证日久不愈，肺脾肾虚损，气道滞塞不利，出现以胸中胀满，痰涎壅盛，上气咳喘，动辄加剧，甚则面色晦暗，唇舌发绀，颜面四肢浮肿，病程缠绵，经久难愈为特征的疾病。肺癌之气喘肿胀之症虽然可见，但不是必具之症，病程较短，发展迅速，预后不良。

3.喘证

喘证是以气息急促为主要临床表现的一类疾病。作为一个症状，喘息可以出现在许多急、慢性疾病的过程中，多呈反复发作，经治症状缓解。肺癌的主要症状中包括喘息气急，伴有咳嗽、咯血、发热、胸痛等症，经有效抗癌治疗或可缓解，但预后不良。

【辨证论治】

一、辨证

（一）辨证要点

1.辨咳嗽

咳嗽是肺癌患者主要症状，咳而声低气怯者属虚；洪亮有力者属实。晨起咳嗽阵发加剧，咳嗽连声重浊，多为痰浊咳嗽；午后、黄昏咳嗽加重，或夜间时有单声咳嗽，咳声轻微短促者，多属肺燥阴虚；夜卧咳嗽较剧，持续难已，短气乏力者，多为气虚或阳虚咳嗽。

2.辨咯痰

从痰可知疾病的盛衰及病邪虚实。痰少或干咳无痰者多属燥热、阴虚；痰多者常属痰湿、痰热、虚寒。痰白而稀薄者属风、属寒；痰黄而稠者属热；痰白而稠厚者属湿。

3.辨咯血

咯血色鲜红、质地黏稠者，为实热证；血色淡红、质地清稀者，为虚证、寒证；血色暗红、夹有血块者，为瘀血。

4.辨胸痛

胸痛突然，且剧烈难忍者，多属实证；起病缓慢，呈隐痛、绵绵而痛，且时间长久者，多为虚证。胀痛窜痛为气滞；针刺刀割样疼痛为血瘀。

5. 辨气急

气急或兼哮鸣，咳嗽痰白清稀，属寒；气急或兼哮鸣，咳嗽黄痰，或发热，属热；气急，胸闷痰鸣，痰多白黏或带泡沫状，为痰盛。喘促气短，言语无力，咳声低微，自汗怕风，为肺气虚；喘促日久，呼多吸少，动则喘息更甚，气不得续，汗出肢冷，畏寒，为肾气虚。

6. 辨发热

发热，或高或低，劳累发作或加重，为气虚发热；午后潮热，或夜间发热，手足心热，为阴虚发热；发热欲近衣，四肢不温，为虚阳外越；发热，热势随情绪变化起伏，烦躁易怒，为气郁发热；午后或夜晚发热，或身体局部发热，但欲漱水不欲咽，为瘀血发热；低热，午后热甚，身热不扬，为湿郁发热。

（二）证候

【肺郁痰瘀】

症状：咳嗽不畅，咯痰不爽，痰中带血，胸肋背痛，胸闷气急，唇紫口干，便秘，舌暗红，有瘀斑或瘀点。苔白或黄，脉弦滑。

病机分析：肺主气，司呼吸，邪毒外侵，肺气郁闭，失于宣降，气机不利，血行瘀滞，痰浊内生，毒邪结聚于肺而成本病。肺气郁闭，失于宣降，痰浊凝聚则咳嗽不畅，咯痰不爽，胸闷气急；肺朝百脉，主治节，气滞血瘀，迫血妄行，损伤肺络，则痰中带血；气滞血瘀，不通则痛，故胸肋背痛；肺失宣降，津液失布，气机不畅故口干便秘；唇紫，舌暗，瘀斑（点）皆为血瘀之征；舌红，苔白或黄，脉弦滑皆为气郁痰阻之象。

【脾虚痰湿】

症状：咳嗽痰多，咯痰稀薄，胸闷气短，疲乏懒言，纳呆消瘦，腹胀便溏。舌淡胖，边有齿痕，舌苔白腻，脉濡、缓、滑。

病机分析：脾气亏虚，失于运化，痰湿内生，上渍于肺故咳嗽痰多，咯痰稀薄；脾不健运，机体失养，故疲乏懒言，纳呆消瘦，腹胀便溏；脾失运化，痰湿内生，贮存于肺，肺失宣降，故胸闷气短；舌淡胖，边有齿痕，舌苔白腻，脉濡缓滑均为肺脾气虚夹痰湿的表现。

【阴虚痰热】

症状：咳嗽痰少，干咳无痰，或痰带血丝，咳血，胸闷气急，声音嘶哑，潮热盗汗，头晕耳鸣，心烦口干，尿赤便结。舌红绛、苔花剥或舌光无苔，脉细数无力。

病机分析：肺阴亏虚，肺失濡润，虚热内生，肺气上逆，故咳嗽痰少，干咳无痰，胸闷气急；肺阴不足，清肃不行，阴虚火旺，火灼肺络故痰带血丝，咳血；肺阴亏虚，津液不布，肠道失养，故口干便结；潮热盗汗，头晕耳鸣，心烦尿赤均为阴虚内热之征；舌红绛、苔花剥或舌光无苔，脉细数无力为阴虚内热的表现。

【气阴两虚】

症状：干咳少痰，咳声低微，或痰少带血，面色萎黄暗淡，唇红，神疲乏力，口干短气，纳呆肉削。舌淡红或胖、苔白干或无苔，脉细。

病机分析：咳声低微，神疲乏力，面色萎黄暗淡，短气，纳呆肉削为肺脾气虚之征；干咳少痰，或痰少带血，唇红口干，则属肺阴虚内热的表现；舌淡红或胖、苔白干或无苔，脉细亦为气阴两虚之征。

二、治疗

（一）治疗原则

1.宣肺化痰为主

本病为各种原因致肺失宣降，气机不利，痰浊内生而成。因此宣肺化痰为治疗的基本原则。

2.治痰勿忘健脾

肺为贮痰之器，治痰以治肺为主。而脾为生痰之源，故治痰常兼健脾。

3.益气养阴勿忘滋肾

本病病久，伤及气阴，穷必及肾，引起肾阴亏损，肺叶失润，肺叶干焦，故益气养阴勿忘滋肾。

（二）治法方药

【肺郁痰瘀】

治法：宣肺理气，化痰逐瘀。

方药：苇茎汤加减。方中苇茎甘寒轻浮，清肺泻热，冬瓜仁化痰排脓，桃仁活血行瘀，薏苡仁清肺破毒肿。四药合用，共成清肺化痰，逐瘀排脓之功。加用浙贝母、猫爪草、山慈菇等化痰散结；桃仁、三七活血通络。胸胁胀痛者加制乳香、制没药、延胡索；咯血者重用仙鹤草、白茅根、旱莲草；痰瘀发热者加金银花、连翘、黄芩。

【脾虚痰湿】

治法：健脾燥湿，理气化痰。

方药：六君子汤加减。方中党参、茯苓、白术、甘草健脾益气；半夏、陈皮祛痰化湿；浙贝母、猫爪草、山慈菇、生牡蛎、壁虎等豁痰散结。痰涎壅盛者加牛蒡子；肢倦思睡者加人参、黄芪。

【阴虚痰热】

治法：滋肾清肺，化痰散结。

方药：百合固金汤加减。方中百合、生熟地滋养肺肾阴液；麦门冬助百合以养肺阴，清肺热，玄参助生熟地以益肾阴，降虚火；当归、芍药养血和营；贝母、桔梗散结化痰止咳；甘草调和诸药。若咳血甚者，加侧柏叶、仙鹤草、白茅根以凉血止血；淋巴结转移者，加用白花蛇舌草、夏枯草等以加强散结之力；五心烦热者加知母、丹皮、黄柏以清热养阴；口干欲饮者加天花粉、天门冬益肺胃之阴；大便干结者加生地、火麻仁润肠通便。

【气阴两虚】

治法：益气养阴，化痰散结。

方药：大补元煎加减。方中人参大补元气，熟地、当归滋阴补血，人参与熟地相配，即是景岳之两仪膏，善治精气大耗之证；枸杞子、山茱萸滋补肝肾；杜仲温补肾阳；甘草助补益而和诸药。诸药配合，能大补真元，益气养阴，故景岳曾称此方为"救本培元第一要方"。加用浙贝母、猫爪草、山慈菇等化痰散结；桃仁、三七活血通络。面肢浮肿者加葶苈子、郁金行气利水；神志昏蒙者加全蝎、蜈蚣攻毒通络。

（三）其他治法

1. 古方

（1）息贲汤（《济生方》）：半夏、吴茱萸、桂心、人参、桑白皮（炙）、葶苈子（炒）。治肺之积，在右胁下，大如覆杯，久久不愈，病洒洒寒热，气逆喘咳，发为肺痈。

（2）定喘丹（《济生方》）：杏仁、马兜铃、蝉蜕、砒石。上件为末，蒸枣肉为丸，如葵子大，每服六七丸，临睡用葱白泡茶放冷送下。治男子妇人，久患咳嗽，肺气喘促，倚息不得睡卧。

（3）经效阿胶丸（《苏沈良方》）：阿胶、生地、卷柏叶、山药、大蓟根、五味子、鸡苏、柏子仁、人参、茯苓、百部、防风、远志、麦门冬。上为细末，炼蜜为丸，如弹子大，每服一丸，细嚼，浓煎小麦汤或麦门冬汤咽下。治劳嗽，并咳血唾血。

（4）息贲丸（《证治准绳·类方》王肯堂引东垣）：厚朴、黄连、干姜、白茯苓、川椒、紫菀、川乌、桔梗、白豆蔻、陈皮、京三棱、天门冬、人参、青皮、巴豆霜。上除茯苓、巴豆霜各另研旋入外，为细末和匀，炼蜜丸，梧桐子大。治肺积，名息贲，在右胁下，大如覆杯，喘息气逆，背痛少气，喜忘目瞑，皮寒时痛。久不已，令人洒淅寒热喘嗽，发为肺壅，其脉浮而毛。

2. 中成药

（1）参一胶囊：由人参皂苷 Rg_3 单一成分组成。有培元固本，补益气血的功效。与化疗配合用药，有助于提高原发性肺癌、肝癌的疗效，可改善肿瘤患者的气虚症状，提高机体免疫功能。饭前空腹口服，每次 2 粒，每日 2 次，连续 2 个月为一个疗程。禁忌：有出血倾向者忌用。注意事项：火热证或阴虚内热证者慎用。

（2）鹤蟾片：由仙鹤草、干蟾皮、浙贝母、半夏、天门冬、人参、葶苈子组成。具有解毒除痰，凉血祛瘀，消癥散结之功效。适用于原发性支气管肺癌，肺部转移癌，能够改善患者的主观症状和体征，提高患者生存质量。每次 6 片，每日 3 次，温开水送服。

（3）小金丹：由麝香、当归、木鳖子、草乌、地龙、乳香、没药、墨炭、白胶香、五灵脂、马钱子组成，有散结消肿，化瘀止痛的功效。用于痰气凝滞所致的瘰疬、瘿瘤、乳岩、乳癖，症见肌肤或肌肤下肿块一处或数处，推之能动，或骨及骨关节肿大、皮色不变、肿硬作痛。每次 1.2～3g，每日 2 次，小儿酌减。

（4）梅花点舌丹：雄黄、牛黄、熊胆、冰片、硼砂、血竭、葶苈子、沉香、乳香、没药、麝香、珍珠、蟾酥、朱砂组成。能清热解毒，消肿止痛。用于火毒内盛所致的疔疮痈肿初起、咽喉牙龈肿痛、口舌生疮。口服，每次 3 粒，每日 1～2 次；外用，用醋化开，敷于患处。

3. 针灸

（1）体针：①处方：以手太阴肺经腧穴和肺的俞、募穴为主。肺俞、中府、太渊、孔最、膏肓、丰隆、足三里。②方义：病变在肺，按俞募配穴法取肺俞、中府调理肺脏气机、宣肺化痰；孔最为手太阴郄穴，配肺俞可宣通肺气；太渊为肺经原穴，本脏真气所注，配肺俞可宣肺化痰。膏肓为主治诸虚百损之要穴，具有理肺补虚之效。丰隆为豁痰散结要穴，加胃经合穴足三里，意在培补后天之本，培土生金，诸穴合用可收祛邪化痰、益气宣肺之功。③辨证配穴：肺郁痰瘀证加膻中、三阴交行气活血，健脾化痰。脾虚痰湿证加脾俞、阴陵泉健脾利湿化痰。阴虚痰热证加尺泽、然谷，肺经合穴尺泽，配肾经荥穴然谷，可清虚热而保阴津。气阴两虚加太溪、气海益气养阴。④随症配穴：胸痛加膻中、内关宽胸理气；胁痛加支沟、阳陵泉疏利少阳；咽喉干痒加照海滋阴利咽；痰中带血加鱼际清肺止血；咯血者，加阴郄、地机；盗汗加阴郄、复溜滋阴敛汗；肢体浮肿、小便不利加阴陵泉、三阴交健脾利湿。肺癌放化疗后呕吐、呃逆加内关、膈俞；肺癌放化疗后白细胞减少加大椎、膈俞。⑤刺灸方法：常规针刺，平补平泻为主，虚证加灸。胸背部穴位不宜刺深。

（2）耳针：肺、气管、大肠、胸、肝、脾、神门、轮4～6反应点。针双侧，用中等刺激，留针10～20min，或用王不留行籽贴压。每日1次。

（3）穴位注射：大椎、风门、肺俞、膏肓、丰隆、足三里。每次取2～4穴，用胎盘针、胸腺肽等药，注射量根据不同的药物及具体辨证而定。局部常规消毒，在选定穴位处刺入，待局部有酸麻或胀感后再将药物注入。隔日1次。

（4）拔罐：肺俞、膈俞、风门、膏肓。留罐5min，隔日1次。

（5）穴位贴敷：用白芥子、甘遂、细辛、丁香、川芎等研末调糊状，贴大椎、肺俞、膏肓、身柱、脾俞、膈俞等，用胶布固定，保留至皮肤发红，每星期1次，3次为一个疗程。尤适用于放化疗后。

（6）挑治：多用于实证，取胸区点、椎环点、背区点以及压痛点、瘀点挑治。

4.外治

蟾酥膏（刘嘉湘方）：蟾酥、生川乌、蚤休、红花、莪术、冰片等组成，制成布质橡皮膏，外贴疼处，一般15～30min起效，每6h更换1次，可连用1～3d。

【转归及预后】

本病初起者，肺气郁滞，络脉受损，常因邪毒、痰湿为患，以实为主，机体正气尚强，通过调治，病情或可好转；若未控制，邪毒伤正，肺脾气虚，遏邪乏权，邪毒可进一步向肺外传变，或流窜于皮下肌肤，或流注于脏腑筋膜，或着于肢节骨骼，淫髓蚀骨，或邪毒上扰清窍甚至蒙蔽清窍。虚损加重，耗气伤阴，见面削形瘦，"大肉尽脱"等虚损衰竭之症，常预示着患者已进入生命垂危阶段。此外，"痰热"常为肺癌病理演变的一个侧面，其机制是多因痰瘀化热所致。一旦出现这种转化，临床治疗时，必须采取截断方法，以求得热象迅速控制，以阻断病情的急剧恶化。本病变证较多，常见变证有血证（咯血）、虚劳、喘证等。

肺癌的预后相对较差，其与组织学类型、病程与分期、肿瘤的部位、有无转移、患者的年龄及机体的免疫状态、综合治疗、精神、饮食等因素有关。近20年来，中国肺癌死亡率在全部恶性肿瘤中上升幅度最大，在大中城市已居首位。约80%患者在诊断后一年内死亡，中位生存期一般在6个月左右，肺癌总的5年生存率只有5%～10%，疗效尚不满意。

【预防与护理】

预防主要在于戒烟，防止空气污染，尤其是致癌物质的污染，改善劳动条件。对有职业性接触致病因素者及高发区人群进行定期健康检查。饮食方面注意营养均衡，防止过食辛燥之品伤及肺阴。慎起居，避风寒，适当锻炼，增强机体抵抗外邪的能力。

肺癌的护理首先是调理情志，涵养性情，做到"恬惔虚无，精神内守"，保持乐观积极健康的心理状态，并积极配合治疗。科学的生活包括调饮食，益脾胃；慎起居，适气候；炼体魄，避邪气等方面。要防止饮食不节和偏嗜，注意五味既可养人亦可伤人的辩证观，使饮食多样化，五谷杂粮合理调配，果蔬之类，注意摄取，素食、荤食，适度调整；起居有常，不妄作劳。"动""静"结合，"劳""逸"适度。采取适合自身的多样化的锻炼方式，如体育活动、健身操、气功、太极拳、舞蹈等，择其乐而从之，并要"练身"与"练心"有机结合，持之以恒。注意适应气候变化以"避邪气"；戒烟酒，避免不良环境影响。

【现代研究】

近年来，肺癌的发病率与病死率在世界上呈持续上升趋势。世界卫生组织（WHO）2001年公布的资料显示，在过去的10年间全球癌症的发病率及增长率约20%，其中肺癌无论从发病数量（120万/年）还是死亡数量（110万/年）均为全球最主要的癌症。据报道近20年来，中国肺癌病死率在全部恶性肿瘤中上升幅度最大，已居首位。早期肺癌采用手术治疗预后较佳，但是临床上约86%的肺癌患者在确诊时已属晚期，失去手术机会，治疗以化疗及放疗为主，中位生存期难以超过1年。分子靶向治疗药物如IreSSa、Tarceva的使用给患者带来生存的希望，但其昂贵的价格限制了临床的使用。

Suda K发现原人参皂苷生成的肠细菌代谢物Ml有诱导Lewis肺癌细胞凋亡的作用。认为Ml诱导Lewis肺癌细胞凋亡是增强caspase-3的活性，而不是mRNA表达增加所致。榄香烯是从中药温莪术中提取的有效成分，研究证明，榄香烯通过抑制肺癌细胞DMA、RNA及蛋白质合成，干扰肺癌细胞糖、脂代谢，并对肺癌细胞进行诱导分化和凋亡来发挥其抑制肺癌发展和转移的作用。固金磨积片能使荷瘤小鼠脾细胞超氧化物歧化酶（SOD）与血清谷胱甘肽过氧化物酶活性提高，脂质过氧化物的含量降低，抑制自由基所造成的损伤而达到抗肿瘤的作用。

中医药治疗中晚期非小细胞肺癌经临床实践证明有效。周氏等承担了"十五"科技攻关项目，通过前瞻性、多中心、随机、对照的临床研究，证明中西医结合治疗中晚期非小细胞肺癌在延长中位生存期、提高生存质量方面优于单纯化疗组和中医组，而对于老年肺癌患者（＞65岁），中医药治疗更显示出生存优势。刘氏曾对310例原发性肺癌的中医证型进行统计分析，发现气阴两虚证和阴虚内热证占全部病例的80%（248/310），研制了以益气养阴为主，佐以清热解毒的益肺抗瘤饮（黄芪、北沙参、天门冬、女贞子、石上柏、蚤休等），治疗NSCLC271例，结果中位生存期为397d；同期化疗（MAP方案）64例，中位生存期为256d，治疗后症状改善、健康状况评分和免疫指标改善等方面益肺抗瘤饮组亦均优于化疗组。林氏等用参一胶囊配合化疗治疗肺癌120例，结果表明参一胶囊与化疗合用对气虚证肿瘤患者有增效减毒作用，能改善气虚证候，提高免疫功能和生存质量，增加体重，保护白细胞，且安全，无不良反应。秦氏等用榄香烯乳注射液静脉给药治疗中晚期肺癌53例，近期有效率为32.1%，生活质量改善率为54.7%，认为该药毒副作用少，疗效确切。李氏使用康莱特注射液治疗原发性肺癌131例，与常规化疗组111例对照，总有效率分别为20.61%和25.23%（P＜0.05）。其免疫指标和化验检查结果显示，康莱特组优于对照组。

【小结】

在中国古代医学文献中，无肺癌的病名，但有不少类似肺癌的记载。肺癌是肺气亏虚，或因禀赋，或因六淫，或因饮食，或因邪毒，导致肺失宣降，气机不利，血行瘀滞，痰浊内生，毒邪结聚等而成。肺癌以咳嗽、痰血或咯血、胸痛、发热、气急为主要表现。病位在肺，与脾肾密切相关。以扶正培本，宣肺清热，健脾化痰，益气养阴为其治疗大法。由于肺为娇脏，最易耗伤气阴，因此气阴两伤贯穿肺癌发病的始终，故尤重益气养阴。中医药在中晚期非小细胞肺癌的治疗中显示出了一定的优势。

附方

（1）苇茎汤（《备急千金要方》）：苇茎、冬瓜仁、桃仁、薏苡仁。

（2）六君子汤（《和剂局方》）：党参、茯苓、白术、甘草、半夏、陈皮。

（3）百合固金汤（《医方集解》）：百合、生熟地、麦门冬、玄参、当归、芍药、贝母、桔梗、甘草。

（4）大补元煎（《景岳全书》）：人参、熟地、当归、枸杞、山茱萸、杜仲、甘草。

第三节　乳腺癌

【定义】

乳腺癌是乳腺导管和乳腺小叶上皮细胞在各种致癌因素的作用下发生癌变的疾病。临床以乳腺肿块为主要表现，是女性最常见的恶性肿瘤之一，男性甚少见。

【历史沿革】

乳腺癌中医学称"乳岩""乳疳""乳石痈""妒乳""石奶""翻花奶""奶岩"等。自汉代以来历代医家对本病认识不断深入，明代陈实功《外科正宗》对本病论述最详细。现分述如下。

隋代巢元方《诸病源候论·石痈候》中曾记述："石痈之状，微强不甚大，不赤，微痛热……但结核如石。"对本病的特征做了概括性的描述。

宋代陈自明《妇人大全良方》中已将乳痈与乳岩加以区分，提出乳岩初起"内结小核，或如鳖棋子，不赤不痛，积之岁月渐大，巉岩崩破如熟石榴，或内溃深洞，血水滴沥，此属肝脾郁怒，气血亏损，名曰乳岩，为难疗"。

金代窦汉卿《疮疡经验全书》亦提出："乳岩，此毒阴极阳衰……捻之内如山岩，故命之，早治得生，迟则内溃肉烂，见五脏而死。"

元代朱丹溪《格致余论·乳硬论》称本病为"奶岩"，认为其由"忧怒郁闷，昕夕积累，脾气消阻，肝气横逆"而成，"以其疮形嵌凹似岩穴"，故称"奶岩"，为"不可治"之证，预后凶险。并指出患者应保持心情舒畅，"若于始生之际，便能消释病根，使心清神安，然后施之以治法，亦有可安之理"。

明代陈实功《外科正宗》提出情志所伤为主要病因，与肝脾心三脏关系最为密切，"忧郁伤肝，思虑伤脾，积想在心，所愿不得志，致经络痞涩，聚结成核"。并对其临床特点做了形象而详尽的描述："初如豆大，渐若棋子；半年一年，二载三载，不疼不痒，渐渐而大，始生疼痛，痛则无解，日后肿如堆粟，或如覆碗，紫色气秽，渐渐溃烂，深者如岩穴，凸者如泛莲，疼痛连心，出血则臭，其时五脏俱衰，四大不救，名曰乳岩。"对其预后，明确指出，"凡犯此者，百人必百死……清心静养、无罣无碍，服药调理，只可苟延岁月"。

清代王洪绪《外科证治全生集·乳岩》提出本病"大忌开刀，开则翻花最惨，万无一活"，并指出"男女皆有此症"。清代吴谦《医宗金鉴·外科心法要诀·乳岩》记载了本病向胸腋转移的现象："乳岩初结核隐疼，肝脾两损气郁凝……耽延续发如堆粟，坚硬岩形引腋胸"；

关于治疗,认为经药物内服、外敷,"若反复不应者,疮势已成,不可过用克伐峻剂,致损胃气,即用香贝养荣汤",指出本病晚期不宜攻伐,当以补虚为主。

【病因病机】

中医学认为,乳腺癌的发生是在正气亏虚,脏腑功能衰退的基础上,外邪与内生的痰湿和瘀血等相搏,导致机体阴阳失调,脏腑功能障碍,经络阻塞,气血运行失常,以致气滞、血瘀、痰量、毒聚结于乳络而成。

1. 正虚邪犯

正气不足,乳络空虚,风寒外邪乘虚而入,致阴寒内盛,阳气虚衰,寒凝血瘀,阻塞经络,气血运行不畅,津液输布受阻,致瘀血内停,痰浊内生,日久生毒,终致瘀血、痰浊、邪毒相搏,结于乳中而成块。《诸病源候论·妇人杂病诸候四·石痈候》曰:"有下于乳者,其经虚,为风寒气客之,则血涩结成痈肿……但结核如石,谓之石痈。"本虚是发病之根本。

2. 情志内伤

七情失调,郁怒伤肝,则肝失疏泄,气机郁滞;气能行血,气能行津,气机郁滞会导致血行不畅而血瘀,还会导致气滞津停而为痰,形成气滞、瘀血、痰浊相互搏结于乳络,日久蕴毒而成本病。思则气结,忧思伤脾,使脾气郁结,不能正常运化水液,水液内停形成痰浊,痰浊又可阻滞气机的流通而形成气滞,影响血的运行而形成血瘀,日久亦会形成气滞、血瘀、痰浊交阻于乳络进而形成本病。《格致余论》谓:"若夫不得志于夫,不得于舅姑,忧怒郁闷,昕夕积累,脾气消阻,肝气横逆,遂成隐核……名曰奶岩。"《医碥》谓:"女子心性偏执善怒者,则发而为痈,沉郁者则渐而成岩。"

3. 饮食失宜

足阳明胃经行贯乳中,暴饮暴食,伤及脾胃,或恣食肥甘厚腻辛辣之品,湿热积滞,蓄结于脾胃,阳明经络阻滞,淤积不去,致脾胃热毒壅盛搏结于乳而发病。

4. 冲任失调

中医认为"冲为血海、任主胞胎",冲任之脉起于气街(胞内),与胃经相连,循经上入乳房,隶属于肝肾,其功能与经孕产乳有关。冲任失调一者可致津血不足、肝失濡养,脾胃受损、痰浊内生,气滞痰凝;再者可致气血运行失常,气滞血瘀于乳络,日久成岩。

乳腺癌发病与肝、胆、脾、胃、肾等脏腑功能失常关系密切,病机可概括为内虚与毒聚,内虚是冲任失调,肝、脾、肾等脏腑功能衰退,毒聚为痰浊凝结、瘀毒郁积,聚结成块。

【诊断与鉴别诊断】

一、诊断

(一)发病特点

在女性中,乳腺癌的发病率随着年龄的增长而上升,月经初潮前到 20 岁罕见,20 岁以后发病率迅速上升,40~50 岁发病率较高,绝经后发病率继续上升,70 岁左右达最高峰。高脂饮食、初产迟、绝经迟、有家族乳腺癌史、肥胖及电离辐射等是乳腺癌发病的危险因素。

(二)临床表现

早期多无明显自觉症状,常常是无意中发现患乳内有单发的小肿块,坚硬如石,凹凸不平,与周围分界不清,不红、不热、不痛。渐渐增大,可肿如堆粟,或似覆碗。随着病灶向四周扩展，可引起乳房外形的改变，因"皮核相亲"，可使肿块表面的皮肤凹陷，乳房抬高，乳头内缩。肿块接近皮肤时，可影响血液回流，导致局部水肿，毛孔深陷，状如橘皮。晚期局部溃烂，边缘不整，或深如岩穴，或凸如泛莲，时流污浊血水，痛无休止。当侵及胸部肌肉时，则肿块固定于胸壁而不易被推动。当病变发生转移时，可在患侧腋下、锁骨下、锁骨上摸到肿块，坚硬如石，凹凸不平。转移至肺、肝或骨时，则出现相应症状如咳嗽、黄疸、右胁下痞块、骨骼剧痛等。病久者，可见全身极度衰弱，最后常因气血衰竭或出血不止（烂断血络）而死亡。

（三）影像学诊断

乳房钼靶摄片可见块影，呈分叶状，密度高，边缘呈毛刺状，常见细小密集的钙化影，有时可见增粗的血管影。乳房红外线摄影可见以肿瘤为中心的放射状异常血管图形。B超可见边界不规则、回声较强的肿块。

（四）细胞学、病理学诊断

可采取乳头溢液、糜烂部位刮片或印片、细针吸取涂片进行细胞学检查。活组织取材的病理学检查方法可明确诊断。

（五）血清学、免疫学诊断

目前用于临床的激素受体有雌激素受体（ER）、孕激素受体（PR）检查，此检查主要用于制定乳腺癌术后辅助治疗方案及判断预后。乳癌的生物标志物特异性均不甚理想，常用的有 CEA 及 CA15-3。c-erb-B_2 原癌基因的过度表达导致在细胞膜表面过度表达 c-erb-β_2 受体而容易促进细胞增殖。$BRCA_1$、$BRCA_2$、p53 等抑癌基因的突变可导致乳腺癌的危险性显著增加。

二、鉴别诊断

1. 乳核

好发于 20～30 岁，肿块多为单个，也可有多个，圆形或卵圆形，边缘清楚，表面光滑，质地坚硬，生长比较缓慢，无疼痛，周围无粘连，活动度好。

2. 乳癖

好发于 30～45 岁，肿块常为多个，双侧乳房散在分布，形状多样，可为片状、结节、条索，边缘清或不清，质地软或韧或有囊性感，常有明显胀痛，多有周期性或与情绪变化有关，与周围组织无粘连，活动度好。

3. 乳痨

常见于 20～40 岁妇女，肿块可一个或数个，质坚实，边界不清，皮色不变，有其他结核病史，可无疼痛或有微痛，与周围组织有粘连，可活动。

4. 乳痈

为发于乳房部位的痈疮，多见于妇女产后，乃因肝胃郁热，或乳汁积滞，或因乳儿咬伤乳头，感染热毒导致，初起红肿硬结疼痛，伴恶寒壮热，十日左右成脓，脓成自溃，溃后可自行收口。少数调治失当，流脓久而不愈，可形成乳瘘，见瘘口流出稀薄清水，或夹败絮状物，疮口凹陷，难以愈合。

【辨证论治】

一、辨证

（一）辨证要点

主要根据乳房肿块及其伴随症状进行辨证。乳房肿块，皮色如常，伴有情志不舒者属肝气郁结；乳房肿块，皮色青紫，形体多肥者属痰瘀互结；乳房结块坚硬，伴有月经不调者属冲任受损；若岩肿溃烂，血水淋漓，臭秽不堪，色紫，剧痛者，属热毒蕴结。

（二）证候

【肝郁气滞】

症状：乳房结块，皮色不变，两胁胀痛，或经前乳房作胀，经来不畅，郁闷寡言，心烦易怒，口苦咽干。舌苔薄白或微黄，或舌边瘀点，脉弦或弦滑。

病机分析：本型多为肿块初起，情志不畅，肝气失于条达，阻滞乳中经络及胁络，气滞血瘀，日久变生乳中结块。不通则痛，见乳房、胸胁胀痛。若气郁化火生风，可见心烦易怒，口苦咽干，头晕目眩。舌苔薄白或微黄，或舌边瘀点，脉弦或弦滑为肝郁气滞之象。

【冲任失调】

症状：乳房内肿块，质地硬韧，粘连，表面不光滑，五心烦热，午后潮热，盗汗，口干，腰膝酸软，兼有月经不调。舌质红，苔少有裂纹，脉细或细数无力。

病机分析：肝肾阴虚，冲任失养，血脉不畅，阻于乳中，变生积块而成乳岩。阴虚火旺，则见五心烦热、午后潮热、盗汗、口干等症。腰为肾之府，肾虚失养，则腰膝酸软。冲为血海，任主胞胎，肝肾阴虚，冲任失养而致月经不调。舌质红，苔少有裂纹，脉细数为阴虚内热之象。

【热毒蕴结】

症状：乳房结块迅速肿大，隐隐作痛，或结肿溃破，甚则溃烂翻花，流水臭秽，痛引胸胁，烦热眠差，口干苦，小便黄赤，大便秘结。舌质红，苔黄白或厚腻，脉弦数或滑数。

病机分析：多见于癌瘤伴发感染及炎性乳癌。乳房属足阳明胃经，为多气多血之经，胃经湿热蕴结，变生瘀毒，则肿块发展迅速，疼痛红肿，热毒腐蚀肌肉，则见结肿溃破，甚则溃烂翻花，流水臭秽。热毒内蕴，气机不利，肝络失和，胆不疏泄，可见胸胁引痛，口苦。热毒内结，心神被扰，见烦热眠差。口干欲饮，小便黄赤，大便秘结亦为热毒内蕴伤阴之象。舌质红，苔黄白或厚腻，脉弦数或滑数均属热毒蕴结之候。

【气血两虚】

症状：乳中结块，推之不移，或肿块溃烂，血水淋沥，疼痛难忍，头晕目眩，面色㿠白，神疲气短。舌质淡或淡胖，舌苔薄白，脉沉细无力。

病机分析：多见于乳癌晚期，或经多程放化疗后，正气大伤，邪毒炽盛。邪聚日久，痰浊、瘀毒内蕴，见乳中结块，推之不移，疼痛难忍。气虚不摄见血水淋沥，气血不足，机体失养，故见头晕目眩，面色㿠白，神疲气短。舌质淡或淡胖，舌苔薄白，脉沉细无力均为气血亏虚之象。

二、治疗

（一）治疗原则

1.疏肝理气

肝郁脾虚、瘀毒内结是乳腺癌发病的主要病机，气结、气滞为病因之源，故应疏肝健脾理气，气机调畅，脉络通畅，瘀毒难聚。

2.滋养肝肾

肝失疏泄，冲任失调致正虚毒聚；病至晚期，肝肾亏虚，故治疗需注意滋养肝肾，扶正解毒。

（二）治法方药

【肝郁气滞】

治法：疏肝理气，化痰散结。

方药：逍遥散加减。方以柴胡疏肝解郁，当归养血活血，白芍养阴柔肝，白术健脾燥湿，瓜蒌、夏枯草、浙贝母软坚散结，山慈菇解毒消瘤，青皮、郁金、川楝子理气止痛。火盛便秘者加丹皮、栀子、大黄等清泻肝胆；乳房胀痛明显者加王不留行、延胡索化瘀止痛。

【冲任失调】

治法：调理冲任，滋阴软坚。

方药：知柏地黄汤加减。以生地、山茱萸、玄参、鳖甲滋养肝肾，知母、白花蛇舌草滋阴降火，山慈菇、蛇六谷、石见穿、莪术、八月札、鸡内金、蜂房软坚散结，牛膝引火下行。失眠，加酸枣仁、柏子仁、夜交藤养心安神；盗汗者，加煅龙骨、煅牡蛎、浮小麦收敛止汗。

【热毒蕴结】

治法：清热解毒，化瘀消肿。

方药：五味消毒饮加减。以金银花、野菊花、蒲公英、紫花地丁、紫背天葵五味药专事清热解毒，加桃仁、红花、露蜂房、皂角刺以增强化瘀消肿之功。火结便秘，加大黄、厚朴、枳实等通腑泄热；热入营血可加丹皮、生地、赤芍；晚期乳癌见消瘦乏力，面色不华，脉虚数者，可加黄芪、白术、当归。

【气血两虚】

治法：健脾益气，化痰软坚。

方药：人参养荣汤加减。方以熟地、当归、白芍养血活血，黄芪、人参、白术、甘草健脾益气，陈皮理气，远志安神，姜枣健脾调和营卫。若气虚卫表不固，自汗、易感冒，宜重用黄芪，加防风、浮小麦益气固表敛汗；脾虚湿盛泄泻或便溏者，当归减量，加薏苡仁、炒扁豆健脾祛湿。

（三）其他治法

1.古方

（1）小金丹（《外科证治全生集》）：由白胶香、草乌、五灵脂、地龙、木鳖子、乳香、没药、当归、墨炭组成。具有化痰散结，祛瘀通络的功效。主治痰核流注、瘰疬、乳岩、阴疽初起。凡肿瘤患者证属寒湿痰瘀阻络者可使用。每日3次，每次3g，温开水送服。

（2）犀黄丸（《外科证治全生集》）：由麝香、牛黄、乳香、没药组成，具有解毒散结、消肿止痛的功效。主治乳癌及一切恶核。每日 3 次，每次 3g，温开水送服。

（3）醒消丸（《外科证治全生集》）：由乳香、没药、麝香、雄黄、黄米饭组成，具有活血散结、解毒消痈的功效。主治痈毒初起，乳痈乳岩，瘰疬鼠疮，疔毒恶疮，无名肿毒等。每日 2 次，每次 3g，温开水送服。

（4）蟾酥丸（《外科正宗》）：含蟾酥、雄黄、轻粉、铜绿、枯矾、寒水石、胆矾、乳香、没药、麝香、朱砂、蜗牛等成分，具有解毒消肿、活血止痛的功效。

主治疗毒初起及诸恶疮。每服 3 丸，用葱白嚼烂，包药在内，取热酒 1 杯送下，被盖卧，出汗为效。

2. 中成药

（1）平消胶囊：由郁金、仙鹤草、枳壳、五灵脂、白矾、硝石、干漆、马钱子组成。主治多种肿瘤。每日 3 次，每次 4～6 粒。

（2）增生平片：主要成分为山豆根、拳参、黄药子等，具有清热解毒、化瘀散结之功效。用于乳腺癌，与放化疗配合使用可提高疗效，减轻其毒副作用。口服，每次 4～8 片，每日 2 次，疗程 3～6 个月。

（3）山慈菇片、山慈菇注射液：手术前 2～6 星期给药，每次服 2 片（每片 0.2mg），每日 4 次。山慈菇注射液（每支 1mL，含生药 10mg），静脉注射，每次 1 支，每日 1 次。功效软坚散结，清热解毒，适用于乳腺癌术前治疗，可缩小肿块。

（4）华蟾素注射液：蟾酥经加工提取制成的水溶液注射剂。可用于乳腺癌的治疗，且可增强机体免疫功能，还有一定的镇痛、升高白细胞的作用。肌内注射，每次 2～4mL，每日 2 次，4 星期为一个疗程。静脉注射：每次 10～20mL，加入 500mL 5%葡萄糖注射液中静脉缓慢滴注，每 2～4 星期为一个疗程。

3. 外治

乳癌属于中医外科范畴，中医外治积累了丰富的经验，古人反对局部刺溃肿瘤等不彻底的开刀，《外科证治全生集》谓：“大忌开刀，开则翻花最惨。”以下介绍几种常用外治方药。

（1）生肌玉红膏（《外科正宗》）：由当归、白芷、血竭、紫草、甘草、轻粉、白蜡、麻油组成，有活血祛腐、解毒镇痛、润肤生肌之功。用于放射性皮肤溃疡日久不愈，术后切口感染或皮瓣坏死，晚期乳腺癌瘤块破溃。

（2）海浮散（《外科十法》）：由乳香（制）、没药（制）组成，有生肌，止痛，止血之功。用于乳腺癌溃破。

（3）桃花散（《医宗金鉴》）：由白石灰、生大黄组成，可止血。用于晚期乳腺癌溃口出血不止。

（4）二黄煎（经验方）：由黄柏、土黄连组成，有清热燥湿.泻火解毒之功。用于乳腺癌术后切口感染，皮瓣坏死，放射性皮炎或化疗药物静脉外漏引起的局部红肿或溃烂。

4. 针灸

（1）体针：①处方：以足厥阴肝经、足阳明胃经、任脉穴为主，取穴屋翳、膻中、天宗、肩井、期门、三阴交、丰隆。②方义：屋翳疏导阳明经气，膻中为气海，泻之以利气机，两穴可疏通局部气血；天宗、肩井为治疗乳腺疾病之经验穴，配足阳明经之络穴丰隆，可除湿化痰、消肿散结；期门疏肝气，调冲任：三阴交既可补肾健脾调肝，又能调理冲任。③辨证配穴：冲任失调加肝俞、肾俞、关元补肾健脾调肝，调冲任；肝郁气滞加肝俞、太冲；热毒蕴结加内庭、行间点刺放血；气血两虚加灸脾俞、膈俞、足三里可健运脾胃，益气养血。④随症配穴：乳腺癌术后上肢水肿加极泉、青灵通络消肿；乳腺癌放疗后放射性肺炎加尺泽、孔最泻肺止咳；潮热者加百劳、膏肓；失眠心烦加大陵、神门。⑤刺灸方法：毫针刺，补泻兼施。每日 1 次，每次留针 30min，10 次为一个疗程。虚证可加灸。

（2）耳针法：内分泌、内生殖器、乳腺、胸。毫针刺，中强度刺激，每次留针 30min，间歇运针 2～3 次，10 次为一个疗程。或用揿针埋藏或王不留行籽贴压，3～5d 更换 1 次。

（3）拔罐法：选大椎、第 4 胸椎夹脊点刺放血后拔罐，适用于热毒蕴结证。

（4）挑治法：第 3、第 4、第 5 胸椎夹脊点或阳性反应点挑治，每星期 1 次。

（5）火针疗法：阿是穴。

【转归及预后】

乳腺癌早期，正气未衰，邪气未盛，若此时"便能消释病根，使心清神安，然后施之以法，亦有可安之理"，即可带病延年。随着病情进展，正气渐虚，邪气已盛，病至晚期，肿块"渐渐溃烂，深者如岩穴，凸者如泛莲，疼痛连心，出血则臭，其时五脏俱衰，四大不救"。对其预后，明代陈实功明确指出，"凡犯此者，百人必百死"，此时，若能"清心静养、无罣无碍，服药调理，只可苟延岁月"。病久者，全身极度衰弱，最后常因气血衰竭或出血不止（烂断血络）而死亡。

乳腺癌病程总体来说进展缓慢，经积极治疗后大部分患者远期疗效较好，可获得长期生存。一般乳腺癌患者的自然生存期为 26.5～39.5 个月，根治术后 10 年生存率Ⅰ、Ⅱ、Ⅲ期分别为 72.5%、50.9%、25.3%。乳腺癌的预后主要与原发灶大小和局部浸润情况、淋巴结转移、肿瘤的病理类型和分化程度，瘤体内微血管密度（MVD），血管、淋巴管有否癌栓、宿主的免疫能力，肿瘤分子生物学形态及表达等因素有关。激素受体免疫组化检测也是预后判断的参考指标，ER、PR 均阳性预后稍好，ER、PR 阴性预后较差。DNA 整倍体或 S 期细胞比率增高或 CEA 阳性者均提示预后差。另外与体重、患病年龄等也有关。上述诸多的预后指标均源自生物学角度，而社会、心理因素对患者预后的影响是不容忽视的潜在因素。

【预防与护理】

乳腺癌的病因问题尚未解决，故真正可用于一级预防的手段极为有限，但谨慎地提出几种降低乳腺癌危险性的措施是有可能的，如青春期适当节制脂肪和动物蛋白的摄入，增加体育活动，尽量避免高龄生育，鼓励母乳喂养，更年期妇女尽量避免使用激素，适当增加体育活动，控制总热量及脂肪摄入，防止肥胖，避免不必要的放射线照射等。有效开展乳腺癌的二级预防，从而起到改善乳腺癌的预后和降低病死率的作用。经常进行乳房自我检查，尤其是 35 岁以后的女性，发现乳房硬结和肿块，应及时做必要的检查，以利于早发现、早诊断、早治疗。

护理方面首先注意情志的调摄，中医学认为乳腺癌的发病与七情活动有密切的联系。不良精神因素是引起气血逆乱，经络阻塞，痰瘀结聚成核的重要致病因素。精神创伤诱发癌症，悲观恐惧心理会加速癌症恶化。因此保持健康的心理状态和乐观的情绪，对乳腺癌的未病先防和既病调护都是必需的。饮食调护在乳腺癌患者康复治疗中也起着重要作用，饮食宜多样化，平衡饮食，忌食助火生痰有碍脾运的食物，手术后可给予益气养血、理气散结之品；化疗时，若出现消化道反应及骨髓抑制现象，可食和胃降逆、益气养血之品。放疗期间要注意皮肤护理，首先要保持局部皮肤清洁干燥，禁止直接用肥皂擦洗，防止机械刺激，避免阳光直接照射，如感到瘙痒难忍时可用苦参煎水外洗或用炉甘石洗剂涂搽，对于溃破的皮肤可用龙胆紫外涂防止感染。一般于根治术后 24～72h，若无活动性出血即可开始患侧上肢功能训练活动，活动要循序渐进，由远及近，引流管拔除，皮瓣与胸壁已贴合，可逐渐活动肩关节，勿使患肢疲劳或下垂太久。禁止在患侧上肢测量血压、抽血、静脉注射和肌内注射。

【现代研究】

据资料统计，全世界每年约有 120 万名妇女患乳腺癌，死亡 50 万例。北美、西欧、北欧是乳腺癌的高发地区，但从 20 世纪 70 年代起，亚洲的发病率出现上升趋势。在我国乳腺癌是女性最常见的癌症之一，占全身各种恶性肿瘤的 7%～10%，仅次于子宫颈癌。从上海市近年的发病情况来看，乳腺癌的发病又表现出 3 大特点：其一，发病率明显上升；其二，发病高峰年龄提前，即患者年龄有明显年轻化倾向；其三，发病高峰持续时间延长。由此可见，我国女性乳腺癌的发病问题日趋严重，已对妇女的身体健康构成了严重威胁。

化疗是乳腺癌综合治疗的重要措施之一，但化疗可使肿瘤细胞产生获得性耐药，尤其多药耐药的产生，是导致治疗失败的主要原因。中药资源丰富，作用靶点多，具有高效低毒的优点，近年来对中药及其提取物和复方的研究已经显示其在逆转乳腺癌多药耐药方面有较好的结果和应用前景。汤氏等报道鸦胆子油乳是由鸦胆子提取物精制而成的抗癌中药制剂，通过竞争 Pgp 对其他化疗药物的结合位点，抑制药物泵出，在一定程度上逆转 K562/AO2、MCF7/ADM、KB/VCR 等细胞的耐药性，与其他抗癌药共同作用时，增强了其他药物对耐药细胞的细胞毒作用。汪氏等通过 MTT 法体外药敏实验检测乳腺癌细胞对中药及其提取物的敏感性，并与临床常用的化学合成化疗作比较，评价中草药在乳腺癌化疗中的意义。方法为采用手术切除标本制得细胞悬液进行原代细胞培养，并在此基础上进行药敏实验，MTT法检测其敏感性。结果是乳腺癌细胞对中草药的高度敏感性低于临床常用化疗药且差异有显著性（P$<$0.01），而对两者的中度敏感性则差异无显著性（P$<$0.03）。结论：中草药在肿瘤化疗中具有重要意义，尤其作为肿瘤的二线化疗药物具有广阔的应用前景。

魏氏进行了乳腺癌中医证型与 TNM 分期的相关分析，选择 78 例乳腺癌患者，中医辨证分肝郁痰凝、冲任失调、正虚毒炽 3 个证型。TNM 分期标准，分 TNM Ⅰ 期、Ⅱ 期、Ⅲ 期、Ⅳ 期。在 TNM Ⅰ 期的患者中大都辨证为实证，以肝郁痰凝证为多；TNM Ⅱ 期的患者中，虚证、实证大致相当，以肝郁痰凝、冲任失调为主；而 TNM Ⅲ 期和 TNM Ⅳ 期的患者，大多辨证为虚证，以冲任失调、正虚毒炽为主。癌症随着病情变化，其证型可有所改变，瘀证、虚证是病情预后的重要指标。从中医实证、虚证与 TNM 分期的关系中可以看出：虚证多为 TNM Ⅲ 期、Ⅳ 期的乳腺癌患者，实证多为 TNM Ⅰ 期、TNM Ⅱ 期患者。瘀的加剧和虚的加重是病情恶化的体现。冲任失调乃体内环境改变，提示病情进一步发展，癌肿可能迅速向周围扩散；正虚毒炽则提示病至晚期、病情危重。

【小结】

乳腺癌发病多因正气亏虚，情志内伤，饮食失宜，冲任失调，以致气滞、血瘀、痰凝、毒聚结于乳络而成。其发病与肝、胆、脾、胃、肾等脏腑功能失常密切相关，病机可概括为内虚与毒聚，内虚是冲任失调，肝、脾、肾等脏腑功能衰退，毒聚为痰浊凝结、瘀毒郁积，聚结成块。治疗应注意疏肝理气，气机调畅，脉络通畅，瘀毒难聚：病至晚期，肝肾亏虚，治疗需注意滋养肝肾，扶正解毒。

附方

（1）人参养荣汤（《和剂局方》）：人参、白术、茯苓、甘草、熟地、当归、白芍、远志、陈皮、生姜、大枣。

（2）五味消毒饮（《医宗金鉴》）：金银花、野菊花、蒲公英、紫花地丁、紫背天葵。

（3）知柏地黄汤（《小儿药证直诀》）：知母、黄柏、熟地、山茱萸、山药、丹皮、茯苓、泽泻。

（4）逍遥散（《和剂局方》）：柴胡、当归、白芍、白术、茯苓、甘草、薄荷。

第四节　食管癌

【定义】

食管癌是原发于食管黏膜上皮的恶性肿瘤，以进行性饮食梗塞、咽下疼痛为主要表现。实际诊治中，发生于食管黏膜交界部的癌，如属鳞癌归入食管癌，如属腺癌则归入贲门癌。

【历史沿革】

食管癌见于中医文献的"噎膈""噎""膈""反胃""翻胃"等。《内经》认为本病与热邪及情志有关，如《素问·阴阳别论篇》谓："三阳结，谓之膈。"《素问·通评虚实论篇》曰："膈塞闭绝，上下不通，则暴忧之病也。"并指出此病病邪在胃，如《灵枢·四时气》曰："饮食不下，膈塞不通，邪在胃脘。"

隋代巢元方在《诸病源候论》中根据病因的不同而将"噎"分为"五噎"，"膈"分为"五膈"："夫五噎，谓一曰气噎，二曰忧噎，三曰食噎，四曰劳噎，五曰思噎……噎者，噎塞不通也"；"五膈气者，谓忧膈、恚膈、气膈、寒膈、热膈也"，并列出了各种"膈"的证候。

宋代王怀隐《太平圣惠方·第五十卷》认为"寒温失宜，食饮乖度，或恚怒气逆，思虑伤心，致使阴阳不和，胸膈否塞，故名膈气也"。对其病因进行了较全面的描述。

明代李中梓认为与脾虚痰郁有关，"脾胃受伤，血液渐耗，郁气而生痰，痰则塞而不通，气则上而不下，妨碍道路，饮食难进，噎塞所由成也"。明代张景岳认为其病机在于气结和阴伤，"气不行，则噎膈病于上，精血枯涸，则燥结病于下"。一些医家注意到年老体弱者容易得病，赵献可指出："唯男子年高者有之，少无噎膈。"张景岳也指出："矧少年少见此证，而惟中衰耗伤者多有之，此其为虚为实概可知矣。"在辨证施治方面，明代方隅在《医林绳墨》中指出"噎膈不可妄投燥热之药，如其以火济火……必须清气健脾，行痞塞以转泰，助阴抑阳，全化育以和中，宜用生津养血之剂。如大肠热结，宜用黄连以清其热，枳壳以开其结"。且强调"必须断妄想，绝厚味，戒房室，去劳碌，善能调养"。而张景岳却提出可用温脾滋肾法："食入反出者，以阳虚不能化也，可补可温，其治尤易……凡治噎膈大法，当以脾肾为主。盖脾主运化，而脾之大络布于胸膈；肾主津液，而肾之气化主乎二阴。故上焦之噎膈，其责在脾；下焦之闭结，其责在肾。治脾者宜从温养，治肾者宜从滋润，舍其二法，他无捷径矣。"

迨至清代，程国彭《医学心悟·噎膈》指出："凡噎膈症，不出胃脘干槁四字。"张璐《张氏医通·噎膈》则认为此证初起未必是津液干枯，"皆冲脉上行，逆气所作也"。此说为临床使用和胃降逆法提供了理论依据。李用粹于《证治汇补·噎膈》认为噎"有气滞者，有瘀血者，有火炎者，有痰凝者，有食积者，虽有五种，总归七情之变，由气郁化火，火旺血枯，津液成痰，痰壅而食不化也……有因色欲过度，阴火上炎，遂成膈气，宜作死血治，二陈加当归、桃仁、香附、砂仁、白术、沉香、韭汁、姜汁治之"。其化痰行瘀之治法，后世多有效法。

【病因病机】

食管癌病位在食管，属胃气所主，病变脏腑虽在于胃，又与肝、脾、肾三脏密切相关。病因以内虚为本，为脾胃气虚、七情所伤、酒食过度损伤脾胃所致。气血津液运行受阻，气滞、痰阻、血瘀 3 种邪气阻滞于食道，使食道狭窄；或造成津伤血耗，失于濡润，食道干涩，发为本病。

1. 七情内伤

七情内伤，因忧思抑郁，或恼怒伤肝而成。忧思伤脾，脾伤则气结，水湿失运，滋生痰湿，痰气相搏，阻于食道；或恼怒伤肝，肝郁气滞，气滞血瘀，气血不通，气、痰、瘀胶结，阻于食道，致食道不通，哽噎不下。明代邵达在《订补明医指掌》中指出："（噎膈）多起于忧郁，忧郁则气结于胸，臆而生痰，久则痰结成块，胶于上焦，道路窄狭，不能宽畅，饮或可下，食则难入，而病已成矣。"

2. 酒食所伤

嗜酒无度，过食肥甘，恣食辛辣，或助湿生热，酿成痰浊，阻塞食道，或津伤血燥，失于濡润，食道干涩，均可引起咽下噎塞而成噎膈。明代邵达在《订补明医指掌》中指出："如好酒之徒，患此者必是顽痰，盖酒能发火，火能生痰，胶结不开，阻塞道路，水饮下咽，亦觉痛涩。"清代叶天士在《临证指南医案·噎膈反胃》中也提到："酒湿厚味，酿痰阻气，遂令胃失下行为顺之旨，脘窄不能纳物。"清代何梦瑶在《医碥》中也有："酒客多噎膈，饮热酒者尤多，以热伤津液，咽管干涩，食不得入也。"皆强调了酒湿痰浊致病的作用。

3. 肾虚不足

患者年迈肾虚，或素体肾亏，或纵欲太过，致真阴亏损，阴液不足，无以上承濡润咽嗌，食管干涩，咽下噎塞而成噎膈。如《景岳全书》中曰："酒色过度则伤阴，阴伤则津血枯涸，气不行则噎膈病于上，精血枯涸则燥结病于下。"《金匮翼》则强调："噎膈之病，大都年逾五十者，是津液枯槁者居多。"

食管癌的病因以内伤饮食、情志、脏腑失调为主，其邪表现为气滞、痰浊、血瘀，其虚为阴津亏乏，发病与脾、胃、肝、肾诸脏相关。胃主受纳，脾主运化，脾为胃行其津液，若脾失健运，可聚湿生痰，阻于食道。胃气之和降，赖肝之条达，若肝失疏泄，则胃失和降，气机郁滞，甚则气滞血瘀，食管狭窄。中焦脾胃赖肾气的濡养和温煦，如肾阴不足，失于濡养，食管干涩，均可发为噎膈。噎膈由轻转重，常由胃而病及脾、肝、肾，变证丛生。由于肝脾肾功能失调，导致气、痰、血互结，津枯血燥，而致的食管狭窄、食管干涩是食管癌的基本病机。

【诊断与鉴别诊断】

一、 诊断

（一）发病特点

早期食管癌症状轻微，大多仅有轻微的吞咽不适症状，如胸骨后隐痛、哽噎感或异物感。对有吞咽不适，且呈进行性加重者需仔细询问病史，重视早期症状，结合有关检查，如钡餐造影、食管拉网细胞学和食管镜等检查，可以提高早诊率。

（二）临床表现

初起咽部或食道内有异物感，吞咽时噎塞不顺，以硬食为甚，饮食尚可咽下，胃脘不适，烧灼痛，进食痛甚，胸内疼痛。继则固体食物难以下咽，汤水可入，终致汤水不入，食入即吐，甚则吐白沫，或如赤豆汁，吞咽时胸膈疼痛，大便燥结如羊屎，形体羸瘦，肌肤甲错，面容憔悴，精神疲惫。末期大肉尽脱，形销骨立而危殆难医。

（三）影像学诊断

X线钡餐检查，可发现早期病变；食管CT检查，可观察黏膜下肿瘤浸润和肿瘤外侵范围，以及和邻近结构的关系、淋巴结侵犯情况等。

（四）细胞、病理学诊断

食管拉网脱落细胞学检查及纤维食管镜或胃镜下病理活检可明确诊断。

二、鉴别诊断

1.反胃

两者均有食入复出的症状，但反胃多系阳虚有寒，饮食能顺利咽下入胃，经久复出，朝食暮吐，暮食朝吐，宿谷不化，病证较轻，预后良好。噎膈初起无呕吐，后期格拒，系食管狭窄而致，吞咽食物阻塞不下，食入即吐，病证较重，预后不良。《医学读书记·续纪·噎膈反胃之辨》说："噎膈之所以反胃者，以食噎不下，故反而上出，若不噎则并不反矣。其反胃之病，则全不噎食，或迟或速，自然吐出，与膈病何相干哉？"

2.梅核气

两者均见咽中梗塞不舒。梅核气多见于青年女性，时自觉咽中有物梗塞，吐之不出，咽之不下，但饮食咽下顺利，无噎塞感，系气逆痰阻于咽喉，为无形之邪。其发病常与精神因素有关。噎膈自觉咽中噎塞，饮食咽下梗阻，甚则饮食不下，为痰瘀阻于食道，乃有形之邪。

【辨证论治】

一、辨证

（一）辨证要点

1.辨吞咽困难

若吞咽不畅，噎塞不通，伴疼痛，便结者多实；若食道干涩，饮食不下，消瘦气短者多虚。兼见嗳气、胁满者，以气滞为主；见潮热、盗汗者，以阴虚为主；见面白、形寒者，以阳气虚为主；见肌肤甲错、舌青紫者，常夹瘀。

2.辨呕吐

若食入即吐，涌吐痰涎者多实；若津液干枯，格拒不入，吐涎沫者多虚。呕吐物为痰浊涎沫，多为痰饮中阻；泛吐清水，多为中焦虚寒。

（二）证候

【痰气互阻】

症状：食入不畅，吞咽不顺，时有嗳气不舒，胸膈痞闷，伴有隐痛，口干。舌质淡红，舌苔薄白，脉细弦。

病机分析：本型多为病变初起，情志不畅，肝失调达，肝郁气滞，气滞血瘀，阻滞于食道，则见吞口因不利。"见肝之病，知肝传脾"，肝郁乘脾则纳食不行，脉弦细。肝经布胸胁，肝郁则胸胁胀闷。舌质淡红，舌苔薄白，脉细弦为痰气互阻之佐证。

【血瘀痰滞】

症状：吞咽困难，胸背疼痛，甚则饮水难下，食后即吐，吐物如豆汁，大便燥结，小便黄赤，形体消瘦，肌肤甲错，舌质暗红，少津或有瘀斑瘀点。黄白苔，脉细涩或细滑。

病机分析：七情内伤，嗜酒无度，或过食肥甘辛辣，致生痰化瘀，日久痰瘀互结于食道成积，表现为吞咽困难，甚则饮水难下，食后即吐，吐物如豆汁。"不通则痛"，食管走行于胸骨后，积块阻滞于食道，可引起胸背部疼痛。血瘀化热，煎熬津液，致大便燥结，小便黄赤。肌肤甲错为血瘀之特征。舌质暗红，少津或有瘀斑瘀点，黄白苔，脉细涩或细滑为血瘀痰滞之候。

【阴虚内热】

症状：进食哽噎不顺，咽喉干痛，潮热盗汗，五心烦热，大便秘结。舌干红少苔，或舌有裂纹，脉细而数。

病机分析：本型多见于年迈肾虚，或病变日久入于阴络，伤阴化热者。肿块日久渐大，则进食哽噎不顺。阴虚化热伤津，则见咽喉干痛，潮热盗汗，五心烦热，大便秘结。舌干红少苔，或舌有裂纹，脉细而数为阴虚内热之候。

【气虚阳微】

症状：病至晚期，饮食不下，泛吐清水或泡沫，形体消瘦，乏力气短，面色苍白，形寒肢冷，面足浮肿。舌质淡，脉虚细无力。

病机分析：疾病日久，正气大伤，阳气衰微，肿块结聚，故饮食不下，脾肾阳虚，温煦失职，则泛吐清涎或泡沫。阳虚则寒，故形寒肢冷，面色苍白。阳虚水泛，则面足浮肿。正气虚衰，故形体消瘦，乏力气短。舌质淡，脉虚细无力为气虚阳微之佐证。

二、治疗

（一）治疗原则

1. 权衡标本虚实

初起以标实为主，重在祛邪，理气、化痰、消瘀为法，并可少佐滋阴养血润燥之品。后期以正虚为主，重在扶正，滋阴养血，益气温阳为法，也可少佐理气、化痰、消瘀之药。

2. 护津液保胃气

治标当顾护津液，不可过用辛散香燥之药；治本当保护胃气，不宜多用甘酸滋腻之品。存得一分津液，留得一分胃气，在噎膈辨治中尤为重要。

（二）治法方药

【痰气互阻】

治法：开郁降气，化痰散结。

方药：旋覆代赭汤合四逆散加减。方中以旋覆花降气消痰，代赭石重镇降逆，柴胡、枳壳、郁金、陈皮开郁顺气，以半夏祛湿化痰。山豆根、草河车、白芍解毒散结。若疼痛明显者加延胡索、白屈菜，口干、津伤明显者加玄参、石斛，吞咽困难者加威灵仙、赤芍。

【血瘀痰滞】

治法：解毒祛瘀，化痰散结。

方药：血府逐瘀汤加减。方中以桃仁、红花活血祛瘀，当归、川芎、赤芍活血行气，生地配当归养血和血，柴胡、枳壳、桔梗理气，佐以急性子、半夏、胆南星、瓜蒌化痰散结。若胸背痛甚者加延胡索、白屈菜、八月札，便干加郁李仁、火麻仁，口干舌红加黄连、黄芩、麦门冬、知母，合并出血者加三七、白及、血余炭。

【阴虚内热】

治法：滋阴润燥，清热生津。

方药：一贯煎合养胃汤加减。方中以沙参、生地滋养肝肾，麦门冬、枸杞子滋阴养肝，当归养血活血，川楝子疏肝泄热，石斛、玉竹滋养胃阴。若嗳气明显者加陈皮、半夏、旋覆花、茯苓以和胃降逆，潮热盗汗明显者加地骨皮、知母、鳖甲，肠中燥结、大便不通者加大黄、全瓜蒌。

【气虚阳微】

治法：益气养血，温阳开结。

方药：当归补血汤（《内外伤辨惑论》）合桂枝人参汤（《伤寒论》）加减。方中以黄芪、党参、白术补脾益气以滋生血之源，当归、熟地、白芍补血和营，干姜温运中阳，桂枝、急性子、半夏温阳开结。若气逆呃逆者用威灵仙、丁香、柿蒂，呕吐黏痰者加陈皮、胆南星、青礞石，出血者加仙鹤草、露蜂房、白及、三七，畏寒肢冷明显者加炮附子，呕吐清水较多者用吴茱萸、半夏。

（三）其他治法

1. 古方

（1）丁沉透膈散（《证治要诀》）：丁香、沉香、木香、人参、青皮、神曲、茯苓、甘草、陈皮、厚朴、草果仁、藿香叶、半夏、缩砂仁、白豆蔻、白术、麦糵、香附子。治食管癌胸膈痞闷，腹中刺痛，饮食不入。

（2）丁香附子散（《卫生宝鉴》）：母丁香、附子、生姜。治食管癌脾胃虚寒，胸膈痞闷，呕逆不止。

（3）五汁安中饮（《王旭高医案》）：牛乳、韭汁、姜汁、藕汁、梨汁。治食管癌火盛血枯，痰瘀阻滞者。

（4）化痰丸（《医学入门》）：半夏、人参、茯苓、白术、桔梗、枳实、香附子、前胡、甘草。治食管癌脾虚停痰宿饮者。

（5）五膈宽中散（《太平惠民和剂局方》）：白豆蔻、炙甘草、木香、缩砂仁、丁香、青皮、陈皮、香附子。治食管癌中焦气滞者。

2. 中成药

（1）冬凌草制剂：由冬凌草提取的有效成分。功效清热解毒、活血祛瘀、消炎去肿，用于治疗食管癌、胃癌、肝癌等多种恶性肿瘤。糖浆，每日 3 次，每次服 30～50mL，每毫升含生药 1g。片剂，每日 3 次，每次 6～10 片，每片含生药 5g。针剂，隔日 1 次，每次缓慢静滴 75～100mL，3000～4000mL 为一个疗程。

（2）醒消丸（《外科全生集》）：雄黄 100g、麝香 30g、乳香（制）200g、没药（制）200g。以上 4 味，雄黄水飞或粉碎成极细粉；另取黄米 150g，蒸熟，烘干，与乳香、没药粉碎成细粉；将麝香研细，与上述粉末配研，过筛，混匀，用水泛丸，低温干燥，即得。有解毒活血，消肿止痛之功。用于食管癌吞咽不畅，胸骨后疼痛证属脏腑毒热，气血凝结者。用黄酒或温开水送服，每次 1.5～3g，每日 2 次。

（3）化癥回生口服液：由鳖甲胶、大黄、桃仁等 35 味中药组成。有化癥消积，活血祛瘀之功。用于食管癌、肝癌、肺癌证属气滞血瘀者。口服，每次 10mL，每日 2 次。

（4）六神丸：牛黄 7.5g、珍珠（豆腐制）7.5g、麝香 5g、冰片 5g、蟾酥 5g、雄黄（飞）5g。上五味（除蟾酥）共研极细粉，滚开水泛小丸，烧酒化蟾酥为衣，候干，制成约 100 粒，口服。具有清热解毒、消肿止痛之功效，主治食管癌、胃癌、鼻咽癌、舌癌等癌瘤属热毒炽盛者。常用量，每日 3 次，每次 10～20 粒，7d 为一个疗程。

3. 外治

金仙膏（《理瀹骈文》）：由苍术、白术、川乌、生半夏、生大黄、生灵脂、生延胡索、枳实、当归、黄芩、巴豆仁、莪术、三棱、连翘、防风、芫花、大戟等百余种中药制成，按病情分次摊膏于纸上，外敷病处或选穴外贴，用于噎膈、反胃等多种病证。

4. 针灸

（1）体针：①处方：天突、膻中、中脘、内关、太溪、足三里。②方义：穴位近取天突、膻中以宽胸理气、解痉除痰，中脘和胃化痰，远取内关宽胸利膈，太溪滋养肾阴，足三里健脾胃以滋生化之源。③辨证配穴：痰气互阻加太冲、丰隆化痰降气；血瘀痰滞加膈俞、丰隆化痰祛瘀；阴虚内热加太溪、内庭养阴清热；气虚阳微加灸气海、肾俞益气温肾。④随症配穴：胸骨后痛配华盖、巨阙；胸痛引背配心俞及阿是穴；食管内出血配尺泽、孔最、郄门；痰多便秘配丰隆、上巨虚、天枢；进食困难或滴水不入者重刺内关加配公孙。⑤刺灸法：毫针刺，太溪、足三里行补法，余穴平补平泻，或加电针，每次 30min，每日 1 次，10d 为一个疗程。

（2）耳针：取肾、脾、胃、食道、贲门、交感、轮 4～6 反应点，留针 20～30min，每日 1 次，10d 为一个疗程。或王不留行籽贴压，每日压按 5～6 次，留贴 3d，间隔 1d。用于食管癌吞咽梗阻，饮食不下。

（3）拔火罐：取膈俞、脾俞、胃俞，或以痛为俞取穴，将火罐对准穴位，用闪火法迅速罩在穴位上。每次拔罐 2～6 个，留罐 10～15min，隔日 1 次，10 次为一个疗程，间歇 1 星期后再进行下一个疗程。用于缓解食管癌疼痛。

（4）穴位注射：取内关、公孙，注射维生素 B_6，可缓解食管癌梗阻。

（5）推拿：推拿背部俞穴可缓解疼痛；揉按合谷、足三里、涌泉扶正固本，启膈降逆。

【转归及预后】

本病初起正气未虚，仅有吞咽困难，或食后胸膈痞满，灼热疼痛，迫后由实转虚，或虚实夹杂，饮食难入，或食入即吐；终至脾肾衰败，阳消阴竭，则多属不治。

本病预后较差。清代徐大椿指出："膈病乃胃口枯槁之证，百无一治。"清代高士宗亦认为"患此病者，百无一生"。一般来说，凡脉紧、涩、短、小，属气血已亏；脉沉、细、涩、数，属精血已涸，难治。大便秘结如羊屎，属大肠血枯；口吐白沫，为脾肺虚极；吐痰如烂沫，为脾气已败，皆难治。腹中嘈杂，胸痛如刀割，属营虚至极，多死。

现代研究方面，影响食管癌预后的独立因素是临床分期、肿瘤部位、侵及深度、分化程度及淋巴结转移个数，与性别、年龄等关系不大。我国食管癌总的 5 年生存率约 30%，而早期食管癌术后的 5 年生存率可达到 90% 以上。因此提高警惕，早期发现，早期检查，且对高危人群进行普查，是提高食管癌生存率的重要途径。

【预防与护理】

养成良好的饮食习惯，如进食不宜过快，避免进食过烫、辛辣、变质食物，忌烈性酒，多食水果、蔬菜等。保持乐观情绪，规律睡眠，修身养性，保持平衡的心态和情绪稳定。宣传防癌知识，开展普查工作，使该病早期发现，早期治疗。

术后体虚患者辨证选用补肾健脾、补气养血的方药，如六味地黄丸、四君子汤、归脾汤等。放射性食管炎的患者，治疗宜滋养胃阴，清热保津，方用清热保津汤（《时病论》）。若以阴虚火旺为主者，宜用沙参麦冬汤加减以滋阴降火；以津伤血瘀为主者，宜用血府逐瘀汤加减以凉血解毒化瘀。放化疗期间出现的消化系统毒副反应，治疗上予降逆止呕、芳香化湿之品，同时多注意用消食健脾、容易消化的食物，可用生薏苡仁 100g、山药 50g、陈皮 3g 加瘦肉适量煮汤饮用。

在护理方面，由于食管位于胸腔，故食管癌术后患者，须特别注意呼吸情况。食管下段癌、贲门癌术后易出现胃液反流，应嘱患者饭后 2h 内不要平卧，睡眠时将枕头垫高。放疗的患者应保持口腔清洁，予细、碎、软食物，避免进刺激性食物及烟酒，每次进食后可饮温开水冲洗食管，放疗 3～4 星期后，可采用半坐卧位，以防止胃液反流，减轻胸骨后疼痛。对于晚期恶病质无法进食的患者，应给予肠内或肠外营养，勤翻身，预防褥疮，并详细记录每日出入量。

【现代研究】

我国为食管癌的高发国家，又是病死率最高的国家，主要集中在河南、江苏、山西、河北、福建、陕西、安徽、湖北等地，其中以河南最高，达 34.59/10 万人。根据我国卫生部的统计资料，1990 年部分城市恶性肿瘤死亡率高低依次为肺癌、胃癌、肝癌和食管癌。大多数食管癌发生于食管的中段和下 1/3 段。食管癌的发病男女之比为 2∶1～20∶1，我国男女发病比例为 1.98∶1，死亡比例 1.6∶1。发病年龄以高年龄组为主，35 岁以前的构成比很小，50～69 岁占全部食管癌死亡的 60% 以上。

20 世纪 70 年代，河南省学者等对冬凌草进行了系统而深入的研究，从中分离出一系列成分，其中冬凌草甲素和冬凌草乙素具有抗肿瘤作用。并采用流式分光光度术及放射自显影术证明冬凌草甲素为细胞周期非特异性药物，它可抑制癌细胞的 DNA 聚合酶及 DNA、RNA和蛋白质的合成，可增强博来霉素及顺铂等抗肿瘤药物的抗肿瘤作用，从而为冬凌草的临床应用提供了依据。王氏等进行实验研究，证实冬凌草可能通过抑制端粒酶活性达到控制细胞增殖、诱导细胞凋亡的作用。并研制了消癌平，用于年老体弱失去手术机会，以及放疗、化疗效果欠佳的晚期食管癌患者。

20 世纪 80 年代，食管癌的防治列入我国"八五"国家攻关计划，食管癌高发区河南省的发病率得到抑制。樊氏等 6 家医院观察冬凌草制剂对食管癌的治疗作用，选入患者共 243 例（早期 76 例，中晚期 167 例），结果平均生存期为 83 个月。林氏等通过对 40～65 岁人群的食管细胞学普查，检出食管上皮细胞重度增生患者共 3990 例，随机分为治疗组和对照组，治疗组服用中成药增生平（山豆根、败酱草、黄药子、白鲜皮、夏枯草、拳参等），对照组服用安慰剂，服药 3 年后食管细胞学复查。结果显示，治疗组癌变相对危险度（RR）－0.50，95%可信区间（CI）＝0.33～0.75，抑癌率 49.9%。表明中药增生平阻断食管癌前病变预防食管癌的效果是肯定的。

【小结】

本病多发于中年以上男性，常因七情所伤，或饮食不节，或肾虚不足所致。病变部位在食道，属胃气所主，病变脏腑属胃，又与肝、脾、肾有密切的关系。脾胃肝肾功能失调，导致气、痰、血互结，津枯血燥，而致食管狭窄、食管干涩是本病的基本病机。当据证采用行气化痰、祛瘀散结、滋阴润燥等法。治疗注意顾护胃气和津液。

附方

（1）旋覆代赭汤（《伤寒论》）：旋覆花、代赭石、人参、半夏、大枣、生姜、甘草。

（2）四逆散（《伤寒论》）：柴胡、枳壳、白芍、甘草。

（3）血府逐瘀汤（《医林改错》）：当归、生地、桃仁、红花、枳壳、赤芍、川芎、桔梗、柴胡、牛膝、甘草。

（4）一贯煎（《柳州医话》）：北沙参、麦门冬、当归、生地、枸杞子、川楝子。

（5）养胃汤（《温病条辨》）：沙参、麦门冬、生地、玉竹、当归、川楝子、枸杞子。

（6）当归补血汤（《内外伤辨惑论》）：当归、黄芪。

（7）桂枝人参汤（《伤寒论》）：桂枝、白术、甘草、人参、干姜。

第五节　胃癌

【定义】

胃癌是指起源于胃黏膜上皮细胞的恶性肿瘤，其发病部位包括贲门、胃体、幽门，以进行性胃脘痛、食少、消瘦、便血为常见症状。

【历史沿革】

胃癌主要见于中医文献中"胃反""反胃""翻胃""噎膈""积聚""伏梁""胃脘痛"等。

胃反之病名首见于汉代《金匮要略·呕吐哕下利病脉证治》篇："朝食暮吐，暮食朝吐，宿谷不化，名曰胃反。"明确指出本病的病机主要是脾胃损伤，不能腐熟水谷。治疗方面，有大半夏汤和茯苓泽泻汤等，至今仍为临床所常用。

隋代巢元方《诸病源候论·胃反候》对《金匮要略》之说有所发挥，"荣卫俱虚，其血气不足，停水积饮，在胃脘则脏冷，脏冷则脾不磨，脾不磨则宿谷不化。其气逆而成胃反也"。强调了荣卫俱虚，血气不足在致病中的作用。

金元时期，朱丹溪《丹溪心法·反胃》提出"反胃大约有四：血虚、气虚、有热、有痰兼病"之说，治疗上主张根据气、血、痰、热偏重不同辨证选方，"血虚者四物为主，气虚者四君子为主，热以解毒为主，痰以二陈为主"。

明代张景岳对于反胃的病因、病机、治法等，均有较多的阐发，《景岳全书·反胃》有："或以酷饮无度，伤于酒湿，或以纵食生冷，致损胃气而然。"又："反胃一证，本属火虚，盖食入于胃，使果胃暖脾强，则食无不化，何致复出……然无火之由，则犹有上中下三焦之辨，又当察也。若寒在上焦，则多为恶心或泛泛欲吐者，此胃脘之阳虚也。若寒在中焦，则食入不化，每食至中脘，或少顷或半日复出者，此胃中之阳虚也。若寒在下焦，则朝食暮吐，或暮食朝吐，仍以食入幽门，火不能传化，故久而复出，此命门之阳虚也。"治疗上提出："虚在上焦，微寒呕恶者，惟姜汤为最佳，或橘皮汤亦可。虚在中焦而食入反出者，宜五君子煎、理中汤……虚在下焦而朝食暮吐……则责在阴，非补命门以扶脾土之母，则火无以化，土无以生，亦犹釜底无薪，不能腐熟水谷，终无济也。宜六味回阳饮，或人参附子理阴煎，或右归饮之类主之。"其中，尤强调补命门之说。

明代李中梓根据临床实际，对反胃的病机提出了不同的意见。他在《医宗必读·反胃噎膈》中曰："反胃大都属寒，然不可拘也。脉大有力，当作热治，脉小无力，当作寒医。色之黄白而枯者为虚寒，色之红赤而泽者为实热，以脉合证，以色合脉，庶乎无误。"丰富了反胃的辨证内容。明代吴崑《医方考》指出："翻胃一证，古今难之。若胃脘未枯，皆为可治。借曰枯之，则从容用药，犹可久延。若造次不察病理，非唯无益，而又害之矣。"并认为是积痰满胃所致，用三花神祐丸。

清代沈金鳌《杂病源流犀烛·噎塞反胃关格源流》作出了较为系统的总结："反胃原于真火衰微，胃寒脾弱，不能纳谷，故早食晚吐，晚食早吐，日日如此，以饮食入胃，既抵胃之下脘，复返而出也。若脉数，为邪热不杀谷，乃火性上炎，多升少降也。"这些论述至今对临床仍有指导意义。

【病因病机】

情志不舒，饮食不节，胃失和降，脾胃升降失常，运化失司，痰凝气滞，热毒血瘀，交阻于胃，积聚成块，是胃癌的主要病因，而正气亏虚，脏腑功能失调是发病的内在原因。

1. 外感六淫

六淫外邪，从皮毛及脏腑，稽留不去，脏腑受损，阻滞气机，痰湿内生，瘀血留滞，脾胃升降失常，当升不升，当降不降，则成朝食暮吐，或暮食朝吐。《灵枢·五变》："肠胃之间，寒温不次，邪气稍至，蓄积留止，大聚乃起。"

2. 内伤七情

忧思伤脾，脾伤则气结；恼怒伤肝，肝火横逆犯胃；脾胃升降失和，受纳运化水谷失常，而引起进食噎塞难下，或食入良久反吐。《素问·通评虚实论篇》："膈塞闭绝，上下不通，则暴忧之病也。"

3. 饮食失调

饮食失当，或饥饱失调，或恣食肥甘厚腻，损伤脾胃，运化功能失常，饮食停留，终至尽吐而出。《景岳全书·反胃》："以酷饮无度，伤于酒湿，或以纵食生冷，败其真阳……总之无非内伤之甚，致损胃气而然。"

4. 正气不足

素体虚弱，脾胃虚寒；或劳倦过度，久病脾胃受伤，均致中焦受纳运化无权，水谷留滞。《医宗必读·反胃噎膈》："大抵气血亏虚，复因悲思忧患，则脾胃受伤……脾胃虚伤，运行失职，不能腐熟五谷，变化精微，朝食暮吐，暮食朝吐，食虽入胃，复反而出，反胃所由成也。"

胃癌的病变在脾胃，与肝肾两脏密切相关。胃主受纳，脾主运化。若因六淫外侵，七情受困，或饮食所伤，或素体不足，均致脾胃运化失常。肝主疏泄，肝郁气滞，影响脾胃气机的升降。疾病日久，脾肾阳虚，无法腐熟水谷，均致饮食停留。而气滞血瘀，痰湿内阻，是本病的主要病机特点。

【诊断与鉴别诊断】

一、诊断

（一）发病特点

胃癌是发展中国家常见的恶性肿瘤之一，发病年龄45～60岁为主，男女之比约为2：1。胃癌起病隐匿，早期常无任何症状，或仅有胃脘胀痛、食欲减退等表现，症状与胃炎、溃疡病等类似，不易引起重视。遇有下列情况之一者均应警惕胃癌的可能性，应作进一步检查：①原因不明的食欲不振、上腹不适、消瘦，特别是中年以上患者。②原因不明的呕血、黑便或大便潜血阳性者。③原有长期慢性胃病史，近期症状有明显加重者。④中年人既往无胃病史，短期出现胃部症状者。⑤已确诊为胃溃疡、胃息肉、萎缩性胃炎的患者，应有计划地随访，伴有癌前病变者应定期复查。⑥多年前因胃良性疾患做胃大部切除，近期又出现消化道症状者。

（二）临床表现

胃癌多为缓慢起病，先有胃脘痛、吞酸、嘈杂、食欲不振、食后脘腹痞胀等；若迁延失治，逐渐出现脘腹痞胀加剧，进食后尤甚，饮食不下，停积于胃脘，终至上逆而呕，呕吐特点为朝食暮吐，暮食朝吐，呕吐完谷，或伴痰涎血缕，重者可呕血，黑便，或便溏腹泻，腹痛渐增，日久上腹扪及包块，日渐消瘦，面色萎黄，倦怠乏力。末期脘腹胀大，震摇腹部，闻辘辘水声。

（三）影像学诊断

胃镜检查可以直接观察到胃黏膜的情况，并可在直视下取活检，能提高早期胃癌的诊断率。X线钡餐可显示胃癌累及胃壁向内和向外生长的范围并可测量胃壁厚度。CT对于观察胃癌有否转移及与邻近的解剖关系很有利，用于确定临床分期以及制订治疗方案。

（四）细胞学检查

胃癌的病理类型多为腺癌，占90%以上。胃镜直视下活检或术中活检可明确诊断。

二、鉴别诊断

1. 呕吐

一般呕吐多是食已即吐，或不食亦吐，针对病因治疗后，较易缓解，预后良好；胃癌之呕吐主要以朝食暮吐，暮食朝吐，呕吐完谷、痰涎为特点。在西医学中，呕吐可发生于多种疾病，不局限于胃肠道疾病，范围较广，如肝炎、胰腺炎、某些急性传染病、颅脑疾病等。

2. 胃脘痛

胃癌具有积块明显，固定不移，并且结块大多由小渐大，由软渐硬，初觉胀痛，继则疼痛逐渐加剧，其痛有定处，常伴有饮食减少，倦怠乏力，面色萎黄，形体日渐消瘦，病程较长，多属血分，病情较重，治疗较难等特点。胃脘痛则无积块，发有休止，痛无定处，全身症状不明显，病程较短，多属气分，一般病情较轻，治疗相对较易。

【辨证论治】

一、辨证

（一）辨证要点

1. 辨呕吐

若呕声高亢，呕吐量多，呕吐物酸腐臭秽，吐后痛减者，多为实呕；若呕声低弱，呕而无力，时作时止，吐量不多，酸臭不甚，伴精神萎靡，倦怠乏力，脉弱无力者，多为虚呕。呕吐物的性质常可反映病变性质及部位，若呕吐物酸腐难闻，多为食积内腐；黄水而苦，多为胆热犯胃；酸水绿水，多为肝气犯胃；痰浊涎沫，多为痰饮中阻；泛吐清水，多属胃中虚寒；黏沫量少，多属胃阴不足。

2. 辨腹痛

若腹痛拘急，痛无间断，坚满急痛，遇冷痛剧，得热则减者，为寒痛；若腹痛急迫，痛处灼热，腹胀便秘，得凉痛减者，为热痛；腹痛胀满，时轻时重，痛处不定，攻撑作痛，得嗳气矢气则胀痛减轻者，为气滞痛；腹部刺痛，痛无休止，痛处固定，痛处拒按，入夜尤甚者，为血瘀痛；痛势急剧，痛时拒按，痛而有形，痛势不减，得食则甚者，为实痛；痛势绵绵，喜揉喜按，时缓时急，痛而无形，饥而痛增者，为虚痛。

（二）证候

【肝胃不和】

症状：胃脘胀满或疼痛，串及两胁，嗳气陈腐或呃逆，纳食少或呕吐反胃。舌质淡红，苔薄黄，脉弦。

病机分析：病变早期，郁怒伤肝，肝失疏泄，肝郁犯胃，胃失和降，故见胃脘胀满或疼痛，串及两胁，嗳气陈腐或呃逆，纳食少或呕吐反胃。舌质淡红，苔薄黄，脉弦为肝胃不和之候。

【痰湿结聚】

症状：脘腹满闷，食欲不振，腹部作胀，吞咽困难，泛吐黏痰，呕吐宿食，大便溏薄。舌苔白腻，脉弦滑。

病机分析：本证多因饮食不节，恣饮无度，或劳倦内伤，脾胃受损，中阳不振，脾失健运，水湿内停，湿聚为痰。痰湿结聚于胃脘，遏阻气机，故脘腹满闷，食欲不振，腹部作胀。胃失和降，痰湿随胃气上逆，故吞咽困难，泛吐黏痰，呕吐宿食。湿邪下注，故大便溏薄。舌苔白腻，脉弦滑为痰湿结聚之佐证。

【气滞血瘀】

症状：胃脘刺痛拒按，痛有定处，或可扪及肿块，腹满不欲食，呕吐宿食，或如赤豆汁，或见黑便如柏油状，舌质紫黯或有瘀点。舌苔薄白，脉细涩。

病机分析：气血瘀滞于胃脘，不通则痛，故胃脘部疼痛，其痛以刺痛、固定、拒按为特点，并可在痛处扪及包块。胃失和降，受纳失司，则腹满不欲食，呕吐宿食。若瘀血阻滞脉络，使血液不能循经运行，而溢出脉外，则可见呕吐物如赤豆汁，或见黑便如柏油状。舌质紫黯或有瘀点，苔薄白，脉细涩为气滞血瘀之征。

【脾肾两虚】

症状：胃脘隐痛.喜温喜按，朝食暮吐，暮食朝吐，宿谷不化，泛吐清水，面色萎黄，大便溏薄，神疲肢冷。舌质淡，舌边有齿印，苔薄白，脉沉缓或细弱。

病机分析：疾病日久，脾肾阳虚，阳虚阴盛，寒从内生，寒凝气滞，故胃脘隐痛，喜温喜按，神疲肢冷。胃失温煦，受纳、腐熟之功衰败，故朝食暮吐，暮食朝吐，宿谷不化，泛吐清水。舌质淡，舌边有齿印，苔薄白，脉沉缓或细弱为脾肾两虚的表现。

二、治疗

（一）治疗原则

1.疏肝理气

脾胃升降受纳与肝木的疏泄密切相关，治疗时注意疏泄肝木，以调和脾胃。

2.健脾益气

胃之受纳，须脾气的强健，故治疗胃癌时，须注意健脾益气，并顾护胃气，忌用大剂的滋腻碍胃、苦寒败胃药物，"胃气一败，百药难治"。

（二）治法方药

【肝胃不和】

治法：疏肝和胃，降逆止痛。

方药：柴胡疏肝散合旋覆代赭汤加减。以柴胡疏肝解郁，旋覆花下气化痰、降逆止噫；白芍、郁金助柴胡疏肝解郁，代赭石协旋覆花重镇降逆；陈皮、枳壳、香附理气行滞；芍药、甘草养血柔肝，缓急止痛；半夏燥湿化痰，降逆和胃；生姜祛痰散结，降逆止呕；人参、大枣、甘草益气补中以疗胃虚，且可防金石伤胃，甘草又能调和诸药。

体质未虚者可选半枝莲、七叶一枝花、徐长卿等以解毒抗癌；胀痛甚可加延胡索；嗳腐胀满者加鸡内金、山楂、谷芽、麦芽；胃中嘈杂、口干、舌红少苔，可去香附、陈皮、半夏、枳壳，加砂仁、麦门冬、石斛、佛手。

【痰湿结聚】

治法：理气化痰，软坚散结。

方药：导痰汤加减。以半夏、天南星辛温性燥，善于燥湿化痰，且可降逆和胃；辅以陈皮、枳实理气燥湿，使气顺而痰消，加之茯苓健脾渗湿，使湿无所聚，痰无由生；以海藻、昆布、生牡蛎、浙贝母、黄药子消痰散结，木馒头利湿活血消肿，山楂、神曲消食和胃；甘草调和诸药而兼润肺和中。

脘痞腹胀加厚朴；舌淡便溏、喜热饮者，属脾阳不振，可加干姜、草豆蔻、苍术。

【气滞血瘀】

治法：活血化瘀，理气止痛。

方药：膈下逐瘀汤加减。以桃仁、红花活血化瘀；以当归、赤芍助活血化瘀，且能养血，以三棱、莪术、五灵脂破血散瘀消积；香附、陈皮、延胡索、山楂理气活血止痛；甘草调和诸药。

如中寒明显者可加附子、肉桂、高良姜温中散寒；通络止痛，可加肿节风、徐长卿抗癌消积。瘀久损伤血络较甚，而见大量吐血、黑便，则应去桃仁、三棱、莪术、赤芍等，加用仙鹤草、蒲黄、槐花、三七等；胃痛甚加三七粉冲服；呕吐甚加半夏、生姜；胃中灼热加蒲公英、栀子、白花蛇舌草。

【脾肾两虚】

治法：温中散寒，健脾暖胃。

方药：理中丸合六君子汤加减。以党参、白术温中补气健脾；辅以附子、生姜、吴茱萸、丁香温中散寒，半夏、陈皮理气和胃降逆止呕；以白蔻仁、藤梨根健脾祛湿；以生姜、甘草温中健脾，甘草调和诸药。

如脾肾阳虚，更见形寒肢冷者，可加肉桂、补骨脂、仙灵脾等；大便质软，数日一行，可加肉苁蓉；恶心、呕吐甚，加灶心土、代赭石。

（三）其他治法

1. 古方

（1）大建中汤（《金匮要略》）：蜀椒、干姜、人参。治胃癌证属中阳衰弱，阴寒内盛者。

（2）人参附子理阴煎（《景岳全书》）：人参、附子、熟地、当归、炙甘草、干姜。治胃癌脾阴胃阳俱虚者。

（3）旋覆代赭汤（《伤寒论》）：旋覆花（包煎）、代赭石、生姜、制半夏、炙甘草、大枣、党参。治胃癌痰浊内阻，胃失和降者。

（4）木香顺气丸（《古今医鉴》）：木香、香附、槟榔、青皮、陈皮、厚朴、苍术、枳壳、砂仁、炙甘草。治胃癌肝郁气滞者。

（5）回生养胃丹（《东医宝鉴》）：苍术、莲肉、天南星、半夏、粟米、人参、白术、茯苓、厚朴、蓬术、三棱、荜澄茄、缩砂仁、白豆蔻、麦芽、谷芽、丁香、木香、沉香、甘草等。治胃癌晚期以虚为主，虚实兼夹者。

2. 中成药

（1）喜树碱注射液：为中草药珙桐科旱莲属植物喜树中提取的抗癌药，性味苦涩凉，具有杀虫、清热解毒散结功效，其根、果、树皮、树枝均可入药。主治胃癌、结肠癌、膀胱癌、慢性粒细胞性白血病、急性淋巴性白血病等。从1966年美国Wall分离出HCPT后，几十年来其抗肿瘤作用受到了国内外肿瘤药物学家的广泛重视，主要作用于Topo-I。国外已合成的有Topotecen、9-AC、CPT-11等，广泛用于多种恶性肿瘤的治疗研究中。其特点是无一般化疗药物的毒副作用，少数患者有轻度的骨髓抑制及消化道反应，个别患者有膀胱刺激征，停药后可自行缓解，或中医药辨证治疗。推荐用量为4～10mg/米可单独或联合使用。

（2）小金丹（《外科全生集》）：由白胶香、草乌、五灵脂、地龙、木鳖子、乳香、没药、当归、麝香、墨炭组成。主治痈疽肿毒、痰核流注、乳岩瘰疬、横痃恶疮、无名肿毒、阴疽初起。有报道,用加减小金丹治疗中晚期胃癌术后,有延长生存期,提高生存率的作用。适用于病属寒痰瘀阻者。

(3)犀黄丸(《外科全生集》):由犀黄、麝香、乳香、没药组成。主治乳岩、瘰疬、痰核、横痃、肺痈、肠痈。近有报道用于治疗胃癌、肝癌、肺癌等证属热毒内攻、瘀血内结者,有一定疗效。每日2次,每次3g,温开水或黄酒送服。

(4)平消胶囊:由郁金、枳壳、仙鹤草、五灵脂等中药组成的抗癌中药复方,具有活血化瘀、止痛散结、清热解毒、扶正祛邪功效,用于治疗肺癌、肝癌、食管癌、胃癌、宫颈癌、乳腺癌等多种恶性肿瘤。据多家报道,与化学药物联合使用,取得了较好的疗效。常用量,每日3次,每次4～6片。

3.针灸

(1)体针:①处方:中脘、足三里、内关、公孙、丰隆、太冲。②方义:胃之募穴中脘与下合穴足三里相配,能健脾和胃,理气化痰;内关、公孙是八脉交会穴相配,能宽胸理气,开郁止痛;太冲为肝经腧穴、原穴,疏肝降逆气;丰隆为胃之络穴,功擅祛湿化痰。诸穴合之,共起健脾和胃、理气化痰、散结止痛之功效。③辨证配穴:肝胃不和加期门、章门疏肝调胃;痰湿结聚加灸脾俞、胃俞健脾化痰;气滞血瘀加期门、膈俞行气活血化瘀;脾肾两虚加灸脾俞、肾俞温补脾肾。④随症配穴:饮食难下,加天突穴或针或灸;吐血者,配地机、二白,平补平泻;顽固性呃逆者,补复溜、泻翳风。⑤刺灸法:毫针刺,平补平泻,或针刺得气后加电,留针30min。

(2)耳针:选脾、胃、肝、腹、耳中、神门、交感、皮质下、轮4～6反应点。每次取5～6穴,留针20～30min,每日1次,10d为一个疗程。或王不留行籽贴压,每日压按5～6次,留贴3d,间隔1d,可缓解胃癌腹痛、顽固性呃逆等。

(3)穴位注射:用维生素B_6、维生素B_1各2mL,取膈俞做穴位注射,可治疗胃癌化疗后胃肠道反应及顽固性呃逆;或取双侧足三里,穴位注射山莨菪碱各10mg,可治疗顽固性呃逆。

(4)梅花针:叩打脊柱两侧,中度或较重刺激,可缓解胃癌疼痛。

(5)推拿:胃癌呕吐者,可捏拿背部胃俞穴处肌肉15～20次,或按揉足三里、内关穴各1min。胃癌疼痛者:①同时点按内关、足三里,先左侧后右侧。②双手拇指沿肋弓向两侧作分推法数次,取穴:中脘、梁门。③掌揉背腰部数次。取穴:至阳、脾俞、胃俞、三焦俞。④手掌揉搓小腿后侧承山穴一带数次,可祛寒暖胃,适用于寒证胃痛。

【转归及预后】

中医学认为,胃癌病初起多属实,为气滞、血瘀、痰湿、邪热,四者之间相互影响,日久则耗伤正气,由实转虚,或阳虚,或阴虚,或转为虚劳。胃癌预后一般较差,若胃不受纳,化源不足,则正气日衰,真阴枯竭或真火衰微,脏腑衰败,形体消瘦。若血热妄行,或久瘀伤络,或脾不统血会引起便血、吐血。若出血量大难止,胃痛剧烈,兼见大汗淋漓、四肢不温、脉微欲绝者,为气随血脱的危急证候,如不及时救治,可危及生命。若癌毒流窜,旁及他脏,病情难以控制,预后极差。

在我国,随着诊断水平的提高、手术方法的改进和综合治疗的应用,使胃癌的治疗水平有所提高，但大多数报道的 5 年生存率仍仅为 20%～30%，其影响因素与术前病程、分期情况、浸润深度、病理类型、淋巴结转移情况有关。其中，早期胃癌预后良好，其治愈率可达90% 以上。进展期胃癌则预后不良，与进展程度、病理分化、淋巴结转移情况有关。

【预防与护理】

积极治疗慢性胃脘部疾病，如胃脘痛、痞满、嘈杂、泛酸、呃逆等。原有胃病者，定期行消化道钡餐、胃镜复查。避免进食烟熏、盐渍、油炸、霉变食物，宜三餐定时，多食水果、蔬菜，平衡营养。改变不良嗜好，如戒烟、戒酒、熬夜等，定时进餐，饮食适量。

术后肠蠕动功能受损者，给予平胃散加减。体虚患者辨证选用健脾益气、滋阴养血、补益肾气的方药，如四君子汤、归脾汤、四物汤、六味地黄丸、《金匮》肾气丸等。同时指导饮食调养，辨证施食。化疗期间出现消化系统的毒副反应者，治疗上给予降逆止呕、芳香化湿之品，如旋覆代赭汤、温胆汤等。还可配合针刺、按摩足三里、内关等穴位。晚期以提高生存率和生存质量，促进患者康复为主要目标。根据康复评定结果，有机、综合运用药物康复、针灸推拿康复、食疗康复、心理康复、传统体育康复、娱乐康复、自然沐浴康复等方法。

在护理方面，胃癌术后的患者应注意观察是否有出血、吻合口瘘、术后梗阻和感染，引流管是否通畅，鼓励早期活动，指导患者术后饮食。

【现代研究】

胃癌是世界范围内最常见的恶性肿瘤之一。据 2000 年资料统计，全球每年新发胃癌876000 例，占所有新发癌症病例的 9%，仅次于肺癌、乳腺癌和肠癌，位居第 4 位。每年约有 647000 人因胃癌死亡，位居癌症死因的第 2 位。胃癌地区分布有明显差异，高低发区发病率相差接近 10 倍，高发地区包括日本、中国和中南部美洲的大部分地区。根据卫生部卫生信息统计中心公布的资料，我国 2001 年前，胃癌居城市死因第 1 位，2001 年后胃癌居第3 位，在肺癌、肝癌之后，但在农村仍高居第 1 位。胃癌发病率存在年龄、性别和种族差异，在 50～70 岁达到高峰，男性发病率约为女性的 2 倍。

胃癌发现时仍多为中晚期，预后较差，在晚期胃癌治疗中，国际多中心、随机化、大样本的临床研究结论是：晚期胃癌联合化疗有效率为 40%～60%，中位生存期 8～10 个月。1998年《中华肿瘤杂志》文献报道，江苏启东地区 3754 例胃癌患者的 3 年、5 年生存率仅为 15.6%、11.6%。因此，胃癌的治疗仍须多学科的合作以提高疗效。

晚期胃癌中医治疗是国家"八五"胃癌攻关重点课题研究内容。王氏等用扶正抗癌冲剂治疗Ⅲ、Ⅳ期胃癌 249 例，随机分为中药组、化疗组和中药加化疗组；结果中药加化疗组患者生活质量明显改善，未手术者 1、2、3 年生存率分别为 73%、53%、23%，中位生存期 13.4个月，而单纯化疗组分别为 40%、23%、3% 和 6.1 个月。体内外动物实验也证实，该方有扶正和抗癌双重功能。

邱氏等提倡以健脾法为主治疗晚期胃癌，通过研究证实，具有健脾作用的中药组方能提高胃癌癌前病变的治愈率，延长中晚期胃癌患者生存期，提高生存质量，减缓术后复发转移。

钱氏等认为气机失调是诱发胃癌的一个重要因素，其中主要是肝气郁结。治疗上提倡以理气散结作为治疗胃癌的基本方法。同时强调要根据病情兼夹配伍活血化瘀、化痰软坚、化湿利湿、补气健脾。其验方（主要由党参、佛手、茯苓、陈皮、莪术等组成）应用于胃癌脾胃气虚型、痰气凝滞型、瘀毒内阻型、胃阴不足型，经临床观察证实可以提高胃癌患者的生存率，改善临床症状，提高生存质量。

魏氏等认为"痰"是胃癌产生的重要病理基础，故提出"胃癌从痰论治"的理论，以二陈汤为基础创制了金龙蛇制剂、消痰散结方，治疗胃癌及抗转移取得了较好的效果。

【小结】

本病常因肝郁犯胃，或痰湿结聚，或气滞血瘀，或脾肾亏虚所致，与肝、脾、肾功能失调密切相关。当据证采用疏肝和胃、化痰散结、行气活血、补益脾肾等法。治疗时须注意兼顾疏肝理气和健脾益气。

附方

（1）柴胡疏肝散（《景岳全书》）：柴胡、白芍、川芎、枳壳、陈皮、香附、甘草。

（2）旋覆代赭汤（《伤寒论》）：旋覆花、代赭石、半夏、人参、生姜、甘草、大枣。

（3）导痰汤（《济生方》）：半夏、天南星、橘红、枳实、赤茯苓、甘草。

（4）膈下逐瘀汤（《医林改错》）：五灵脂、当归、川芎、桃仁、丹皮、赤芍、乌药、延胡索、香附、红花、枳壳、甘草。

（5）理中丸（《伤寒论》）：党参、白术、干姜、甘草。

（6）六君子汤（《医学正传》）：陈皮、半夏、人参、白术、茯苓、甘草。

第二章　脑系病证

第一节　癫狂

癫病以精神抑郁，表情淡漠，沉默痴呆，语无伦次，静而少动为特征；狂病以精神亢奋，狂躁刚暴，喧扰不宁，毁物打骂，动而多怒为特征。癫病与狂病都是精神失常的疾病，两者在临床上可以互相转化，故常并称。

癫之病名最早见于马王堆汉墓出土的《足臂十一脉灸经》"数癫疾"。癫狂病名出自《内经》。该书对于本病的症状、病因病机及治疗均有较详细的记载。在症状描述方面，如《灵枢·癫狂》篇说："癫疾始生，先不乐，头重痛，视举，目赤，甚作极，已而烦心""狂始发，少卧，不饥，自高贤也，自辩智也，自尊贵也，善骂詈，日夜不休。"在病因病机方面，《素问·至真要大论篇》说："诸躁狂越，皆属于火。"《素问·脉要精微论篇》说："衣被不敛，言语善恶，不避亲疏者，此神明之乱也。"《素问·脉解篇》又说："阳尽在上，而阴气从下，下虚上实，故狂癫疾也。"指出了火邪扰心和阴阳失调可以发病。《灵枢·癫狂》篇又有"得之忧饥""得之大恐""得之有所大喜"等记载。明确指出情志因素亦可以导致癫狂的发生。《素问·奇病论篇》说："人生而有病癫疾者，此得之在母腹中时。"指出本病具有遗传性。在治疗方面，《素问·病能论篇》说："帝曰：有病怒狂者，其病安生？岐伯曰：生于阳也。帝曰：治之奈何？岐伯曰：夺其实即已，夫食入于阴，长气于阳，故夺其食则已，使之服以 生铁落为饮，夫生铁落者，下气疾也。"至《难经》则明确提出癫与狂的鉴别要点，如《二十难》记有"重阳者狂，重阴者癫"，而《五十九难》对癫狂二证则从症状表现上加以区别，其曰："狂癫之病何以别之？然：狂疾之始发，少卧而不饥，自高贤也，自辩智也，自倨贵也，妄笑好歌乐，妄行不休是也。癫疾始发，意不乐，僵仆直视，其脉三部阴阳俱盛是也。"对两者的鉴别可谓要言不繁。

汉代张仲景《金匮要略·五脏风寒积聚病脉证治》说："邪哭（作'人'解）使魂魄不安者，血气少也，血气少者属于心，心气虚者，其人则畏；合目欲眠，梦远行而精神离散，魂魄妄行。阴气衰者为癫，阳气衰者为狂。"对本病的病因作进一步的探讨，提出因心虚而血气少，邪乘于阴则为癫，邪乘于阳则为狂。

唐宋以后，对癫狂的证候描述更加确切，唐代孙思邈《备急千金要方·风癫》曰："示表癫邪之端，而见其病，或有默默而不声，或复多言而漫说，或歌或哭，或吟或笑，或眠坐沟渠，瞰于粪秽，或裸形露体，或昼夜游走，或嗔骂无度，或是蜚蛊精灵，手乱目急。"对癫狂采用针药并用的治疗方式。

金元时代对癫狂的病因学说有了较大的发展。如金代刘完素《素问玄机原病式·五运主病》说："经注曰多喜为癫，多怒为狂，然喜为心志，故心热甚则多喜而为狂，况五志所发，皆为热，故狂者五志间发。"元代朱丹溪《丹溪心法·癫狂篇》云："癫属阴，狂属阳……大率多因痰结于心胸间。"提出了癫狂的发病与"痰"有关的理论，并提出"痰迷心窍"之说，对于指导临床实践具有重要意义，也为后世许多医家所遵循。此时不仅对病因病机的认识更臻完善，而且从实践中也积累了一些治疗本病的经验。如治癫用养心血、镇心神、开痰结，治狂用大吐下之法。此外，《丹溪心法》还记有精神治疗的方法。

及至明清两代，不少医家对本病证治理法的研究多有心得体会。如明代楼英《医学纲目》卷二十五记有："狂之为病少卧，少卧则卫独行，阳不行阴，故阳盛阴虚，令昏其神。得睡则卫得入于阴，而阴得卫镇，不虚，阳无卫助，不盛，故阴阳均平而愈矣。"对《内经》狂病，由阴阳失调而成的理论有所发挥。再如李梴、张景岳等对癫狂二证的区别，分辨甚详。明代李梴《医学入门·癫狂》说："癫者异常也，平日能言，癫则沉默；平日不言，癫则呻吟，甚则僵卧直视，心常不乐""狂者凶狂也，轻则自高自是，好歌好舞，甚则弃衣而走，逾垣上屋，又甚则披头大叫，不避水火，且好杀人。"明代张介宾《景岳全书·癫狂痴呆》说："狂病常醒，多怒而暴；癫病常昏，多倦而静。由此观之，则其阴阳寒热，自有冰炭之异。"明代王肯堂《证治准绳》中云："癫者，俗谓之失心风。多因抑郁不遂……精神恍惚，言语错乱，喜怒不常。"这一时期的医家肯定了癫狂痰迷心窍的病机，治疗多主张治癫宜解郁化痰、宁心安神为主；治狂则先夺其食，或降其火，或下其痰，药用重剂，不可畏首畏尾。明代戴思恭《证治要诀·癫狂》提出："癫狂由七情所郁，遂生痰涎，迷塞心窍。"明代虞搏《医学正传》以牛黄清心丸治癫狂，取其豁痰清心之意。至王清任又提出了血瘀可病癫狂的论点，并认识到本病与脑有着密切的关系。如王清任《医林改错》癫狂梦醒汤谓："癫狂一证……乃气血凝滞脑气，与脏腑气不接，如同做梦一样。"清代何梦瑶《医碥·狂癫痫》剖析狂病病机为火气乘心，劫伤心血，神不守舍，痰涎入踞。清代张璐《张氏医通·神志门》集狂病治法之大成："上焦实者，从高抑之，生铁落饮；阳明实则脉伏，大承气汤去厚朴加当归、铁落饮，以大利为度；在上者，因而越之，来苏膏，或戴人三圣散涌吐，其病立安，后用洗心散、凉膈散调之；形证脉气俱实，当涌吐兼利，胜金丹一服神效……《经》云：喜乐无极则伤魂，魄伤则狂，狂者意不存，当以恐胜之，以凉药补魄之阴，清神汤。"

综上所述，历代医家则对癫狂的病因、病机、临床症状及治疗进行了较多的论述，对后世有较大的影响。

癫病与狂病都是精神失常的疾患，其表现类似于西医学的某些精神病，精神分裂症的精神抑郁型，心境障碍中躁狂抑郁症的抑郁型、抑郁发作大致相当于癫病。精神分裂症的紧张性兴奋型及青春型、心境障碍中躁狂抑郁症的躁狂型、躁狂发作、急性反应性精神病的反应兴奋状态大致相当于狂病。凡此诸病出现症状、舌苔、脉象等临床表现与本篇所述相同者，均可参考本篇进行辨证论治。

一、病因病机

癫狂发生的原因，总与七情内伤密切相关，或以思虑不遂，或以悲喜交加，或以恼怒惊恐，皆能损伤心、脾、肝、胆，导致脏腑功能失调和阴阳失于平秘，进而产生气滞、痰结、火郁、血瘀等，蒙蔽心窍而引起神志失常。狂病属阳，癫病属阴，病因病机有所不同。如清代叶天士《临证指南医案》龚商年按："狂由大惊大恐，病在肝胆胃经，三阳并而上升，故火炽则痰涌，心窍为之闭塞。癫由积忧积郁，病在心脾包络，三阴蔽而不宣，故气郁则痰迷，神志为之混淆。"

癫狂发生的存在原发病因、继发病因和诱发因素。原发病因有禀赋不足，情志内伤和饮食不节；继发病因有气滞、痰结、火郁、血瘀等；诱发因素有情志失节，人事怫意，突遭变乱及剧烈的情志刺激。癫病起病多缓慢，渐进发展，癫病病位在肝、脾、心、脑，病之初起多表现为实证，后转换为虚实夹杂，病程日久，损伤心、脾、脑、肾，转为虚证。狂病急性发病，狂病病位在肝、胆、胃、心、脑，病之初起为阳证、热证、实证，渐向虚实夹杂转化，终至邪去正伤，渐向癫病过渡。

兹从气、痰、火、瘀四个方面对本病的病因病机列述如下。

1. 气机阻滞

《素问·举痛论篇》有"百病皆生于气"之说，平素易怒者，由于郁怒伤肝，肝失疏泄，则气机失调，气郁日久，则进一步形成气滞血瘀，或痰气互结，或气郁化火，阻闭心窍而发为癫狂。正如《证治要诀·癫狂》所说"癫狂由七情所郁，遂生痰涎，迷塞心窍"。

2. 痰浊蕴结

自从金元时代朱丹溪提出癫狂与"痰"有关的论点以后，不少医家均宗其说。如明代张景岳《景岳全书·癫狂痴呆》说："癫病多由痰气，凡气有所逆，痰有所滞，皆能壅闭经络，格塞心窍。"近代张锡纯《医学衷中参西录·医方》明确指出"癫狂之证，乃痰火上泛，瘀塞其心与脑相连窍络，以致心脑不通，神明皆乱"。由于长期的忧思郁怒造成气机不畅，肝郁犯脾，脾失健运，痰涎内生，以致气血痰结。或因脾气虚弱，升降失常，清浊不分，浊阴蕴结成痰，则为气虚痰结。无论气郁痰结或气虚痰结，总由"痰迷心窍"而病癫病。若因五志之火不得宣泄，炼液成痰，或肝火乘胃，津液被熬，结为痰火；或痰结日久，郁而化火，以致痰火上扰，心窍被蒙，神志遂乱，也可发为狂病。

3. 火郁扰神

《内经》早就指出狂病与火有关。如《素问·至真要大论篇》指出："诸躁狂越，皆属于火。"《素问·阳明脉解篇》又说："帝曰：病甚则弃衣而走，登高而歌，或至不食数日，逾垣上屋，所上之处，皆非其素所能也，病反能者何也？岐伯曰：四肢者，诸阳之本也，阳盛则四肢实，实则能登高也""帝曰：其妄言骂詈不避亲疏而歌者何也？岐伯曰：阳盛则使人妄言骂詈，不避亲疏而不欲食，不欲食故妄走也。"因阳明热盛，上扰心窍，以致心神昏乱而发为狂病。《景岳全书·癫狂痴呆》亦说："凡狂病多因于火，此或以谋为失志，或以思虑郁结，屈无所伸，怒无所泄，以致肝胆气逆，木火合邪，是诚东方实证也，此其邪盛于心，则为神魂不守，邪乘于胃，则为暴横刚强。"综上所述，胃、肝、胆三经实火上升扰动心神，皆可发为狂病。

4. 瘀血内阻

由于血瘀使脑气与脏腑之气不相连接而发狂。如清代王清任《医林改错》说："癫狂一证，哭笑不休，詈骂歌唱，不避亲疏，许多恶态，乃气血凝滞，脑气与脏腑气不接，如同做梦一样。"并自创癫狂梦醒汤治疗本病。另外，王清任还创立脑髓说，其曰："灵机记性在脑者，因饮食生气血，长肌肉，精汁之清者，化而为髓""小儿无记性者，脑髓未满，高年无记性者，脑髓渐空。"联系本病的发生，如头脑发生血瘀气滞，使脏腑化生的气血不能正常的充养元神之府，或因血瘀阻滞脉络，气血不能上荣脑髓，则可造成灵机混乱，神志失常发为癫狂。

综上所述，气、痰、火、瘀均可造成阴阳的偏盛偏衰，而历代医家多以阴阳失调作为本病的主要病机。如《素问·生气通天论篇》说："阴不胜其阳，则脉流薄疾，并乃狂。"又

《素问·宣明五气论篇》说："邪入于阳则狂，邪入于阴则痹，搏阳则为癫疾。"《难经·二十难》说："重阳者狂，重阴者癫。"所谓重阴重阳者，医家论述颇不一致。有说阳邪并于阳者为重阳，阴邪并于阴者为重阴；有说三部阴阳脉皆洪盛而牢为重阳，三部阴阳脉皆沉伏而细为重阴；还有认为气并于阳而阳盛气实者为重阳，血并于阴而阴盛血实者为重阴。概言之，两种属阳的因素重叠相加称为重阳，如平素好动、性情暴躁，又受痰火阳邪，此为重阳而病狂；两种属阴的因素重叠相加，称为重阴，如平素好静，情志抑郁，又受痰郁阴邪，此为重阴而病癫。此后在《诸病源候论》《普济方》以及明清许多医家的著述中，也都说明机体阴阳失调，不能互相维系，以致阴虚于下，阳亢于上，心神被扰，神明逆乱而发癫狂。

此外，张仲景《伤寒论》尚有蓄血发狂的记载，应属血瘀一类；由于思虑太过，劳伤心脾，气血两虚，心失所养亦可致病。《医学正传·癫狂痫证》说："癫为心血不足。"癫狂病的发生还与先天禀赋有关，若禀赋充足，体质强壮，阴平阳秘，虽受七情刺激也只是短暂的情志失畅；反之禀赋素虚，肾气不足，复因惊骇悲恐，意志不遂等七情内伤，则每可引起阴阳失调而发病。禀赋不足而发病者往往具有家族遗传性，其家族可有类似的病史。

二、诊断

（一）发病特点

本病发生与内伤七情密切相关，性格暴躁、抑郁、孤僻、易于发怒、胆怯疑虑等，是发病的常见因素；头颅外伤、中毒病史对确定诊断也有帮助。但其主要诊断依据是灵机、情志、行为三方面的失常。所谓灵机即记性、思考、谋虑、决断等方面的功能表现。

（二）临床表现

本病的临床症状大致可分为4类，兹分述于后。

（1）躁狂症状：如弃衣而走，登高而歌，数日不食而能逾垣上屋，所上之处，皆非其力所能，妄言骂詈，不避亲疏，妄想丛生，毁物伤人，甚至自杀等，其证属实热，为阳气有余的症状。

（2）抑郁症状：如精神恍惚，表情淡漠，沉默痴呆，喃喃自语或语无伦次，秽洁不知，颠倒错乱，或歌或笑，悲喜无常，其证多偏于虚。为阴气有余的症状，或为痰气交阻。

（3）幻觉症状：幻觉是患者对客观上不存在的事物，却感到和真实的一样，可有幻视、幻听、幻嗅、幻触等症。如早在《灵枢·癫狂》就对幻觉症状有明确的记载："目妄见，耳妄闻……善见鬼神。"再如明代李梴《医学入门·癫狂》记有："视听言动俱妄者，谓之邪祟，甚则能言平生未见闻事及五色神鬼。"此处所谓邪祟，即为幻觉症状。

（4）妄想症状：妄想是与客观实际不符合的病态信念，其判断推理缺乏令人信服的根据，但患者坚信其正确而不能被说服。正如《灵枢·癫狂》所说："自高贤也，自辩智也，自尊贵也。"《中藏经·癫狂》也说："有自委曲者，有自高贤者。"此外，还可有疑病、自罪、被害、嫉妒等妄想症状。

这些临床症状不是中毒、热病所致，头颅CT及其他辅助检查没有阳性发现。

总之，癫病多见抑郁症状，呆滞好静，其脉多沉伏细弦；狂病多见躁狂症状，多怒好动，其脉多洪盛滑数，这是两者的区别。至于幻觉症状和妄想症状则既可见于癫病，也可见于狂病。

三、鉴别诊断

1. 痫病

痫病是以突然仆倒，昏不知人，四肢抽搐为特征的发作性疾患，与本病不难区分。但自秦汉至金元时期，往往癫、狂、痫同时并称，常常混而不清，尤其是癫病与痫病始终未能明确分清，及至明代王肯堂才明确提出癫狂与痫病的不同。如《证治准绳·癫狂痫总论》说："癫者或狂或愚，或歌或笑，或悲或泣，如醉如痴，言语有头无尾，秽洁不知，积年累月不愈"；"狂者病之发时猖狂刚暴，如伤寒阳明大实发狂，骂詈不避亲疏，甚则登高而歌，弃衣而走，逾垣上屋，非力所能，或与人语所未尝见之事"；"痫病发则昏不知人，眩仆倒地，不省高下，甚而瘛疭抽掣，目上视，或口眼歪斜，或口作六畜之声。"至此已将癫狂与痫病截然分开，为后世辨证治疗指出了正确方向。

2. 谵语、郑声

谵语是因阳明实热或温邪入于营血，热邪扰乱神明，而出现神志不清、胡言乱语的重症。郑声是指疾病晚期心气内损，精神散乱而出现神识不清，不能自主，语言重复，语声低怯，断续重复而语不成句的垂危征象。狂病与谵语、郑声在症状表现上是不同的，如《东垣十书·此事难知集·狂言谵语郑声辨》记有"狂言声大开自与人语，语所未尝见事，即为狂言也。谵语者，合目自语，言日用常见常行之即为谵语也。郑声者，声战无力，不相接续，造字出于喉中，即郑声也"。

3. 脏躁

脏躁好发于妇人，其症为悲伤欲哭，数欠伸，像如神灵所作，但可自制，一般不会自伤及伤害他人，与癫狂完全丧失自知力的神志失常不同。

四、辨证

（一）辨证要点

1. 癫病审查轻重

精神抑郁，表情淡漠，寡言呆滞是癫病的一般症状，初发病时常兼喜怒无常，喃喃自语，语无伦次，苦苔白腻，此为痰结不深，证情尚轻。若病程迁延日久，则见呆若木鸡，目瞪如愚，灵机混乱，舌苔渐变为白厚而腻，乃痰结日深，病情转重。久则正气日耗，脉由弦滑变为滑缓，终至沉细无力。倘使病情演变为气血两虚，而症见神思恍惚，思维贫乏，意志减退者，则病深难复。

2. 狂病明辨虚实

狂病应区分痰火、阴虚的主次先后，狂病初起是以狂暴无知，情感高涨为主要表现，概由痰火实邪扰乱神明而成。病久则火灼阴液，渐变为阴虚火旺之证，可见情绪焦躁，多言不眠，形瘦面赤舌红等症状。这一时期，分辨其主次先后，对于确定治法处方是很重要的。一般说，亢奋症状突出，舌苔黄腻，脉弦滑数者，是痰火为主，而焦虑、烦躁、失眠、精神疲惫，舌质红少苔或无苔，脉细数者，是阴虚为主。至于痰火、阴虚证候出现的先后，则需对上述证候，舌苔、脉象的变化作动态的观察。

（二）证候

1. 癫病

（1）痰气郁结：精神抑郁，表情淡漠，寡言呆滞，或多疑虑，语无伦次，或喃喃自语，喜怒无常，甚则忿不欲生，不思饮食。舌苔白腻，脉弦滑。

病机分析：因思虑太过，所愿不遂，使肝气被郁，脾失健运而生痰浊。痰浊阻蔽神明，故出现抑郁、呆滞、语无伦次等症；痰扰心神，故见喜怒无常，忿不欲生，又因痰浊中阻，故不思饮食。苔腻、脉滑皆为气郁痰结之征。

（2）气虚痰结：情感淡漠，不动不语，甚则呆若木鸡，目瞪如愚，傻笑自语，生活被动，灵机混乱，甚至目妄见，耳妄闻，自责自罪，面色萎黄，便溏溲清。舌质淡，舌体胖，苔白腻，脉滑或脉弱。

病机分析：癫久正气亏虚，脾运力薄而痰浊益甚。痰结日深，心窍被蒙，故情感淡漠而呆若木鸡，甚至灵机混乱，出现幻觉症状；脾气日衰故见面色萎黄，便溏、溲清诸症。舌淡胖，苔白腻，脉滑或弱皆为气虚痰结之象。

（3）气血两虚：病程漫长，病势较缓，面色苍白，多有疲惫不堪之象，神思恍惚，心悸易惊，善悲欲哭，思维贫乏，意志减退，言语无序，魂梦颠倒。舌质淡，舌体胖大有齿痕，舌苔薄白，脉细弱无力。

病机分析：癫病日久，中气渐衰，气血生化乏源，故面色苍白，肢体困乏，疲惫不堪；因心血内亏，心失所养，可见神思恍惚，心悸易惊，意志减退诸症。舌胖，脉细是气血俱衰之征。

2. 狂病

（1）痰火扰心：起病急，常先有性情急躁，头痛失眠，两目怒视，面红目赤，突然狂暴无知，情感高涨，言语杂乱，逾垣上屋，气力逾常，骂詈叫号，不避亲疏，或毁物伤人，或哭笑无常，登高而歌，弃衣而走，渴喜冷饮，便秘溲赤，不食不眠。舌质红绛，苔多黄腻，脉弦滑数。

病机分析：五志化火，鼓动阳明痰热，上扰清窍，故见性情急躁，头痛失眠；阳气独盛，扰乱心神，神明昏乱，症见狂暴无知，言语杂乱，骂詈不避亲疏；四肢为诸阳之本，阳盛则四肢实，实则登高、逾垣、上屋，而气力超乎寻常。舌绛苔黄腻，脉弦而滑数，皆属痰火壅盛，且有伤阴之势。以火属阳，阳主动，故起病急骤而狂暴不休。

（2）阴虚火旺：狂病日久，病势较缓，精神疲惫，时而躁狂，情绪焦虑、紧张，多言善惊，恐惧而不稳，烦躁不眠，形瘦面红，五心烦热。舌质红，少苔或无苔，脉细数。

病机分析：狂乱躁动日久，必致气阴两伤，如气不足则精神疲惫，仅有时躁狂而不能持久。由于阴伤而虚火旺盛，扰乱心神，故症见情绪焦虑，多言善惊，烦躁不眠，形瘦面红等。舌质红，脉细数，也为阴虚内热之象。

（3）气血凝滞：情绪躁扰不安，恼怒多言，甚则登高而歌，弃衣而走，或目妄见，耳妄闻，或呆滞少语，妄思离奇多端，常兼面色暗滞，胸胁满闷，头痛心悸，或妇人经期腹痛，经血紫暗有块。舌质紫暗有瘀斑，舌苔或薄白或薄黄，脉细弦，或弦数，或沉弦而迟。

病机分析：本证由血气凝滞使脑气与脏腑气不相接续而成，若瘀兼实热，苔黄，脉弦致，多表现为狂病；若瘀兼虚寒，苔白，脉沉弦而迟，多表现为癫病。但是无论属狂属癫，均以血瘀气滞为主因。

五、治疗

（一）治疗原则

（1）解郁化痰，宁心安神癫病多虚，为重阴之病，主于气与痰，治疗宜解郁化痰，宁心安神，补养气血为主要治则。

（2）泻火逐痰，活血滋阴狂病多实，为重阳之病，主于痰火、瘀血，治疗宜降其火，或下其痰，或化其瘀血，后期应予滋养心肝阴液，兼清虚火。

概言之，癫病与狂病总因七情内伤，使阴阳失调，或气并于阳，或血并于阴而发病，故治疗总则以调整阴阳，以平为期，如《素问·生气通天论篇》所说："阴平阳秘，精神乃治。"

（二）治法方药

1. 癫病

（1）痰气郁结：疏肝解郁，化痰开窍。方药：逍遥散合涤痰汤加减。药用柴胡配白芍疏肝柔肝，可加香附、郁金以增理气解郁之力，其中茯苓、白术可以健脾化浊。涤痰汤为二陈汤增入胆南星、枳实、人参、石菖蒲、竹茹而成，胆南星、竹茹辅助二陈汤化痰，石菖蒲合郁金可以开窍，枳实配香附可以理气，人参可暂去之。单用上方恐其效力不达，须配用十香返生丹，每服1丸，口服两次，是借芳香开窍之力，以奏涤痰散结之功；若癫病因痰结气郁而化热者，症见失眠易惊，烦躁不安而神志昏乱，舌苔转为黄腻，舌质渐红，治当清化痰热，清心开窍，可用温胆汤送服至宝丹。

（2）气虚痰结：益气健脾，涤痰宣窍。方药：四君子汤合涤痰汤加减。药用人参、茯苓、白术、甘草四君益气健脾以扶正培本。再予半夏、胆南星、橘红、枳实、石菖蒲、竹茹涤除痰涎，可加远志、郁金，既可理气化痰，又能辅助石菖蒲宣开心窍。若神思迷惘，表情呆钝，症情较重，是痰迷心窍较深，治宜温开，可用苏合香丸，每服1丸，日服两次，以豁痰宣窍。

（3）气血两虚：益气健脾，养血安神。方药：养心汤加减。方中人参、黄芪、甘草补脾益气；当归、川芎养心血；茯苓、远志、柏子仁、酸枣仁、五味子宁心神；更有肉桂引药入心，以奏养心安神之功。若兼见畏寒蜷缩，卧姿如弓，小便清长，下利清谷者，属肾阳不足，应加入温补肾阳之品，如补骨脂、巴戟天、肉苁蓉等。

2. 狂病

（1）痰火扰心：泻火逐痰，镇心安神。方药：泻心汤合礞石滚痰丸加减。方中大黄、黄连、黄芩苦寒直折心肝胃三经之火，知母滋阴降火而能维护阴液，佐以生铁落镇心安神。礞石滚痰丸方用青礞石、沉香、大黄、黄芩、朴硝，逐痰降火，待痰火渐退，礞石滚痰丸可改为包煎。胸膈痰浊壅盛，而形体壮实，脉滑大有力者，可采用涌吐痰涎法，三圣散治之，方中瓜蒂、防风、藜芦三味，劫夺痰浊，吐后如形神俱乏，当以饮食调养。阳明热结，躁狂谵语，神志昏乱，面赤腹满，大便燥结，舌苔焦黄起刺或焦黑燥裂，舌质红绛，脉滑实而大者，宜先服大承气汤急下存阴，再投凉膈散加减以清泻实火；病情好转而痰火未尽，心烦失眠，哭笑无常者，可用温胆汤送服朱砂安神丸。

（2）阴虚火旺：滋阴降火，安神定志。方药：选用二阴煎加减，送服定志丸。方中生地、麦门冬、玄参养阴清热；黄连、木通、竹叶、灯心草泻热清心安神；可加用白薇、地骨皮清虚热；茯神、炒酸枣仁、甘草养心安神。定志丸方用人参、茯神、石菖蒲、甘草，其方健脾养心，安神定志，可用汤药送服，也可布包入煎。若阴虚火旺兼有痰热未清者，仍可用二阴煎适当加入全瓜蒌、胆南星、天竺黄等。

（3）气血凝滞：活血化瘀，理气解郁。方药：选用癫狂梦醒汤加减，送服大黄䗪虫丸。方中重用桃仁合赤芍活血化瘀，还可加用丹参、红花、水蛭以助活血之力；柴胡、香附理气解郁；青陈皮、大腹皮、桑白皮、苏子行气降气；半夏和胃，甘草调中。如蕴热者可用木通加黄芩以清之；兼寒者加干姜、附子助阳温经。大黄䗪虫丸方用大黄、黄芩、甘草、桃仁、杏仁、芍药、干生地、干漆、蛀虫、水蛭、脐螬、䗪虫。可祛瘀生新，攻逐蓄血，但需要服用较长时期。

（三）其他治法

1. 单方验方

（1）黄芫花：取花蕾及叶，晒干研粉，成人每日服 1.5～6g，饭前一次服下，10～20d为一个疗程，主治狂病属痰火扰心者。一般服后有恶心、呕吐、腹泻等反应，故孕妇、体弱、素有胃肠病者忌用

（2）巴豆霜：1～3g，分 2 次间隔半小时服完，10 次为一个疗程，一般服用 2 个疗程，第 1 个疗程隔日 1 次，第 2 个疗程隔两日 1 次。主治狂病，以痰火扰心为主者。

2. 针灸

取穴以任督二脉、心及心包经为主，其配穴总以清心醒脑，豁痰宣窍为原则，其手法多采用三人或五人同时进针法，狂病多用泻法，大幅度捻转，进行强刺激，癫病可用平补平泻的手法。

（1）癫病主方：①中脘、神门、三阴交。②心俞、肝俞、脾俞、丰隆。两组可以交替使用。

（2）狂病主方：①人中、少商、隐白、大陵、丰隆。②风府、大椎、身柱。③鸠尾、上脘、中脘、丰隆。④人中、风府、劳宫、大陵。每次取穴一组，4 组穴位可以轮换使用。狂病发作时，可独取两侧环跳穴，用四寸粗针，行强刺激，可起安神定志作用。

3. 灌肠疗法

痰浊蒙窍的癫病：以生铁落、牡蛎、石菖蒲、郁金、胆南星、法半夏、礞石、黄连、竹叶、灯心草、赤芍、桃仁、红花组方，先煎生铁落、礞石 30min，去渣加其他药物煎 30min，取汁灌肠。

4. 饮食疗法

心脾不足者：黄芪莲子粥，取黄芪，文火煎 10min，去渣，入莲子、粳米，煮粥。心肾不交者：百合地黄粥。生地切丝，煮 1～2min，去渣，入百合，粳米煮成粥，加蜂蜜适量。

六、转归及预后

癫病属痰气郁结而病程较短者，及时祛除壅塞胸膈之痰浊，复以理气解郁之法，较易治愈；若病久失治，则痰浊日盛而正气日虚，乃成气虚痰结之证；或痰郁化热，痰火渐盛，转

变为狂病。气虚痰结证如积极调治，使痰浊渐化，正气渐复，则可以向愈，但较痰气郁结证易于复发。若迁延失治，或调养不当，正气愈虚而痰愈盛，痰愈盛则症愈重，终因灵机混乱，日久不复成废人。气血两虚治以扶正固本，补养心脾之法，使气血渐复，尚可向愈，但即使病情好转，也多情感淡漠，灵机迟滞，工作效率不高，且复发机会较多。

狂病骤起先见痰火扰心之证，急投泻火逐痰之法，病情多可迅速缓解；若经治以后，火势渐衰而痰浊留恋，深思迷惘，其状如癫，乃已转变为癫病。如治不得法或不及时，致使真阴耗伤，则心神昏乱日重，其证转化为阴虚火旺，若此时给予正确的治疗，使内热渐清而阴液渐复，则病情可向愈发展。如治疗失当，则火愈旺而阴愈伤，阴愈亏则火愈亢，以致躁狂之症时隐时发，时轻时重。另外，火邪耗气伤阴，导致气阴两衰，则迁延难愈。狂病日久出现气血凝滞，治疗得法，血瘀征象不断改善，则癫狂症状也可逐渐好转。若病久迁延不愈，可形成气血阴阳俱衰，灵机混乱，预后多不良。

七、预防与护理

癫狂之病多由内伤七情而引起，故应注意精神调摄：在护理方面，首先应正确对待患者的各种病态表现，不应讽笑、讽刺，要关心患者。对于尚有一些适应环境能力的轻证患者，应注意调节情志活动，如以喜胜忧，以忧胜怒等。对其不合理的要求应耐心解释，对其合理的要求应尽量满足。对重证患者的打人、骂人、自伤、毁物等症状，要采取防护措施，注意安全，防止意外。对于拒食患者应找出原因，根据其特点进行劝导、督促、喂食或鼻饲，以保证营养。对有自杀、杀人企图或行为的患者，必须严密注意，专人照顾，并将危险品如刀、剪、绳、药品等严加收藏，注意投河、跳楼、触电等意外行为。

八、现代研究

有学者认为癫病与狂病都是精神失常的疾患，其表现类似于西医学的某些精神病，癫狂病中以精神分裂症、抑郁症最为常见。精神分裂症以基本个性改变，思维、情感、行为的分裂，精神活动与环境不相协调为主要临床特征。抑郁症以情绪低落、思维迟缓并伴有兴趣减低、主动性下降等精神运动性迟滞症状为主要表现。

目前国内外尚无大样本的单项躁狂发作的统计，小样本显示其患病率和发病率远低于精神分裂症。

（一）病因学的研究

20世纪50年代后，对癫狂的病因学研究，多主张癫狂为内伤疾病，其发病主要与遗传因素、心理性格、精神刺激和出生季节相关。

癫狂的发生与人的心理和性格相关，张良栋等人以《内经》中阴阳为纲，按人的心理和体格特征划分为火、金、土、水、木5种素质分型，对100例正常人和100例精神分裂症患者进行了对照研究，发现中医素质分型的分布在正常人中以火型为最多（45%），水型最少（9%），而患者中则以水型为最多（38%），土型较少（13%）。实验显示的患者中水型素质者较多，符合西医学中内向素质的人易于发生精神分裂症的观点。性格内向是精神分裂症发病的心理诱因之一，人际关系差是显著的诱发因素。

癫狂的发生与精神刺激相关，癫狂发作前多存在睡眠障碍、抑郁、孤僻、焦虑、生活懒散、敏感多疑和头痛等症状，突出地表现为性格改变。

　　癫狂发生受遗传影响，先天禀赋对痰有易感性、易生性者，具有癫狂病易发性；具有心、肝之气易虚易实的先天禀赋，自降生起，无论外感或内伤，均能使脏腑功能失调，积湿瘀浊而生痰；痰浊内阻，瘀血内生，痰瘀相搏，凝结垢敛，心脑窍隧，滞扰与惑乱神明，发为癫狂。青春型患者多具先天禀赋阳强性体质，发病多属痰热内扰；偏执型患者多属先天禀赋阴性体质及柔性气质，发病多属痰瘀内阻；单纯型、紧张型患者多属先天禀赋阴弱性体质，气多偏虚，发病多属痰浊阻滞。

　　季节对癫狂的发病有影响，在春夏季，癫狂的发作较其他季节多，出生于寒季的患者发病率高于出生于暖季的，有家族史的发生率高于无家族史的，癫狂的发病与遗传相关，证实了癫狂"得之于母腹中"的论点。

　　（二）病机学的研究

　　近年来对癫狂的病机也有了深入的认识。在病位上，强调了脑与癫狂发生的关系，同时对脑、肝、肾、心、脾与癫狂的发生发展进行了全面地论述，概括出癫狂不同时期的病机，对癫狂各期的病机转化有了进一步的认识，对痰、火、瘀、郁、虚在癫狂的发生发展所起到的作用有了更深刻的认识。

　　近代名医张锡纯《医学衷中参西录·治癫狂方》指出："癫狂之证，亦西人所谓脑气筋病也，而其脑气筋之所以病者，因心与脑相通之道路为痰火所充塞也。"近代医家对癫狂的发生与脑相关多有论述。有学者分期总结癫病病机均与脑相关：初期病位在脑、心、肝、脾，久病病位在脑、心、脾、肾，认为癫狂的主要病位都与脑、心相关，实为邪扰脑心之神，虚为脑心之神失养。他将癫病病机转化归纳为："始发于肝，并发于心，失调于脏，上扰于脑，癫病乃作。"即在癫病的初期病机为肝气郁结，气机不畅；发展期见肝郁日久，气滞血瘀，心脑受扰；郁久化火，肝火爆发；病势进一步发展，肝火引动心火，风火相煽，扰动脑神；火热灼津，炼液成痰，肝气横逆，克伐脾土，脾运失司，痰浊内阻，阻滞气机，瘀血内生，痰瘀互阻；后期脾虚日渐，精血乏源，阴精亏虚，心肾不足。而狂病的病机转化规律是"始于肝郁，并发心火，阻滞脾胃，痰火内炽，久伤肾水，狂势易见"。狂病早期有肝经郁热，扰动心脑；发展期肝经郁火，内生炽热，扰动心脑，火邪入阳明经；后期狂病日久，火邪伤阴，阴虚火旺，虚火上扰。

　　多数学者认为在癫狂的初期和发展期以邪实为主，存有气滞、血瘀、痰浊、火邪；久病则转化为气虚、阴虚、阳虚。癫狂的证型随病程长短发生变化，癫狂者新病多实，久病多虚：病程较短的患者多见于痰湿内阻型、痰火内扰型、气滞血瘀型；病程较长的患者多见气滞血瘀型，肝郁脾虚型，心脾两虚型、阴虚火旺型、阳虚亏损型，而痰湿内阻型在疾病各期均多见到。

　　对痰、火、瘀、郁、虚在癫狂的发生发展所起到的作用中，癫狂的发生因之于气，痰必内生；因之于痰，气必受阻；痰气交结，火热自生；而癫狂的急性发作均具有火的特征，但火之来源及脏腑归属各不相同，有心经痰火、肝经之火、阳明燥火、阴虚燥火。痰火扰心是狂病发生的根本，多由痰内蕴日久，痰浊壅甚而骤阻气道，致气不往来，阻郁之气迅速化火，灼扰于心，心神逆乱而成。

　　癫狂的病机可以总结为起病初期多以邪实为主，扰动心脑；发展期，急性起病多有心肝的郁热实邪，扰动脑神；慢性期、康复期多痰气、瘀血，兼见心脾、肝肾、脾肾虚损。病位多责之脑、心、脾、肝。

（三）有关辨证论治规律的探讨

近年来对癫狂的症状进行了细致的观察，结合病因病机、精神症状、躯体症状、舌象及脉象，对癫狂各期的证型、虚实有了深刻的认识。中医病症诊断疗效标准将癫病分为痰气郁结、气虚瘀结、心脾两虚、阴虚火旺 4 型；将狂病分为痰火扰神、火盛伤阴、气血瘀滞 3 型。中西医结合学会精神疾病专业委员会于 1987 年将癫病分为痰火内扰、痰湿内阻、气滞血瘀、阴虚火旺、脾肾阳虚和其他型 6 个证型，分别治以清热涤痰（礞石滚痰汤）、化痰开窍（温胆汤）、活血化瘀（癫狂梦醒汤）、滋阴降火（玉女煎、清营汤）、温补脾肾（八味肾气丸、龟鹿二仙汤）为主方加减。王氏将癫病分为痰火内结、上扰脑神；肝火内炽、灼及脑神；肝郁痰结、上及脑神；肝郁脾虚、上不及脑；肝肾两虚、上不益脑；脾肾两虚、上不育脑；心脾两虚、上不荣脑；气虚血瘀、脑神失调 8 个证型；狂病分为肝郁痰火、上扰脑神；心肝炽盛、上及脑神；阳明热盛、上攻脑神；阴虚阳亢、心肾不交 4 个证型。对癫病分别治疗以豁痰泻火、清脑安神；镇肝泻火、清脑宁神；解郁化痰、育脑安神；疏肝健脾、养脑安神；补益肝肾、荣脑安神；培土固肾、养脑安神；益心健脾、育养脑神；益气活血、化瘀醒神；对狂病治疗以清热豁痰、醒脑安神；清心镇肝、醒神安神；荡涤阳明、清脑安神；滋阴潜阳、交通心肾法治疗。

近年来从整体观念出发，对癫狂的症状治疗、分期治疗进行了归纳和总结。杜氏等对表现为阳性精神症状者，以祛邪治疗为主，主要治法有：①清热化痰法，温胆汤加减。②活血化瘀法，血府逐瘀汤加减。③疏肝解郁法，逍遥散加减；对表现为阴性精神症状者，以扶正祛邪治疗为主：①健脾化痰法，参苓白术散和二陈汤加减。②养阴清热法，青蒿鳖甲汤加减。③益气活血法，补阳还五汤加减。针对癫狂的特定症状，有学者观察到健脾补肾法可以改善精神分裂症认知损害。也有学者总结癫狂的治法方药主要有：①疏肝解郁法，见表情淡漠，食少神疲，情志抑郁，苔白脉弦者，方用逍遥散加减。②化痰法：又分为理气化痰、清热化痰、化痰开窍，方用顺气导痰汤、温胆汤、苏合香丸以开窍。③清热泻火法，适应于内火亢旺，躁扰不眠，舌红苔少，脉数，方用泻心汤加减。④泻下法，临床症状具有阳明热盛、燥屎内结，舌苔黄粗而干，脉实有力者，里实壅盛最为合适。可用承气汤加减。⑤活血化瘀法，适用于久治不愈或反复发作者，气滞痰结，久而必致瘀血阻络，引起虚实夹杂证，方用癫狂梦醒汤加减。⑥补益法，脾肾两虚者，予补脾益肾法，真武汤加减。心脾两虚者予补益心脾，归脾汤加减。阴虚内热者，予养阴清热法，青蒿鳖甲汤加减；气血亏虚者，予补益气血法，八珍汤加减。⑦重镇法，对狂病，宜重镇安神，方用生铁落饮加减。⑧涌吐法，用于癫狂患者吐痰涎，苔腻，脉弦而滑之象，方用瓜蒂散加减。⑨夺食法，用于癫狂初起，口臭、食多、便结、坐卧不安等足阳明胃热证。对于虚实夹杂的证型采用补泄结合的方法。

（四）单方、验方的临床应用

国内近年来对癫狂的临床报道较多，均报道有较好的疗效，丰富了治疗癫狂的内容。

化痰类方药有半夏厚朴汤治疗精神分裂辨证为痰湿偏盛，气机郁滞；有柴胡加龙骨牡蛎汤治疗躁狂抑郁症，证系情志郁久化热生痰，上扰神明，治以疏肝泻热，化痰开窍，重镇安神，方用柴胡加龙骨牡蛎汤加减，共服药 50 余剂后精神正常；有用顺气导痰治疗精神分裂症属癫病初为气郁痰结痰迷心窍，可有效改善焦虑抑郁、精神运动迟滞、控制敌对猜疑、消除幻觉、妄想、改善思维；有温胆汤为主治疗辨证为肝郁气滞、痰热扰心的精神分裂症；还有用礞石涤痰汤治疗精神分裂症有联想障碍，情感淡漠，情感不协调，意志活动减退、幻觉妄想等症取得一定疗效；尚有用清开灵注射液治疗精神分裂症，清心抗狂汤、涌痰汤、有甘遂散治疗癫狂取得一定疗效。

活血化瘀类中药方剂有大黄三棱胶囊合并抗精神药物治疗精神分裂症残留型有一定疗效，治疗8星期后对情感平淡迟钝退缩、社交缺乏、兴趣减少及注意障碍都有一定改善。桃仁承气汤、血府逐瘀汤治疗癫狂都取得一定的疗效。

通腑药的运用如大承气汤可有效缓解证属肝火炽盛，热盛肠燥的狂病发作；亦有用防风通圣散、龙胆泻肝汤、附子泻心汤治疗癫狂取得一定疗效。

在癫狂的治疗中安神剂亦有较好的疗效，报道朱砂安神汤可有效缓解精神分裂症幻听症状，逍遥散可改善精神分裂症妄想症状。运用补益剂参芪五味子汤、二仙益智胶丹对精神分裂阴性症状有较好的疗效；甘麦大枣汤合百合地黄汤可治疗心肝阴虚，虚火上扰的癫病，症见自言自语，自笑，失眠，心烦，坐立不安，舌淡红有裂纹，苔薄白，脉弦软无力。四逆汤可改善病癫狂患者的精神呆滞，表情淡漠，目瞪不瞬，语言极少，喜闷睡，孤独被动，情感反应迟钝，饮食少思，面色苍白，四肢不温，舌体胖大有齿痕，舌质淡嫩，苔白，脉沉迟微细症状。防己地黄汤通过补肺健脾温肾亦可治疗以癫病为主要特征，兼见狂病表现的患者。

九、小结

癫狂的病因以内伤七情为主。其病位主要在心、脾、肝、胆、脑，而气、火、痰、瘀引起脏腑功能失调，阴阳失于平衡，则是本病的主要病机。癫病属阴，多见抑郁症状，狂病属阳，多见躁狂症状。临床上癫病一般分为痰气郁结、气虚痰结、气血两虚3证，治疗多以顺气化痰，宁心安神为主，久病致虚者兼以补气养血。狂病一般分为痰火扰心、阴虚火旺、血气凝滞3证，治疗方面，痰火壅盛，神明逆乱者，急予泻火涤痰之法；后期阴伤者则当以滋阴养血，兼清虚火。至于血瘀气滞者，当以活血化瘀为主。癫狂患者除药物治疗外，预防和护理也很重要，不可忽视。

第二节 中风

中风又名"卒中"，是在气血内虚的基础上，因劳倦内伤、忧思恼怒、嗜食厚味及烟酒等诱因，引起脏腑阴阳失调，气血逆乱，直冲犯脑，导致脑脉痹阻或血溢脑脉之外，临床以卒然昏仆、半身不遂、口舌歪斜、言语謇涩或不语、偏身麻木为主症，并具有起病急、变化快的特点，好发于中老年人的一种常见病。因本病起病急剧，变化迅速，与自然界善行而数变之风邪特性相似，故古人以此类比，名为中风。但与《伤寒论》所称"中风"名同实异。临床还可见以突发眩晕，或视一为二，或不识事物及亲人，或步履维艰，或偏身疼痛，或肢体抖动不止等为主要表现，而不以半身不遂等症状为主者，仍属中风病范畴。

有关中风的记述，始见于《内经》。该书有关篇章对中风发病的不同表现和阶段早有记载。对于卒中神昏有"仆击""大厥""薄厥"之称；对于半身不遂有"偏枯""偏风""身偏不用"等称。《灵枢·九宫八风》篇谓："其有三虚而偏于邪风，则为击仆偏枯矣。"所指"击仆偏枯"即属本病。至汉代张仲景《金匮要略·中风历节病脉证治》篇中，对于本病的病因、脉证论述较详，自此，始有中风专论。

关于中风的病因学说，唐宋以前多以"内虚邪中"立论。《灵枢刺节真邪论》说："虚风之贼伤人也，其中人也深，不能自去""虚邪偏客于身半，其入深，内居营卫，营卫稍衰，则真气去，邪气独留，发为偏枯。"《金匮要略》认为"脉络空虚"，风邪乘虚侵入人体，导致中风。隋代巢元方《诸病源候论·中风候》有"风偏枯者，由血气偏虚，则腠理开，受于风湿"的记载。宋代严用和《济生方·中风论治》对其病因论述更为具体，他说："荣卫失度，腠理空疏，邪气乘虚而入，及其感也，为半身不遂……"总之，这一历史时期的医家认为中风是外风。当人体气血亏损，脉络空虚，外卫不固时，招致风邪入中脉络，突然出现口眼歪斜，半身不遂，偏身麻木诸症。至金元时代，许多医家对外风入侵的理论提出了不同的看法。例如刘完素提出"心火暴盛"的观点，李东垣认为"正气自虚"，朱丹溪则以为"湿痰生热"所致。三家虽立论不同，但都偏重于内在因素，这是中风病因学说的一个重大转折。与此同时，王履又提出"真中风"与"类中风"的论点，《医经溯洄集·中风辨》说："因于风者，真中风也；因于火、因于气、因于湿者，类中风而非中风也。"明确指出，外风入中所致的病证是"真中风"；而河间、东垣、丹溪以内风立论的中风应是"类中风"。王氏还强调："中风者，非外来风邪，乃本气病也，凡人年逾四旬气衰之际，或因忧喜忿怒伤其气者，多有此疾，壮岁之时无有也，若肥盛则间有之。"进一步说明中风是由于人体自身的病变所引起，患者年龄多在 40 岁以上，情绪激动常为发病诱因，这对中风病因学说无疑是一大贡献。明代张景岳在《景岳全书·非风》中也提出了"中风非风"的论点，认为本病的发生"皆内伤积损颓败而然，原非外感风寒所致""凡此病者，多以素不能慎，或七情内伤，或酒色过度，先伤五脏之真阴"。其病机是"阴亏于前，而阳损于后；阴陷于下，而阳泛于上。以致阴阳相失，精气不交，所以忽而昏馈，卒然仆倒……"王肯堂十分重视饮食习惯和营养成分与中风发病的关系，指出"久食膏粱厚味，肥甘之品，损伤心脾"。清代沈金鳌《杂病源流犀烛·中风源流》则从体质类型与发病关系作了阐发，他说："肥人多中风。河间曰：人肥则腠理致密而多郁滞，气血难以通利，故多卒中也。"叶天士综合诸家学说，结合自己的临床体验，进一步阐明"精血衰耗，水不涵木，木少滋荣，故肝阳偏亢"，导致"内风旋动"的发病机制。王清任《医林改错》指出"中风半身不遂，偏身麻木是由'气虚血瘀'而成"。近人张山雷《中风斠铨》亦十分强调："肥甘太过，酿痰蕴湿，积热生风，致为暴仆偏枯，猝然而发，如有物击之使仆者，故曰仆击而特著其病源，名以膏粱之疾。"使中风病因学说日臻全面。上述各家对火、气、痰、湿、瘀血阻络等致病因素都分别作了探讨，对于完善中风的中医病因学、发病学理论具有重要意义。

有关中风的证候，历代文献记载较多。例如，《素问·通评虚实论篇》"仆击偏枯"，即是突然晕倒而半身不遂。《素问·生气通天论篇》："阳气者，大怒则形气绝，而血菀于上，使人薄厥。"《素问·调经论篇》："血之与气并走于上，则为大厥"，等等，皆属此类论述，后世许多医家都认为本病属昏瞀猝仆之病。《金匮要略·中风历节病脉证治》除指出"夫风之为病，当半身不遂"的主症外，还首先提出中络、中经、中腑、中脏的证候分类方法。隋代巢元方《诸病源候论》对于中风证候做了较详细的描述，有中风候、风癔候、风口喝候、风痹候、风偏枯候等，对中风的症、脉、病机、预后也一一作了叙述。唐代孙思邈

《备急千金要方·论杂风状》中指出："中风大法有四：一曰偏枯，二曰风痱，三曰风懿，四曰风痹。"偏枯者，半身不遂；风痱者，身无痛，四肢不收；风懿者，奄忽不知人；风痹者，诸痹类风状。这是中风另一种证候分类的方法。孙氏所述的中风是从广义角度去认识的风病。明代戴思恭《证治要诀·中风》对中风的临床症状做了比较细致的描述："中风之证，卒然晕倒，昏不知人，或痰涎壅盛，咽喉作声，或口眼㖞斜，手足瘫痪，或半身不遂，或舌强不语。"说明卒然昏倒是起病时的主要症状。清代程钟龄《医学心悟·中风不语辨》则按心、脾、肾三经进行分证："若心经不语，必昏冒全不知人，或兼直视摇头等证。盖心不受邪，受邪则殆，此败症也。若胞络受邪，则时昏时醒，或时自喜笑；若脾经不语，则人事明白，或唇缓，口角流涎，语言謇涩；若肾经不语，则腰足痿痹，或耳聋遗尿，以此为辨。"由此可见，中风中脏多以神志障碍为主症。沈金鳌《杂病源流犀烛·中风源流》更明确指出："盖中脏者病在里，多滞九窍……中腑者病在表，多著四肢，其症半身不遂，手足不随，痰涎壅盛，气喘如雷，然目犹能视，口犹能言，二便不秘，邪之中犹浅。"沈氏根据病变部位的浅深和病情的轻重探讨中风证候分类的方法，对病情的了解和预后判断均有帮助。预后方面，《中藏经·风中有五生死论》谓："中风之病，口噤筋急，脉迟者生，脉急而数者死。"刘完素谓："暴病暴死，火性疾速。"均可供参考。总之，历来医家多认为本病是难治病证之一。喻嘉言《医门法律·中风论》谓："中风一证，动关生死安危，病之大而且重，莫有过于此者。"

对中风的治疗，历代医家积累了许多宝贵经验，对其治则的学术争鸣更加突出。如张山雷在《中风斠铨·中风总论》中说："古之中风皆是外因，治必温散解表者，所以祛外来之邪风也。今之中风多是内因，治必潜降镇摄者，所以靖内动之风阳也。诚能判别此外内二因之来源去委，则于古今中风证治，思过半矣。"可见中风治则的争议是以病因学说的分歧为依据的。因此，所谓古今治疗原则的不同，仍应以金元时代为分水岭。金元以前医家，因持外风入中之说，故治则以祛风为主。而金元以后，对中风治疗已有较大发展，清代尤在泾《金匮翼·中风统论》立有中风八法：一曰开关，二曰固脱，三曰泄大邪，四曰转大气，五曰逐瘫痪，六曰除热气，七曰通窍燧，八曰灸俞穴。强调按病期，分阶段进行辨证论治。例如开窍法，适用于闭证："卒然口噤目张，两手握固，痰壅气塞，无门下药，此为闭证。闭则宜开，不开则死。"固脱法回阳救逆，适用于脱证"猝然之候，但见目合、口开、遗尿自汗者，无论有邪无邪，总属脱证。脱则宜固，急在无气也"。除开窍与固脱外，后世医家多综合前人之说，依临床辨证而灵活运用滋阴潜阳、平肝息风、通腑化痰、活血通络、清热除痰、健脾利湿、益气养血等治则。而活血化瘀治则，为清代王清任以后的许多医家所共同推崇，近代运用这一治则治疗本病取得了很好的疗效。

本病与西医学所称的脑卒中大体相同。包括缺血性脑卒中和出血性脑卒中。缺血性脑卒中主要包括短暂性脑缺血发作、血栓形成性脑梗死、血栓栓塞性脑梗死；出血性脑卒中主要包括高血压性脑出血。上述疾病均可参考本篇辨证论治。

一、病因病机

本病在脏腑功能失调，气血亏虚的基础上，多由于忧思恼怒，或饮食不节，或房室所伤，或劳累过度，或气候骤变等诱因，以致阴亏于下，肝阳暴张，内风旋动，夹痰夹火，横窜经脉，气血逆乱，直冲犯脑，导致脑脉痹阻或血溢脑脉之外，蒙蔽心窍而发生卒然昏仆、半身不遂诸症。兹将其病因病机分述于下。

1. 内风动越

内风因脏腑阴阳失调而生，《中风斠铨》说："五脏之性肝为暴，肝木横逆则风自生，五志之极皆生火，火焰升腾则风亦动，推之而阴虚于下，阳浮于上，则风以虚而暗煽，津伤液耗，营血不充则风以燥而猖狂。"即火极可以生风，血虚液燥可以动风。内风旋转，必气火俱浮，迫血上涌，致成中风危候。

2. 五志化火

《素问玄机原病式·六气为病》说："所以中风瘫痪者，非谓肝木之风实甚而卒中之也，亦非外中于风雨，由乎将息失宜而心火暴甚，肾水虚衰，不能制之，则阴虚阳实，而热气怫郁，心神昏冒，筋骨不用，而卒倒无所知也，多因喜怒思悲恐之五志有所过极而卒中者，由五志过极，皆为热甚故也。"提出"心火暴甚""五志过极"可以发生卒中。

3. 痰阻脉络

痰分风痰、热痰、湿痰。风痰系内风旋动，夹痰横窜脉络，蒙塞心窍而发病；热痰乃痰湿内郁使然，《丹溪心法·中风》谓"由今言之，西北二方，亦有其为风所中，但极少尔。东南之人，多是湿土生痰，痰生热，热生风也"；湿痰则常由气虚而生，多在中风恢复期或后遗症期，因气虚湿痰阻络而见半身不遂，言语不利诸症。

4. 气机失调

对中风发病，李杲有"正气自虚"之说。盖气虚既可生痰，又可因气虚运行无力使血行阻滞；而气郁则化火，火盛阴伤可致风动；气逆则影响血行，若血随气逆上壅清窍则使肝风动越。故凡气虚、气郁、气滞、气逆与痰浊、瘀血莫不相关，而为发病之主要病机。

5. 血液瘀滞

血瘀之成，或因暴怒血菀于上，或因气滞血不畅行，或因气虚运血无力，或因感寒收引凝滞，或因热灼阴伤，液耗血滞等，本病之病机以暴怒血菀或气虚血滞最为常见。

总之，本病的病位在脑髓血脉，涉及心、肝、脾、肾等多个脏腑。常由于脑络受损，神机失用，而导致多脏腑功能紊乱。其病性属本虚标实，急性期以风、火、痰、瘀等标实证候为主，恢复期及后遗症期则表现为虚实夹杂或本虚之证，以气虚血瘀、肝肾阴虚为多，亦可见气血不足、阳气虚衰之象，而痰瘀互阻是中风病各阶段的基本病机。

二、诊断

（一）发病特点

（1）起病急剧，病情复杂，古代医家称中风之病，如矢石之中人，骤然而至。临床上既有暴怒之后内风旋动、顷刻昏仆、骤然起病者，也有卒然眩晕、麻木，数小时后迅速发生半身不遂，伴见口舌歪斜，病情逐步加重者，此虽起病急但有渐进的发展过程。还有卒发半身不遂、偏身麻木等症，历时短暂而一日三五次复发者，此种起病速而好转亦速，但不及时治疗，终将中而不复。

（2）本病多发生在中年以上，老年尤多如元代王履指出："凡人年逾四旬气衰之际……多有此疾。"但近些年中风的发病年龄有提早的趋向，30～40岁发病的也不少，甚至有更年轻者，但仍以 50～70 岁年龄组发病率最高。

（3）本病未发之前，多有先兆症状《中风斠诠》说："其人中虚已久，则必有先机，为之瞑兆。"眩晕和肢体一侧麻木，为常见之发病先兆。临床可见眩晕、头痛、耳鸣，突然出现一过性言语不利或肢体麻木、视物昏花，甚则晕厥，一日内发作数次，或几日内多次复发。

（二）临床表现

中风病临床表现复杂，多以神识昏蒙，半身不遂，口舌歪斜，言语謇涩或不语，偏身麻木为主要症状。

（1）神识昏蒙：轻者神思恍惚，迷蒙，嗜睡，或昏睡，重者昏愦不知。可伴有谵妄、躁扰不宁，喉中痰鸣等症。或起病即神昏，或起病虽神清，但 3～5d 后渐致神昏。

（2）半身不遂：轻者一侧肢体力弱或活动不利，重者肢体完全瘫痪。也有仅一侧上肢或下肢出现力弱或瘫痪者。瘫痪肢体可见强痉拘急或松懈瘫软。

（3）口舌歪斜：伸舌时多歪向瘫痪侧肢体，可见病例口角下垂，常伴流涎。

（4）言语謇涩或不语：患者自觉舌体发僵，言语迟缓不利，吐字不清，重者不语。

（5）偏身麻木：一侧肢体感觉减退，甚或麻木不仁，或伴有病侧肢体发凉等。

中风急性期还可出现呕血、便血、壮热、喘促、顽固性呃逆、瞳神异常、抽搐等变证，多是病情危重之象。

部分中风患者不以上述五大症状为主要表现者，可称为类中风，仍属中风病范围。如风眩是以卒发眩晕为主要症状，可伴恶心呕吐、视物模糊或视一为二，坐立不稳，如坐舟车，还可兼有肢体麻木、力弱等症，病情较重者可直中脏腑而出现神识昏蒙；风懿是以突发舌强言謇或言语不能，不识事物与亲人为主要特征；风痱是以突然出现坐立行走不稳、双手笨拙为特征；风痹则以突发一侧肢体疼痛为特征等。此类中风临床表现复杂，病情变化较快，应注意及时识别与救治。

三、鉴别诊断

1.痫病

痫病与中风都有卒然昏仆的见症，但痫病为发作性病证，卒发仆地时常口中作声，如猪羊啼叫，四肢频抽而口吐白沫，醒如常人，但可再发。中风则仆地无声，一般无四肢抽搐及口吐涎沫的症状，并多有口舌歪斜、半身不遂等症。神昏尚浅者，口舌歪斜、半身不遂可以通过检查发现；神昏重者，待醒后则有半身不遂诸症。中风急性期可出现痫病发作，后遗症期可继发此病证。

2.痿证

中风后，半身不遂日久不能恢复者，则肌肉瘦削，筋脉弛缓，应注意与痿证区别。痿证一般起病缓慢，多表现为双下肢瘦躄不用，或四肢肌肉萎缩，痿软无力，与中风半身不遂不同。

3.口僻

中风病是以突然昏仆，半身不遂，言语謇涩，口舌歪斜，偏身麻木为主症；口僻以突发口眼歪斜为主要症状，多表现为病侧额纹消失，闭目不能，鼻唇沟变浅，口角下垂，发病前可有同侧耳后疼痛，但不伴有半身不遂诸症。

4. 瘤卒中

与中风相比起病相对缓慢，也可表现为半身不遂，言语謇涩，口舌歪斜等症，或见突然出现上述症状者。可有肿瘤病史，可借助影像学检查鉴别。

四、辨证论治

中风之发生，总不外乎在本为阴阳偏盛，气血逆乱；在标为风火交煽、痰浊壅塞、瘀血内阻，形成本虚标实，上盛下虚的证候。但病位有浅深，病情有轻重，证候有寒热虚实，病势有顺逆的不同，因此要全面掌握辨证的要领。

1. 辨证要点

（1）辨病位浅深和病情轻重：中风急性期分中经络与中脏腑。《金匮要略·中风历节病脉证治》说："邪在于络，肌肤不仁；邪在于经，即重不胜；邪入于腑，即不识人；邪入于脏，舌即难言，口吐涎。"中络是以肌肤麻木、口舌歪斜为主症，其麻木多偏于一侧手足，此邪中浅，病情轻。中经是以半身不遂，口舌歪斜，偏身麻木，言语謇涩为主症，无昏仆，比中络为重。两者可统称中经络。中腑是以半身不遂、口舌歪斜、偏身麻木、言语謇涩而神志不清为主症，但其神志障碍较轻，一般属意识朦胧，思睡或嗜睡；中脏是以卒然昏仆而半身不遂为主，其神志障碍重，甚至完全昏愦不知；或以九窍闭塞为主要表现，如目瞀，视一为二，视长为短，目不能眴，言语謇涩，吞咽困难，尿闭便秘等，虽起病时可不伴神志障碍，但病位深、病情重，若神机失用可迅速出现神识昏蒙，故也属中脏腑。一般中风发病2星期以内属急性期，2星期至6个月为恢复期，6个月以后为后遗症期。起病中脏腑者，经治疗神志转清，而转化为中经络；起病中经络者，可渐进加重，出现神志志障碍，发展为中脏腑。

（2）辨闭证与脱证：中脏腑以神识昏蒙为主要表现，但有闭证和脱证的区别。闭证是邪闭于内，症见牙关紧闭，口噤不开，两手握固，大小便闭，肢体强痉，多属实证；脱证是阳脱于外，症见目合口张，鼻鼾息微，手撒遗尿，肢体松懈瘫软，呈五脏之气衰弱欲绝的表现，多属虚证。在闭证中，又有阳闭与阴闭之分。阳闭是闭证兼有热象，为痰热闭郁清窍，症见面赤身热，气粗口臭，躁扰不宁，舌苔黄腻，脉象弦滑而数；阴闭是闭证兼有寒象，为湿痰闭阻清窍，症见面白唇黯，静卧不烦，四肢不温，痰涎壅盛，舌苔白腻，脉象沉滑或缓。阳闭与阴闭的辨别，以舌诊、脉诊为主要依据。阳闭苔黄腻，舌质偏红；阴闭苔白腻，舌质偏淡。阳闭脉数而弦滑，且偏瘫侧脉大有力；阴闭脉缓而沉滑。阳闭和阴闭可相互转化，可依据舌象、脉象结合症状的变化来判定。

（3）辨病势的顺逆：先中脏腑，如神志渐渐转清，半身不遂未再加重或有恢复者，病由中脏腑向中经络转化，病势为顺，预后多好。如见呃逆频频，或突然神昏，四肢抽搐不已，或背腹骤然灼热而四肢发凉及至手足厥逆，或见戴阳证及呕血证，均属病势逆转。呃逆频频，是痰热郁闭，渐耗元气，胃气衰败的表现。突然神昏、四肢抽搐不已，是由内风鸱张，气血逆乱而成。背腹骤然灼热而四肢发凉，手足厥逆，或见戴阳之证，皆由阴阳离绝所致，病入险境。至于合并呕血、便血者，是邪热猖厥，迫伤血络而成，亡血之后气随血脱，多难挽救。

（4）辨证候特征：内风、火热、痰浊、血瘀、气虚、阴虚阳亢是中风病的基本证候，临床所见证候往往是这些基本证候的组合，而且随着病程的发展，其组合与演变规律具有动态时空性，明辨其特征有助于临床准确辨证。如内风证特征为起病急骤，病情数变，肢体抽动，颈项强急，目偏不瞬，头晕目眩等；火热证特征为心烦易怒，躁扰不宁，面红身热，气促口臭，口苦咽干，渴喜冷饮，大便秘结，舌红或红绛，舌苔黄而干等；痰证特征为口多黏涎或咯痰，鼻鼾痰鸣，表情淡漠，反应迟钝，头昏沉，舌体胖大，舌苔腻，脉滑等；血瘀证特征为头痛，肢痛，口唇紫暗，面色晦暗，舌背脉络瘀张青紫，舌质紫暗或有瘀点、瘀斑等；气虚证特征为神疲乏力，少气懒言，心悸自汗，手足肿胀，肢体瘫软，二便自遗，脉沉细无力等；阴虚阳亢证特征为心烦不寐，手足心热，盗汗，耳鸣，咽干口燥，两目干涩，舌红少苔或无苔等。

2.证候

（1）中经络。①络脉空虚，风邪入中：手足麻木，肌肤不仁，或突然口舌歪斜，言语不利，口角流涎，甚则半身不遂。舌苔薄白，脉象浮弦或弦细。病机分析：因卫外不固，络脉空虚，风邪乘虚入中于络，气血痹阻，运行不畅，筋脉失于濡养，则见麻木不仁，口喎，语謇，偏瘫等症。苔薄白，脉浮弦为表邪入中之征；若气血不足，则脉见弦细。②肝肾阴虚，风阳上扰：平素头晕头痛，耳鸣目眩，少眠多梦，腰酸腿软，突然一侧手足沉重麻木，口舌歪斜，半身不遂，舌强语謇。舌质红，苔白或薄黄，脉弦滑或弦细而数。病机分析：由于肝肾阴虚，肝阳偏亢，血菀气逆，形成上盛下虚，故见头晕头痛，耳鸣目眩，少眠多梦，腰酸腿软等症，还可出现面部烘热，心烦易怒，走路脚步不稳，似有头重脚轻之感等阴虚阳亢的症状；肝属厥阴风木之脏，体阴用阳，肝阴亏损，肝阳亢进而动肝风，风为阳邪，若肝风夹痰上扰，风痰流窜经络，故突然发生舌强语咎、口舌歪斜、半身不遂等症。脉象弦滑主肝风挟痰，弦细而数者为肝肾阴虚而生内热，热动肝风之象；舌质红为阴不足，苔薄黄是化热之征。③风痰瘀血，痹阻脉络：半身不遂，口舌歪斜，言语謇涩或不语，偏身麻木，头晕目眩，痰多而黏。舌质暗淡，舌苔薄白或白腻，脉弦滑。病机分析：肝风挟痰上扰清窍，流窜经络，留滞脑脉，导致脑脉痹阻，神机不用，故出现突然半身不遂，口舌歪斜，言语謇涩或不语；风痰扰动清阳，则出现头晕目眩；痰浊内蕴，可见咯痰而黏。舌质暗淡，舌苔薄白或白腻，脉弦滑为肝风挟痰瘀之象。④痰热腑实，风痰上扰：突然半身不遂，偏身麻木，口舌歪斜，便干或便秘，或头晕，或痰多，舌强言謇。舌苔黄或黄腻，脉弦滑，偏瘫侧脉多弦滑而大。病机分析：由于肝阳暴盛，加之平素饮食不节，嗜酒过度，致聚湿生痰，痰郁化热，内风夹痰上扰经络常可引起半身不遂，偏身麻木，口舌歪斜；若痰热夹滞阻于中焦，传导功能失司，升清降浊受阻，下则腑气不通而便秘，上则清阳不升而头晕，亦可见咯痰等症；风痰阻于舌本，则脉络不畅，言语謇涩。舌苔黄或黄腻，脉弦滑是属痰热；脉大为病进，偏瘫侧脉弦滑而大，由痰浊阻络，病有发展趋势。

（2）中脏腑。①闭证：阳闭：突然昏倒，不省人事，牙关紧闭，口噤不开，两手握固，大小便闭，肢体强痉，还可兼有而赤身热，气粗口臭，躁扰不宁。舌苔黄腻，脉弦滑而数等症。病机分析：肝阳暴亢，阳升风动，血随气逆而上涌，上蒙清窍则突然昏倒，不省人事；风火相煽，痰热内闭，则见面赤身热，气粗口臭，口噤，便闭等症。苔黄腻，脉弦滑，皆由邪热使然。阴闭：突然昏倒，不省人事，牙关紧闭，口噤不开，两手握固，大小便闭，肢体强痉，还可兼有面白唇黯，静卧不烦，四肢不温，痰涎壅盛。舌苔白腻，脉象沉滑或缓。病机分析：素体阳虚湿痰偏盛，风夹湿痰之邪上壅清窍而成内闭之证。痰气内阻则神昏、口噤，痰涎壅盛；阳虚于内则面白唇黯，四肢不温，静卧不烦。舌苔白腻是湿痰盛；脉沉主里、主阳虚，脉滑主湿痰重。②脱证：突然昏倒，不省人事，目合口张，鼻鼾息微，手撒肢冷，汗多，大小便自遗，肢体瘫软，舌痿。脉微欲绝。病机分析："脱"，指正气虚脱，五脏之气衰弱欲绝，故见目合口张，鼻鼾息微，手撒遗尿等症。除上述见症外，还可见汗多不止，四肢冰冷等阴阳离决之象。

（3）后遗症。中风后，半身不遂，偏身麻木，言语不利，口舌歪斜等症，或渐而痴呆，或神志失常，或抽搐发作，此属中风后遗症。神志失常，痴呆及抽搐发作，可参考癫狂、痴呆及痫病等进行辨证论治。现就半身不遂和言语不利的辨证分述于后：①半身不遂：以一侧肢体不能自主活动为主要表现。或兼有偏身麻木，重则感觉完全丧失；或肢体强痉而屈伸不利；或肢体松懈瘫软。舌质正常或紫黯，或有瘀斑，舌苔薄白或较腻，脉多弦滑，或滑缓无力。病机分析：风痰流窜经络，血脉痹阻，经隧不通，气不能行，血不能濡，故肢体废而不用成半身不遂。凡患侧肢体强痉屈伸不利者，多为阴血亏虚，筋失柔养，风阳内动；瘫软无力，多为血不养筋，中气不足；偏身麻木系气血涩滞；舌质黯或有瘀斑是血瘀阻络之象；苔腻为痰湿较重的表现，脉象弦滑是风痰阻滞之征，而多见于患侧肢体强痉者；脉象滑缓无力是气血虚弱或内蕴痰湿所致，多见于患侧瘫软无力者。②言语不利：症状：舌欠灵活，言语不清，或舌瘖不语，伸舌多歪偏，舌苔或薄或腻，脉象多滑。本证或单独出现，或与半身不遂同见，或兼有神志失常。病机分析：本证又名中风不语。言语不清、舌瘖不语是风痰、血瘀阻滞舌本脉络。如兼有神志失常，时昏时清，喜忘喜笑者，为风痰蒙心之证；如神志清楚，唯有唇缓流涎，舌强笨拙，言语謇涩，舌苔腻，舌体胖，脉滑缓者，为湿痰、风邪伤脾之征。

五、治疗

（一）治疗原则

中风为本虚标实、上盛下虚之证。急性期虽有本虚之证，但以风阳、痰热、腑实、血瘀等"标实"之候为主；又因风夹浊邪蒙蔽心窍，壅塞清阳之府，故"上盛"症状也较明显：按急则治其标的原则，治用平肝息风、化痰通腑、活血通络、清热涤痰诸法。此时邪气盛，证偏实，故治无缓法，速去其病即安，但泻热通腑勿使通泻过度，以防伤正。恢复期以后，多属本虚标实而侧重在"本虚"，其虚可见气虚与阴虚，但以气虚为多见。按缓则治其本的原则，应以扶正为主：然半身不遂、偏身麻木之症俱在，乃瘀血、湿痰阻络而成，故治宜标本兼顾，益气活血、育阴通络、滋阴潜阳、健脾化痰均是常用之法。

（二）治法方药

1. 中经络

（1）络脉空虚，风邪入中：祛风通络。方药：大秦艽汤加减。本方以大队风药合养血、活血、清热之品组成。秦艽祛风而通行经络；羌活、防风散太阳之风；白芷散阳明之风；细辛、独活搜少阴之风；风药多燥，配白芍敛阴养血；复用白术、茯苓、甘草健脾益气；而黄芩、生石膏、生地凉血清热，是为风夹热邪而设。若治后，偏身麻木诸症月余未复，多有血瘀痰湿阻滞脉络，酌加白芥子、猪牙皂祛除经络之痰湿；丹参、鸡血藤、穿山甲以逐瘀活络，即所谓"治风先治血，血行风自灭"之意。

（2）肝肾阴虚，风阳上扰：滋养肝肾，平息内风。方药：镇肝息风汤加减。药用生龙骨、生牡蛎、代赭石镇肝潜阳，并配钩藤、菊花以息风清热，用白芍、玄参、龟板滋养肝肾之阴，又重用牛膝，辅以川楝子引气血下行，合茵陈、麦芽以清肝舒郁。痰盛者可去龟板加胆南星、竹沥；心中烦热者可加黄芩、生石膏；头痛重者可加生石决明、夏枯草。另外还可酌情加入通窍活络的药物，如石菖蒲、远志、地龙、红花、鸡血藤等。若舌苔白厚腻者，滋阴药应酌情减少。若舌苔黄腻，大便秘结可加全瓜蒌、枳实、生大黄。此方适用于因肝肾阴虚、风痰上扰而致半身不遂、偏身麻木者。若偏身麻木，一侧手足不遂，因肝经郁热复受风邪者，以清肝散风饮加减，药用夏枯草、黄芩、薄荷、防风、菊花、钩藤、地龙、乌梢蛇、赤芍、红花、鸡血藤。方中夏枯草、黄芩可清肝热，薄荷、防风、菊花、钩藤四味皆入肝，对外风可散、内风可息；赤芍、红花、鸡血藤为活血达络之品，地龙、乌梢蛇配用既可辅助驱风，又能活血通络。若肝热得清，风邪得散，使阴阳平复，气血循行正常，则麻木不遂之症自除。

（3）风痰瘀血，痹阻脉络：息风化痰，活血通络。方药：化痰通络方加减。方中半夏、白术健脾化痰；胆南星清化痰热；天麻平肝息风；丹参活血化瘀；香附疏肝理气，调畅气机，以助化痰、活血；少佐大黄通腑泻热，以防腑实形成。瘀血重，舌质紫黯或有瘀斑，加桃仁、红花、赤芍；舌苔黄，兼有热象者，加黄芩、栀子以清热泻火；舌苔黄腻，加天竺黄清化痰热；头晕、头痛，加钩藤、菊花、夏枯草平肝清热。一般发病初期，病情波动或渐进加重，风象突出，可以加重平肝息风之力，如选用钩藤、生石决明、羚羊角粉等。病情平稳后，以痰瘀阻络为主，重在活血通络，可选鸡血藤、伸筋草、地龙等。若进入恢复期，渐显气虚之象时，注意及早使用甘平益气之品，如太子参、茯苓、山药等。

（4）痰热腑实，风痰上扰：化痰通腑。方药：星蒌承气汤加减。药用胆南星、全瓜蒌、生大黄、芒硝四味。方中胆南星、全瓜蒌清化痰热；生大黄、芒硝通腑导滞。如药后大便通畅，则腑气通、痰热减，神志障碍及偏瘫均可有一定程度的好转。本方使用硝黄剂量应视病情及体质而定，一般控制在10～15g，以大便通泻，涤除痰热积滞为度，不可过量，以免伤正。腑气通后应予清化痰热、活血通络，药用胆南星、全瓜蒌、丹参、赤芍、鸡血藤。若头晕重者，可加钩藤、菊花、珍珠母。若舌质红而烦躁不安，彻夜不眠者，属痰热内蕴而兼阴虚，可适当选加鲜生地、沙参、麦门冬、玄参、茯苓、夜交藤等育阴安神之品。但不宜过多，恐有碍于涤除痰热。少数患者服用星蒌承气汤后，仍腑气不通，可改投大柴胡汤治疗。

2. 中脏腑

（1）闭证。①阳闭：辛凉开窍，清肝息风。②方药：至宝丹一粒灌服或鼻饲以开窍；并用《医醇賸义》羚羊角汤加减，以清肝息风，滋阴潜阳。方中羚羊角粉可以冲服，配以石决明、代赭石、菊花、黄芩、夏枯草、钩藤清肝息风；龟板、白芍育阴；代赭石潜镇；丹皮凉血清热；天竺黄清化痰热；痰盛者可加竹沥、胆南星，或用竹沥水鼻饲，每次30～50mL，间隔4～6h 1次。若阳闭证兼有抽搐者可加全蝎、蜈蚣；兼呕血者酌加水牛角、丹皮、竹茹、鲜生地、白茅根等品。临床还可选用清开灵注射液20～40mL加入0.9%氯化钠注射液或5%葡萄糖注射液250～500mL静脉滴注。③阴闭：辛温开窍，除痰息风。④方药：苏合香丸1粒灌服或鼻饲以开窍，并用《济生方》涤痰汤加减。药用制南星、半夏、陈皮、茯苓、枳实、地龙、钩藤、石菖蒲、郁金。方中制南星、半夏、陈皮、茯苓除痰理气；地龙、钩藤息风活络；石菖蒲、郁金开窍豁痰；以枳实降气和中，气降则痰消。若见戴阳证，乃属病情恶化，宜急进参附汤、白通加猪胆汁汤（鼻饲），以扶元气，敛浮阳。临床还可选用醒脑静注射液20mL加入0.9%氯化钠注射液或5%葡萄糖注射液250～500mL中静脉滴注。

（2）脱证：回阳固脱。方药：可选用《世医得效方》参附汤加减。药用人参10～15g，或党参30～60g，附子10～15g，急煎灌服或鼻饲，也可用参附注射液40mL加入0.9%氯化钠注射液或5%葡萄糖注射液250～500mL中静脉滴注。方中人参大补元气，附子回阳救逆，汗出不止者可加黄芪、龙骨、牡蛎、山茱萸、五味子以敛汗固脱。阳气回复后，如患者又见面赤足冷，虚烦不安，脉极弱或突然脉大无根，是由于真阴亏损，阳无所附而出现虚阳上浮欲脱之证，可用《宣明论方》地黄饮子加减，滋养真阴，温补肾阳以固脱。

3. 后遗症

（1）半身不遂：益气活血。方药：补阳还五汤加减。方中重用黄芪以益气，配当归养血，合赤芍、川芎、红花、地龙以活血化瘀通络。若有肢体拘挛疼痛可加穿山甲、水蛭、桑枝等药加重活血通络，祛瘀生新。兼有言语不利者加石菖蒲、远志化痰开窍；兼有心悸而心阳不足者加桂枝、炙甘草。若以患侧下肢瘫软无力突出者，可选加补肾之品，如桑寄生、川断、牛膝、地黄、山茱萸、肉苁蓉等药。

（2）言语不利：祛风除痰开窍。方药：解语丹加减。方中以天麻、全蝎、白附子平肝息风除痰；制南星、天竺黄豁痰宁心；石菖蒲、郁金芳香开窍；远志交通心肾；茯苓健脾化湿。按《医学心悟》将中风不语分属于心、脾、肾三经。如病邪偏在脾者可加苍术、半夏、陈皮；如偏在心者可加珍珠母、琥珀；如偏在肾者可用地黄饮子加减。

（三）其他治法

1. 针灸

（1）半身不遂：调和经脉、疏通气血。以大肠、胃经俞穴为主；辅以膀胱、胆经穴位。初病时，仅刺患侧，病程日久后，可先刺健侧，后再刺灸患侧。取穴：上肢：肩髃、曲池、外关、合谷，可轮换取肩髎、肩贞、臂臑、阳池等穴。下肢取环跳、阳陵泉、足三里、昆仑，可轮换取风市、绝骨、腰阳关等穴。

对于初病半身不遂，属中风中经者，可用手足十二针，即取双侧曲池、内关、合谷、阳陵泉、足三里、三阴交共12穴。对于中风后遗症的半身不遂，其疏踝难伸，肘膝挛急者，可用手足十二透穴。此法取手足12穴，用2～3寸长针透穴强刺。这12个穴是：肩髎透臂臑，腋缝透胛缝，曲池透少海，外关透内关，阳池透大陵，合谷透劳宫，环跳透风市，阳关透曲泉，阳陵泉透阴陵泉，绝骨透三阴交，昆仑透太溪，太冲透涌泉。手足十二针和手足十二透穴，临床疗效较好，可供参考。

（2）中风不语：祛风豁痰，宣通窍络。取穴：金津、玉液放血，针内关、通里、廉泉、三阴交等。

（3）中风闭证：开关通窍，泄热祛痰。用毫针强刺或三棱针刺出血。可先用三棱针点刺手十二井穴出血，再刺人中、太冲、丰隆。若手足拘挛或抽搐可酌加曲池、阳陵泉穴。

（4）中风脱证：益气固脱、回阳救逆。多以大柱艾灸，如汗出、肢温、脉起者，再用毫针，但刺激要轻。取穴：灸关元、神阙，刺气海、关元、足三里。如见内闭外脱之证，可先取人中强刺，再针足三里、气海以调其气。

头皮针、耳针治疗中风：头皮针取穴可按《素问·刺热论篇》五十九刺的头部穴位，中行有上星、额会、前顶、百会、后顶；次两旁有五处、承光、通天、络却、玉枕；又次两旁有临泣、目窗、正营、承灵、脑空。每次取 7～9 个穴位，交替使用，宜浅刺留针，留针 15～30min 即可。此法治中风阳闭及中经络偏于邪实之证，有较好疗效。治疗中风先兆症状，可针刺或艾灸风市、足三里等穴。

2. 推拿

推拿适用于以半身不遂为主要症状的中风患者，尤其是半身不遂的重证。其手法：推、擦、按、捻、搓、拿、擦。取穴有风池、肩井、天宗、肩髃、曲池、手三里、合谷、环跳、阳陵泉、委中、承山。推拿治疗促进气血运行，有利于患肢功能的恢复。

3. 中药熏洗

中药熏洗、药浴具有温经活血、通络逐瘀的作用，直接作用在局部，可以明显减轻中风后的肩关节疼痛、手部发胀等直接影响患者运动功能恢复的症状。药物选用红花、川草乌、当归、川芎、桑枝等，以上药物煎汤取 1000～2000mL，煎煮后趁热以其蒸气熏蒸病侧手部，待药水略温后，洗、敷胀大的手部及病侧的肢体，可明显减轻手肿胀等症状。此外，还可选用透骨草、急性子、片姜黄、三棱、莪术、汉防己、穿山甲、威灵仙等药，水煎外洗，亦可取得良好的疗效。

4. 康复训练

中风后强调早期康复，在患者神志清楚，没有严重精神、行为异常，生命体征平稳，没有严重的并发症、合并症时即可开始康复方法的介入，但需注意康复方法的正确选择，要持之以恒，循序渐进。中风急性期患者，以良肢位保持及定时体位变换为主。对于意识不清或不能进行主动运动者，为预防关节挛缩和促进运动功能改善，应进行被动关节活动度维持训练。对于意识清醒并可以配合的患者可在康复治疗师的指导下逐步进行体位变化的适应性训练、平衡反应诱发训练及抑制肢体痉挛的训练等。对言语不利、吞咽困难的患者应进行言语、吞咽功能的训练。

从中医理论出发，在康复中应贯彻"松"和"静"的原则和方法。"松"是精神的放松和偏瘫侧肢体，包括健侧肢体局部的放松。"静"是心静气宁，克服焦躁、压抑的情绪，而且要避免误动、盲动，在"动"中强调动作的质量，而不强求动作的次数。结合现代康复学理论进行针灸治疗可以缓解肢体痉挛，针灸治疗时应注意避免对上肢屈肌和下肢伸肌进行强刺激。对于肢体松懈瘫软者，可以灸法为主。中药煎汤熏洗，对缓解痉挛同样有很好的效果。

六、转归及预后

中风起病以半身不遂、口舌歪斜、言语謇涩为主症而无神识昏蒙者，属中经络，病位较浅，经治疗可逐渐恢复，但大约 3/4 的中风患者遗留言语不利、半身不遂、偏身麻木、饮水呛咳等后遗症。部分患者虽起病时神清，但三五日内病情渐进加重，出现神识昏蒙，由中经络发展为中脏腑，多预后不良。起病即见神昏者多为邪实窍闭，直中脏腑，病位深，病情重，经治疗神志转清者，则预后较好，但多数遗留较明显的后遗症。若昏愦不知，瞳神异常，甚至出现呕血，抽搐，高热，呃逆等，则病情危重，如正气渐衰，多难救治。以突发眩晕，饮水呛咳，言语不能，视一为二等九窍不利症状为主要表现者，也可迅速出现神昏，危及生命。

中风急性期病机转化迅速，如发病时表现为痰热腑实，可因腑气不通，而清阳不升，浊气不降，导致痰浊蒙闭清窍，出现神志障碍；发病时即见神昏者，或为风火上扰、痰热内闭清窍的阳闭证，或为痰湿蒙塞心神的阴闭证，若救治及时得当，一般1星期内神志转清，以痰瘀阻络为主，若治疗不当或邪气亢盛，可迅速耗伤正气，转化为内闭外脱、阴阳离绝而危及生命。如急性期表现为风、火、痰为主者，数日后风邪渐息，火热渐减，而成痰、瘀为患，这时往往病情趋于稳定。一般在发病2~3星期时患者渐显正气不足之象，或以气虚为主，或以阴虚为著，亦有气血亏虚或肝肾精亏，阳气虚衰者。

恢复期和后遗症期，可因痰浊内阻、气机郁滞而出现情绪低落，寡言少语而成郁证，则影响肢体、言语功能的康复；如毒损脑络，神机失用则可渐致反应迟钝，神情淡漠而发展为痴呆；或出现发作性抽搐，肢体痉挛，疼痛，手足肿胀，吞咽困难，小便失禁等症；若调摄不当，致阴血亏虚，阴不敛阳，可再发中风。

七、预防和护理

（一）预防

鉴于中风的发病率、病死率较高，积极加强对本病的预防十分重要。

1.加强先兆症状的观察

古代医家对此积累了一定的经验，如朱丹溪说："眩晕者，中风之渐也。"元代罗天益说："凡大指、次指麻木或不用者，三年中有中风之患。"明代张三锡强调："中风症，必有先兆。中年人但觉大拇指作麻木或不仁，或手足少力，或肌肉微掣，三年内必有暴病。"王清任《医林改错》记录了34种中风前驱症状：有偶尔一阵头晕者，有耳内无故一阵风响者，有无故一阵眼前发直者，有睡卧口流涎沫者，有平素聪明忽然无记性者，有两手长战者，有胳膊无故发麻者，有肌肉无故跳动者，有腿无故抽筋者……王氏还强调说："因不痛痒，无寒无热，无碍饮食起居，人最易于疏忽。"清代李用粹《证治汇补》说："平人手指麻木，不时眩晕，乃中风先兆，须预防之，宜慎起居，节饮食，远房帏，调情志。"实践证明，中风的预防，确应从慎起居、调情志、节饮食三方面着手。所谓慎起居，不仅生活要有规律，注意劳逸适度，更重要的是中、老年人要重视体育锻炼，使气机和调，血脉流畅，关节疏利，防止本病的发生。所谓调情志，是指经常保持心情舒畅，情绪稳定，避免七情所伤。节饮食是指避免过食肥甘厚味，切忌酗酒等。

2.加强对先兆症状的早期治疗

若见眩晕，目眩，肉瞤，抽搐等症，为肝阳偏亢、肝风欲动之象，予平肝息风之钩藤、菊花、白蒺藜、牡蛎、白芍等药。若见肢体麻木、沉滞者，为脉络气血痹阻，予活血通络之丹参、赤芍、鸡血藤等药。

3.关于复发问题

明代秦景明《症因脉治·内伤中风证》提到："中风之证……一年半载，又复举发，三四发作，其病渐重。"沈金鳌《杂病源流犀烛·中风源流》说："若风病即愈，而根株未能悬拔，隔一二年或数年必再发，发则必加重或至丧命，故平时宜预防之，第一防劳暴怒郁结，调气血，养精神，又常服药以维持之。庶乎可安。"由此可见中风容易复发，且复发时病情必然加重，故应强调以预防为主。

（二）护理

中风急性期，重症患者多有五不会，即翻身、咳痰、说话、进食、大小便均不能自主。要严密观察、精心护理，积极抢救，以促进病情向愈，减少后遗症。

1.认真观察病情的变化是判断病情顺逆的重要环节

如患者神志的清醒与昏迷，由昏迷转清醒者为顺，反之为逆；手足转温与逆冷，由逆冷转温者为顺，反之为逆。如伴抽搐，应对其发作次数、表现形式以及持续时间等进行详细观察；对戴阳、呕血、便血等症状表现，都应该仔细观察、记录。脉证的相应与否，对辨别顺逆很重要。如《景岳全书·脉神章》说："凡暴病脉来浮洪数实者为顺，久病脉来微缓软弱者为顺。若新病而沉微细弱，久病而浮洪数实者，皆为逆也。凡脉证贵乎相合。"本病如阳闭之证，脉来沉迟或见到代脉，是有暴亡之可能。后遗症的半身不遂，本属气虚脉缓者，骤然脉弦劲而数，多有复中之可能，所以在护理上均应细察。中风急性期应注意保持呼吸道通畅，定时翻身拍背，鼓励患者咳嗽，咳嗽困难而多痰者，可鼻饲竹沥水清化痰热。对中风后情绪低落或情绪波动患者注意及时发现和治疗。

2.饮食宜忌

中风患者的饮食以清淡为宜。对阳闭者，除鼻饲混合乳外，应每日给菜汤200mL，可用白菜、菠菜、芹菜等。或饮绿豆汤、鲜果汁亦可，皆有清热作用。对阴闭者除鼻饲混合乳之外，每日可用薏苡仁、赤小豆、生山药煮汤，鼻饲200mL左右，具有健脾化湿作用。中经络以半身不遂为主的患者，在急性期可按清淡饮食Ⅰ号配膳，至恢复期以后则可参考清淡饮食Ⅱ号配膳。其膳食原则及内容如下。

清淡饮食Ⅰ号膳食原则：清内热，化痰湿，散瘀血。避免油腻厚味、肥甘助湿助火之品。

膳食内容：绿豆汤、大米山楂汤、小豆山楂汤、莲子汤、豆浆、米粥、藕粉、藕汁、果子汁等。果汁可根据季节用西瓜汁、甘蔗汁、梨汁、荸荠汁等调配。蔬菜以白菜、菠菜、芹菜、冬瓜、黄瓜甘寒为主的菜，进行调配。

清淡饮食Ⅱ号膳食原则：清热育阴，健脾和胃。

膳食内容：稀饭和米粥、绿豆米粥、赤豆苡仁米粥、莲子粥、荷叶粥等；面片、面汤，素馅饺子、包子或馄饨亦可。蔬菜同Ⅰ号，可酌加猪、鸭类的瘦嫩肉和鸡蛋。但少食鸡、牛、羊等肉类。此外，凡中风患者必须戒酒。

3.预防褥疮

中风急性期最易发生褥疮。为防止褥疮的发生，必须做到勤翻身，对神昏者要检查皮肤、衣服、被单是否干燥和平整，当受压皮肤发红时，应用手掌揉擦，或外搽红花酊，以改善局部血液的循环。

4.功能锻炼

鼓励和辅导患者进行功能锻炼，是中风恢复期和后遗症期护理工作的重点。在瘫痪肢体不能自主运动时，应帮助患者被动运动，进行肢体按摩，同时作大小关节屈伸、旋转、内收、外展等活动，以促进气血的运行。当肢体瘫痪恢复到可以抬举时，应加强自主运动，有条件者应接受系统规范的康复训练。

八、现代研究

中风病因其发病率、病死率、致残率及复发率高，而严重影响着中老年人的身体健康和生活质量，同时也给社会和家庭带来沉重的经济负担。20余年来，中医药在中风病防治研究方面取得了很大进展，涉及预防、治疗、康复等多个层面，显示出中医药在治疗中风病方面的优势。其临床研究成果主要体现在中风病证候规范的研究、辨证论治规律的探讨、综合治疗方案的研究评价等。

（一）证候规范的研究

经过对中风病多年的系统研究，中医学术界在中风病病因病机认识上基本达成共识。大量临床研究资料表明，中风病急性期以风、火、痰、瘀为主，恢复期和后遗症期以本虚或虚实夹杂为主，多表现为气虚或阴虚之证，而痰瘀阻络为中风的基本病机。20世纪80年代初期，从事本领域研究的中西医专家对中风病证候诊断的量化问题进行了临床探索，1988年拟定了中风病辨证量表，并进行了初步临床验证。1989年在国家中医药管理局全国中医脑病急症科研协作组工作会议上，全国中医脑病研究领域的专家学者对中风病辨证量表进行讨论修改，确定了《中风病专家经验辨证量表》。1991年相关的研究工作被列入国家"八五"科技攻关项目中，按照临床流行病学的研究方法，开展了前瞻性、多中心、大样本的中风病证候调研，在《中风病专家经验辨证量表》的基础上，研究制定了用于证候量化评定的《中风病辨证诊断标准》。建立了风、火、痰、瘀、气虚、阴虚阳亢六个中风病证候因素；每个证候因素包含若干项具有辨证特异性的症状体征，并根据权重赋予不同的分值；每个证候因素的各项最高分值之和为30分。《中风病专家经验辨证量表》与《中风病辨证诊断标准》的临床对照研究，总体符合情况达到87.79%，证候可辨率为98.8%。

该标准可以较好地表达出不同患者之间的证候差异，既提高了临床辨证的一致性，又可以显示患者的个体特征，对于探讨证候的动态演变规律及其与疾病转归的关系具有重要的临床实用价值。如运用《中风病辨证诊断标准》对中风病始发态（72h以内）的证候发生组合规律及急性期证候演变规律进行研究，结果表明证候发生概率依次从实到虚，即风、痰、火、气虚、血瘀、阴虚阳亢；证候组合十分复杂，有54种组合形式，其中二或三证组合最多，达到62.84%，如风+痰，火+痰，火+痰+瘀等。说明风、火、痰、瘀是中风病急性期的主要病机。

在中风病证候研究的基础上，有学者进一步提出证候具有"内实外虚、动态时空、多维界面"的特征，以及以"证候要素，应证组合"为核心完善中医辨证方法体系的创新思路。即借鉴"降维""升阶"的方法将复杂多变的证候进行梳理，从而提高了中医临床辨证的可操作性。在中风病证候诊断标准研究的基础上，近年来开展了更加科学规范的中风病证候诊断与疗效评价标准的研究，探索中风病证候要素的提取方法，提出了建立病证结合的中风病诊断与疗效评价体系的新思路，力争经过几年的深化研究，建立被认可、立得住、可推广的中风病临床评价标准。

（二）辨证论治方法的研究

针对中风病不同阶段的证候特点，不断探讨新治法新方药，丰富了中风病的临床治疗手段和中医证治理论，提高了中风病的临床疗效。如活血化瘀、清热解毒、化痰通腑等治法已较广泛地应用于中风病的治疗中。

1. 活血化瘀法

多年的临床实践和科学研究表明活血化瘀法是治疗缺血性中风的有效治疗方法，已被中西医学术界和临床医生广泛接受，并成为目前治疗缺血性中风的主要治疗方法。以活血化瘀为主要功效的中成药品种较多，近年研制了多种具有活血化瘀作用的中药注射液，并广泛应用于缺血性中风的治疗，如丹参注射液、川芎嗪注射液、灯盏细辛注射液、三七皂苷注射液、丹红注射液、苦碟子注射液等，临床研究结果都显示了较好的疗效。

中医学认为离经之血便是血瘀。关于出血性中风早期使用活血化瘀药是否安全，也有不同的观点。有人认为运用活血化瘀法治疗脑出血符合中医辨证论治思想，活血化瘀不会引起再出血。但也有学者认为，对脑出血超早期用活血化瘀药治疗应持慎重态度。国家"八五"科技攻关课题组，对具有破血逐瘀通络功效的中风脑得平冲剂治疗出血性中风的作用机制进行了研究，该复方由大黄、桃仁、蒲黄等药物组成。实验研究结果表明：中风脑得平冲剂对自发性高血压大鼠出血性中风神经元有保护作用，可能与降低兴奋性氨基酸的含量有关。并有保护血脑屏障功能，对脑水肿也有明显的防治作用。课题组研制的醒脑健神胶囊，主要由牛黄、郁金、石菖蒲、胆南星、虻虫、川芎组方，具有破血行瘀、化痰、醒脑健神之功效，经过大量的临床观察，对出血性中风具有良好的疗效。实验研究结果提示醒脑健神胶囊可能是通过降低兴奋性氨基酸的含量起到保护神经细胞作用。有学者在"七五""八五"攻关研究的基础上，优选方药，研制适合于出血性中风的静脉注射剂救脑宁注射液。主要成分是三七、牛黄等的提取物，具有活血化瘀、清热解毒、化痰开窍之功。实验研究表明，救脑宁注射液中活血化瘀药与解毒化痰开窍药协同作用，优于单纯的活血化瘀药。结果还表明治疗组在降低颅内压、减轻脑水肿、促进血肿吸收等方面均有明显的效果，可明显降低患者的致残率。由于活血化瘀治疗出血性中风急性期的安全性问题尚缺乏循证医学的研究证据，因此，临床医生在治疗出血性中风急性期时仍慎用活血化瘀药物，一般多在恢复期和后遗症期采用活血通络的方药以促进半身不遂等症的恢复。

2. 清热解毒法

自20世纪80年代以来将清开灵注射液用于中风急性期的治疗，取得了较好的疗效，从而确立了清热解毒法治疗中风急症的新治法。国家"七五"攻关研究成果"清开灵注射液治疗中风病痰热证的临床与实验研究"获得1991年国家科技进步三等奖。有学者根据中风病研究成果进而提出"毒损脑络"的病机学说，指出中风病不同的病程阶段，其证候表现不同，具体到治疗必须重视"毒邪"的作用。认为"毒"主要是因邪气亢盛，败坏形体，即转化为毒。中风后，可产生瘀毒、热毒、痰毒等，毒邪可损伤脑络，包括浮络、孙络与缠络。强调提高脑血管疾病疗效的突破口就中医学而言，是应重视病因病理学说的发展，"毒邪"和"络病"可以作为深入研究的切入点，也即中西医共同研究的结合点。在此基础上又进一步提出了络脉、病络、络病的概念，认为络病是以络脉阻滞为特征的一类疾病，邪入络脉标志着疾病的发展和深化，其基本的病机变化是虚滞、瘀阻、毒损络脉。病络概念的外延是络脉某种具体的非正常的状态，而内涵是以证候表达为核心的联系病因病机的多维界面的动态时空因素，直接提供干预的依据。

近些年，有学者在清开灵研究基础上，根据对中风病"毒损脑络"病机的认识，结合药性理论又创立了由栀子、丹参、黄芩、天麻等药组成的"解毒通络方"，该复方具有泄热解毒、养血和络、调和营卫的作用。实验研究结果显示：解毒通络方具有促进突触再建和增强、完善再建突触效能的作用，在抗脂质过氧化损伤的能力方面解毒通络方与尼莫地平有相当的功效。上述研究对于进一步阐释"毒损脑络"病机学说的科学内涵和清热解毒法治疗中风的作用机制具有重要意义。

3. 化痰通腑法

在 20 世纪 80 年代初开展了化痰通腑法治疗中风病痰热腑实证的临床研究，并总结出应用化痰通腑法的临床指征是便干便秘，舌质红，苔黄腻，脉弦滑有力。目前，该治法已成为中风病急性期的主要治疗方法，近些年很多学者从不同层面对其进行了深入探讨。将 240 例急性缺血性中风患者随机分为治疗组和对照组各 120 例，治疗组服用中风星蒌通腑胶囊，对照组采用西药常规治疗，结果：治疗组总有效率 91.9%，治愈显效率 73.3%；对照组总有效率 69.1%，治愈显效率 38.3%，两组疗效比较，差异有统计学意义（P＜0.01）。两组患者神经功能缺损程度评分和血液流变学各项指标治疗后比较，治疗组较对照组改善明显（P＜0.01 或 P＜0.05）。

4. 醒脑开窍法

醒脑开窍法是治疗中风闭证的传统治疗方法，在安宫牛黄丸、苏合香丸等药物应用的同时，醒脑静注射液是用于治疗中风神昏的中药制剂。有学者报道采用随机对照方法观察 256 例急性缺血性中风患者，治疗组采用醒脑静注射液治疗，对照组采用右旋糖酐 40 静脉滴注，西药基础治疗两组相同。治疗 14d 后，治疗组治愈 10 人，显效 41 人，有效 67 人，无效 26 人，总有效率 80.6%，对照组治愈 5 人，显效 25 人，有效 47 人，无效 49 人，总有效率 61.2%，两组有效率比较差异有统计学意义（P＜0.05）；治疗组能有效改善患者的神经功能缺损，与对照组比较差异有统计学意义（P＜0.05）。通过观察醒脑静注射液对脑缺血再灌注诱导的神经细胞凋亡的防治作用，探讨其神经保护作用的机制，结果显示：醒脑静治疗组较脑缺血再灌注模型组脑组织水肿减轻、梗死面积减小，神经细胞凋亡数目减少，病理损害明显减轻。说明醒脑静注射液可显著抑制由缺血再灌注诱导的脑神经细胞凋亡，从而起到一定程度的神经保护作用。

5. 扶正护脑法

有学者提出扶正护脑法则治疗中风病，突出了正虚（气虚、阴虚）在中风病机转化中的主导作用，进而指出中风急性期治疗的关键在于扶正，通过扶助正气，不仅可以挽救气阴，而且可抑制内生毒邪的产生，达到扶正以祛邪的目的。扶正护脑法则应当贯穿中风急性期治疗的始终，且越早应用越好。以参麦注射液为观察药，以尼莫地平注射液作为对照药进行临床随机对照研究，结果显示，参麦注射液治疗缺血性中风急性期，神经功能改善及总有效率明显高于尼莫地平注射液。另有学者的实验研究报告为扶正护脑法则的确立及应用也提供了一定的科学依据。临床实践表明，具有扶正作用的中药在中风病急性期应用对于稳定病情，促进康复起着重要的作用，但其应用的具体时机和适应证有待通过进一步深入的研究加以明确，以便更好地指导临床用药，提高中风病的疗效。

（三）综合治疗方案的研究

由北京中医药大学、天津中医药大学等全国 11 家单位共同完成的国家"十五"攻关课题"中风病急性期综合治疗方案研究"，在国家"七五""八五""九五"攻关研究成果的基础上，制订了具有辨证论治特点的中风病急性期综合治疗方案。首先开展了通治、辨治、针灸方案与西医治疗方案的多中心、单盲、随机对照研究，通治方案采用一种中药注射液（脑出血用清开灵注射液，脑梗死用苦碟子注射液），辨治方案采用辨证论治口服中药汤剂，针灸方案以针灸治疗为主。根据临床随机对照研究结果，集各治疗方案优势，建立了以辨证论治为特点的综合治疗方案，并进行了多中心的临床验证和评价。随机对照研究结果表明，综合治疗方案疗效优于西医治疗方案，从而优化出疗效可靠、符合临床实际的具有辨证论治特点的中风病急性期综合治疗方案。该方案强调根据中风病证候演变规律，据证立法，依法选方，方证相应，符合中风病证候的动态时空性特征，并突出了复杂干预的效果。该项研究将临床流行病学的方法与中医辨证论治的评价相结合，建立了符合中医学特点的临床研究模式。

20余年来，中风病的临床研究逐步深化，从对一方一药的临床观察到辨证论治为核心的综合治疗方案的研究，经过了多年的研究积累和众多学者的不懈努力，并积极吸收相关学科的理论和方法，如循证医学、临床流行病学、数理统计、医学量表学、生物信息学等。探索了既符合循证医学的要求又能够反映中医药自身特点的临床研究模式与评价方法，为中医药治疗重大疾病的研究提供了可借鉴的模式。中风病综合治疗方案的进一步推广验证，将有力地提高中风病的临床疗效和防治水平。近些年，以中药注射液为代表的一系列中成药在综合医院中已广泛应用于中风病的治疗，但由于缺乏对一些中成药临床疗效的科学评价，难以为临床医生提供最佳的研究证据，在一定程度上导致了医药卫生资源的浪费。因此，应进一步加强对现有临床治疗方法和中成药的临床再评价。同时，应重视中医药对个体化的具体治疗效果的评价，而这种评价难以用多中心、大样本、随机对照的方法完全解决，需研究和建立能够准确反映中医药疗效特点的临床评价方法。多学科的交叉渗透，中西医学的相互促进，将有力地推动中风病的临床研究，中医药在中风病的防治中必将发挥着越来越重要的作用。

九、小结

中风病是一种严重危害人类健康的疾病。根据中医"治未病"的思想，加强中风病防治的研究，是减少发病率、病死率，降低病残率的关键。本病常于急性期病情迅速恶化，进而威胁生命。因此，及时采取救治措施，精心护理，严密地观察病情，把握病势的顺逆，关系到抢救的成败。中风，论其病因病机，多从风、火、痰、气、血立论；论其病位在脑髓血脉，而与肝心脾肾密切相关；论其证候属本虚标实，而急性期侧重在标实，常以风火、痰热、腑实、瘀血证候突出；至恢复期以后侧重本虚，又常以气虚为多见，属气虚血瘀证者较多。治疗方面，应重视辨证分析，据证立法，依法遗方，方证相应。恢复期应尽早进行康复训练，同时还宜采取综合治疗措施，配合针灸、按摩、药浴等，以促进肢体功能的恢复。总之，中医药治疗中风病具有显著的临床疗效，充分利用已取得的临床研究成果，在病证结合基础上，不断探讨疾病与证候的发生演变以及转归预后的规律，总结临床经验，深化临床研究，优化治疗方案，将会进一步提高中风病的临床疗效，降低病死率和致残率，提高患者的生活质量。

第三节　痫病

痫病，又称癫痫，是以发作性的神情恍惚，甚则突然仆倒，昏不知人，口吐涎沫，两目上视，肢体抽搐，或口中怪叫，移时苏醒为主要临床表现的一种疾病。

痫病有关记录始见于《内经》，称为"巅疾"，对其病因及临床表现均有载。在病因方面强调先天因素，《素问·奇病论篇》云："人生而有病巅疾者，病名曰何，安所得之？岐伯曰：病名为胎病，此得之在母腹中时，其母有所大惊，气上而不下，精气并居，故令子发为巅疾也。"这里不仅提出了癫疾的病名，还指出癫疾又称胎病，发病与先天因素有关。《灵枢·癫狂》云"癫疾始作，先反僵，因而脊痛"及"癫疾始作，而引口啼呼，喘悸者"，为关于本病最早的论述。

隋代巢元方《诸病源候论》对本病的临床特点做了细致的描述，对不同类型的癫痫发作情况做了记载，其"癫狂候"云："癫者，卒发仆也，吐涎沫、口歪、目急、手足缭戾，无所觉知，良久乃苏。"已认识到本病是一种发作性神志失常的疾患。并提出痫病病名，"痫候"云："痫者，小儿病也，十岁以上为癫，十岁以下为痫。其发病之状，或口眼相引而目睛上摇，或手足掣纵，或背强直，或颈项反折。""五癫病候"云："发作时时，反目口噤，手足相引，身体皆然""若僵惊，起如狂。"并根据病因的不同将其分为风痫、惊痫、食痫、痰痫等。

唐代孙思邈《备急千金要方》首次提出了癫痫的病名。"候痫法"将癫痫证候归纳为20条，如"目瞳子卒大，黑如常是痫候"；"鼻口青，时小惊是痫候"；"闭目青，时小惊是痫候"；"卧惕惕而惊，手足振摇是痫候"；"弄舌摇头是痫候"等。并强调重视癫痫发作之前的精神状态表现的观察，"夫痫，小儿之恶病也，或有不及求医而致者；然气发于内，必先有候，常宜审察其精神而采其候也"。

宋代严用和对痫病按五脏分类，《济生方·痫瘤论治》："夫癫痫病者……一曰马痫，作马嘶鸣，应乎心；二曰羊痫，作羊叫声，应乎脾；三曰鸡痫，作鸡叫声，应乎肝；四曰猪痫，作猪叫声，应乎肾；五曰牛痫，作牛吼声，应乎肺。此五痫应乎五畜，五畜应乎五脏者也。"

金代张子和对癫痫病机及治疗均有一定认识，所著《儒门事亲》卷四云："大凡风痫病发，项强直视，不省人事，此乃肝经有热也。"认为癫痫发病为肝经热盛所致，治疗则提出"夫痫病不至于目瞪如愚者，用三圣散投之。更用大盆一个，于暖室中令汗下吐三法俱行，次服通圣散，百余日则愈矣"。元代朱丹溪《丹溪心法·痫》指出："痫证有五……无非痰涎壅塞，迷闷孔窍。"从痰浊与痫病的发病关系作了探讨，并提出治疗应"大率行痰为主，用黄连、南星、瓜蒌、半夏，寻火寻痰，分多分少治之，无不愈者"。

明清医家较前者的不同在于将癫、狂、痫三证分而论之，对痫病临床表现进行了较详细的说明。明代王肯堂论述了痫病的主要症状、发病过程和起病突然、具有反复性等特点。《证治准绳·癫狂痫总论》中曰："痫病发则昏不知人，眩仆倒地，不省高下，甚则瘛疭抽掣，目上视或口眼歪斜，或口作六畜之声。"，"痫"篇又载"痫病仆时，口中作声，将醒时吐涎沫，醒后又复发，有连日发者，有一日三五发者。"清代程国彭《医学心悟·癫狂痫》对癫狂痫三病进行了鉴别，并对五痫之说持反对态度，认为"《经》云重阴为癫，重阳为狂，而痫症，则痰涎聚于经络也"，"痫者忽然发作，眩仆倒地，不省高下，甚则瘛疭抽掣，目斜口歪，痰涎直流，叫喊作畜声，医家听其五声，分为五脏……虽有五脏之殊，而为痰涎则一，定痫丸主之；既愈之后，则用河车丸以断其根"。清代李用粹在《证治汇补·痫病》提出阳痫、阴痫的分证方法及相应治则："痫分阴阳：先身热瘛疭，惊啼叫喊而后发，脉浮洪者为阳痫，病属六腑，易治。先身冷无惊瘛啼叫而病发，脉沉者为阴痫，病在五脏，难治。阳痫痰热客于心胃，闻惊而作，若痰热甚者，虽不闻惊亦作也，宜用寒凉。阴痫亦本乎痰热，因用寒凉太过，损伤脾胃变而成阴，法当燥湿温补祛痰。"清代王清任则认为本病与元气虚致"不能上转入脑髓"及脑髓瘀血有关，创龙马自来丹、黄芪赤风汤治疗。

关于痫病的治疗方法，历代医家多认识到其有发作性的特点，主张发作时先行针刺。若频繁发作则于醒后急予汤药调治，着重治标；神志转清，抽搐停止，处于发作间期可配制丸药常服，调和气血，息风除痰，以防痫病再发。

综上所述，《内经》奠定了痫病的理论基础，而后世医家则对其病因、病机、临床症状及治疗进行了较多的补充和发展，虽然有些认识和理论与现代认识有所分歧，但其为现代中医学治疗本病提供了丰富的基础资料。

本病与西医学所称的癫痫基本相同，无论原发性癫痫或某些继发性癫痫，均可参照本篇进行辨证论治。

一、病因病机

本病《内经》称为"巅疾"，可理解为病变部位在巅顶，属于脑病。以卒暴昏仆和四肢抽搐为主症，应属内风证。其病因病机多与先天因素、情志失调、饮食及劳逸失节，跌打外伤或患他病后，导致脏腑功能失调，风、火、痰、瘀肆虐于内而发病。

1.积痰内生

痰与痫病的发生密切相关，积痰内伏是痫病发病的原因之一。故有"无痰不作痫"之论。初病实证，多由痰热迷塞心窍所成；久病虚证，多由痰湿扰乱神明而致。痰有热痰及湿痰之分。热痰之生，可由五志过极或房劳过度成郁火，如郁怒忧思可生肝火；房劳伤肾，肾阴不足，因肾水不济，心火过盛，火邪炼熬津液，酿成热痰；或过食醇酒肥甘，损伤脾胃而生痰热，痰热迷塞心窍可成痫；另外，火邪可触动内伏痰浊，痰随火升，阻蔽心包，可使痫发，即"无火不动痰"之谓。湿痰则可由脾失健运，聚湿而生。

2.先天因素

《慎斋遗书·羊癫风》云："羊癫风，系先天之元阴不足，以致肝邪克土伤心故也。"这里明确提出发病与先天因素有关，由于肝肾阴血不足，心肝之气易于受损，致使肝气逆乱，神不守舍，则发昏仆、抽搐之症。此多见于儿童发病者。

3.惊恐而致

《证治汇补·痫病》云："或因卒然闻惊而得，惊则神出舍空，痰涎乘间而归之。"可见惊对癫痫的发作至关重要。因惊则心神失守，如突然感受大惊大恐，包括其他强烈的精神刺激都可导致发痫，此即《诸病源候论》所称惊怖之后，气脉不足，因惊而作痫者。

4.脑部外伤

多由跌扑挫伤，或出生难产，致脑窍受伤，神志逆乱，昏不知人，瘀血阻滞，络脉不和，可致痫病发生。

由于痫病多时发时止，反复发作，日久必然影响到五脏的功能，导致五脏气血阴阳俱虚，即所谓"痫久必归五脏"，故多见虚实夹杂、正虚邪实。

综上所述，本病病位在脑，以头颅神机受损为本，心、肝、脾、肾脏腑功能失调为标，病因病机总不离风、痰、火、瘀，而其中尤以积痰为主要。内风触动痰、火、瘀之邪，气血逆乱，清窍蒙蔽则发病。正如《临证指南医案·癫痫门》按语所云："痫证或由惊恐，或由饮食不节，或由母腹中受惊，以致脏气不平，经久失调，一触积痰，厥气内风，卒焉暴逆，莫能禁止，待其气反然后已。"

二、诊断

（一）发病特点

具有突然、短暂、反复 3 个特点。发病突然，指起病急，若有发作前的前驱症状，也为时极短，旋即昏仆、抽搐发作。短暂，指发作时间短，一般发作至神志转清 5～15min。但病情有轻重的不同，发作时间也有长短的区别。有的突然神志丧失仅几秒钟，有的神昏抽搐持续半小时以上而不能自止。反复，指反复发作，发无定时，但其间歇长短亦因病情轻重而不同，严重者有一日数十次以上发作的，也有数日一发者，比较轻的患者有逾月或半年以上一发者。

（二）临床表现

（1）发作前可有眩晕、胸闷、叹息等先兆发作时一般具有神志失常和（或）肢体抽搐等特定的临床症状。因证候轻重之异，发作表现各有不同。小发作者，表现为突然神志丧失而无抽搐，如患者突然中断活动，手中物件掉落，或短暂时间两目凝视、呆木不动、呼之不应，经几秒钟即迅速恢复，事后对发作情况完全不知。大发作者症见来势急骤，卒倒叫号，昏不知人，频频抽掣，口吐涎沫，经数分钟，甚至数十分钟，神志渐清，苏醒后对发作情况一无所知，常觉全身倦怠，头昏头痛，精神萎靡。一般来说，发作时间短、间歇时间长者病情轻，反之，则病情重。

（2）多有先天因素或家族史尤其发于幼年者，发作前多有诱因，如惊恐、劳累、情志过极、饮食不洁或不节，或头部外伤、劳累过度等。

（3）临床检查有阳性表现脑电图检查可有阳性表现，颅脑 CT 及 MRI 检查有助于诊断。

三、鉴别诊断

1. 中风

痫病重症应与中风鉴别。清代李用粹《证治汇补·痫与卒中痉病辨》云："三症相因，但痫病仆时口作六畜声，将醒时吐涎沫，醒后复发，有连日发者，有一日三五发者。若中风……则仆地无声，醒时无涎沫，亦不复发。唯痉病虽时发时止，然身体强直，反张如弓，不似痫病身软作声也。"痫病与中风虽可同有昏仆，然痫病多仆地有声，神昏片刻即醒，醒后如常，且多伴有肢体抽搐、口吐白沫、四肢僵直、两手握固、双目上视、小便失禁等，多无半身不遂、口眼歪斜等，并有多次发作病史可寻；中风则仆地无声，神昏者多较重，持续时间长，需经救治或可逐渐清醒，多遗有半身不遂、偏身麻木诸症存在。但应注意少数中风先兆者表现与癫痫相似，对年龄 40 岁以上首次发作者需注意鉴别。临床上中风有继发癫痫者。

2. 痉病

痫病与痉病均有时发时止、四肢抽搐拘急症状，但痫病发时可有口吐涎沫及口中可有异常叫声，发作后四肢软倦，短时内神志转清，不伴发热；痉病发时多身强直而兼角弓反张，不易清醒，常伴发热，多有原发病存在。

3. 厥证

厥证除见突然仆倒，昏不知人外，还可见面色苍白、四肢厥冷，而无痫病之口吐涎沫，两目上视，四肢抽搐和口中怪叫等症状，临床上可资鉴别。

四、辨证

（一）辨证要点

1. 辨病情轻重

判断本病之轻重决定于两个方面，一是病发持续时间之长短，一般持续时间长则病重，短则病轻；二是发作间隔时间久暂，间隔时间久则病轻，短暂则病重，临床表现的轻重与痰结之深浅和正气的盛衰相关。

2. 辨证候虚实

痫病发作期多见痰火扰神或风痰闭窍，以实为主或实中挟虚，休止期多见心脾亏虚，多属虚证或虚中挟实。阳痫发作多实，阴痫发作多虚。

（二）证候

发作期分阳痫、阴痫两类，休止期分脾虚痰盛、肝火痰热、肝肾阴虚3种证候。

1. 发作期

（1）阳痫证：发作前常有头晕头痛，胸闷，善欠伸等先兆症状，或可无明显症状，旋即昏倒仆地，不省人事，面色先潮红、紫红，继之青紫或苍白，口唇青暗，两目上视，牙关紧闭，颈项侧扭，项背强直，四肢抽掣，或喉中痰鸣，或口吐涎沫，或发时有口中怪叫，甚则二便自遗，移时苏醒，除感疲乏无力外，一如常人。舌质红或暗红，苔多白腻或黄腻，脉弦数或弦滑。

病机分析：头晕头痛，胸闷欠伸为风痰上逆；内风挟痰横窜，气血逆乱于胸中，心神失守，故昏仆、不省人事；面色先潮红系由风阳上涌而成，继之面色紫红、青紫或苍白、口唇青暗皆由风痰、痰热蔽塞心胸，阳气受遏，或血行瘀阻，使清气不得人，而浊气不得出所致；重者发痫时手足冰冷，两目上视，牙关紧闭，颈项侧扭，四肢抽掣皆由内风窜扰筋脉所成。喉中痰鸣、口吐涎沫、并发怪叫等，按《张氏医通·痫》所论："惟有肝风故作搐搦，搐搦则通身之脂液逼迫而上，随逆气而吐出于口也。"舌红属热，苔腻主湿盛，黄腻苔为内蕴痰热；其脉弦滑，属风痰内盛之征。唯风痰聚散无常，故反复发作而醒后一如常人。

本证若调治不当，或经常遇有惊恐、劳累、饮食不节等诱因触动，导致频繁发作，进而正气渐衰，湿痰内盛，可转变为阴痫。

（2）阴痫证：发作时面色黯晦萎黄，手足清冷，双眼半开半合而神志昏愦，偃卧拘急，或颤动、抽搐时发，口吐涎沫，一般口不啼叫，或声音微小。也有仅表现为呆木无知，不闻不见，不动不语；或动作中断，手中持物落地；或头突然向前倾下，又迅速抬起；或仅二目上吊数秒至数分钟即可恢复，而病发后对上述症状全然不知，多一日数次频作。醒后全身疲惫，数日后逐渐恢复，或醒后如常人。舌质淡，苔白腻，脉多沉细或沉迟。

病机分析：本证在儿科常由慢惊之后痰迷心窍而成。成人则因阳痫病久，频繁发作使正气日衰，痰结不化，逐渐演变而来。阴痫病主在脾肾先后天受损，一则气血生化乏源，再则命火不足，气化力薄，水寒上泛，故发痫时面色黯晦萎黄，手足清冷；湿痰上壅，蒙蔽神明，故双眼半开半阖，神志昏愦；如血不养筋，筋膜燥涩，虚风暗煽，则偃卧拘急或颤动抽搐时发；口吐涎沫乃内伏痰湿壅盛，随气逆而涌出；口不啼叫或叫声微小，是虽有积痰阻窍所致；呆木无知，二目上吊是神明失灵之象；痫病频发，耗伤正气，而见全身疲倦，数日方可恢复。舌腻脉沉，均属阳虚湿痰内盛之征。

2. 休止期

（1）脾虚痰盛：神疲乏力，身体瘦弱，食欲不佳，大便溏薄，咯痰或痰多，或恶心泛呕，或胸宇痞闷。舌质淡，苔白腻，脉濡滑或细弦滑。

病机分析：脾虚生化乏源，气血不足，故神疲乏力，身体瘦弱；因积痰内伏日久则伤脾，脾虚则痰浊日增，壅塞中州，升降失调，食欲不佳、恶心泛呕、咯痰胸闷、大便溏薄。

（2）肝火痰热：平素情绪急躁，每因焦急郁怒诱发病发生，痫止后，仍然烦躁不安，失眠，口苦而干，便秘，或咯痰胶稠。舌质偏红，苔黄，脉弦数。

病机分析：肝火亢盛则情绪急躁，口苦而干；痫止后急躁加重者，因风阳耗竭肝阴，虚火内扰而致；肝火扰乱心神，心烦失眠；肝火煎熬津液，结而为痰，故痰胶稠咳吐不爽。

（3）肝肾阴虚：痫病频发，神思恍惚，面色晦暗，头晕目眩，两目干涩，耳轮焦枯不泽，健忘失眠，腰酸腿软，大便干燥。舌质红，脉细数。

病机分析：痫病频发则气血先虚，肝肾俱亏，肾精不足，髓海失养，可见神思恍惚，面色晦暗，健忘诸症；肝血不足，两目干涩，血虚肝旺故头晕目眩；肾开窍于耳，主腰膝，故肾精虚亏则耳轮焦枯不泽，腰酸腿软；阴亏大肠失润则便秘。舌质红，脉细数，为精血不足之征。

以上3种证候，临床上可互相转化。因痫病总属神志疾患，故五志之火常是主要的诱发因素，心肝之火可以动痰，火与痰合则痰热内生，痰热耗气日久，必致中气虚乏，痰浊愈盛即成脾虚痰盛之证；痰热灼阴也可出现肝肾阴虚之证。另外，以痫久必归五脏，若病程长、发作频者，由肝肾阴精不足，虚火炼液生痰，可在阴虚的基础上出现肝火痰热之证；脾虚痰盛者，如遇情志之火所激，也可使痰浊化热而见肝火痰热的证候。

五、治疗

（一）治疗原则

1. 治分新久

大抵痫病初发，多为阳痫，治以息风涤痰泻火为主。痫病日久，多属阴痫，以补益气血，调理阴阳为大法。肝虚者养其血，肾虚者补其精，脾气虚者助其运，心气不足者，安其神，总以补虚为本。

2. 病分急缓

病发为急，以开窍醒神定痫以治标；平时为缓，以去邪补虚以治其本。

3. 重视行痰

治病当重行痰，而行痰又当顺气。顽痰胶固，需辛温开导，痰热胶着须清化降火。要言之，本病治疗主要在风、痰、火、虚4个字。

（二）治法方药

1. 发作期

（1）阳痫证：急以开窍醒神，继以泻热涤痰，息风定痫。方药：急救时针刺人中、十宣、合谷等穴以醒神开窍，或可静脉用清开灵注射液，或灌服清热镇惊汤。方中生石决明平肝息风，紫石英镇心定惊，龙胆草泻肝经之实火，与山栀、木通同用有通达三焦利湿之效。用生大黄泻热，反佐干姜辛开苦降和胃降逆，又助天竺黄、胆南星清热豁痰；远志、石菖蒲逐痰开窍；天麻、钩藤息风止痉；柴胡为引经药，又能疏气解郁，配用朱砂、麦门冬可防龙胆草等苦燥伤阴，兼可安神。

此外，尚可用汤药送服定痫丸，方中天麻、全蝎、僵蚕平肝息风而止抽搐；川贝母、胆南星、半夏、竹沥、石菖蒲化痰开窍，而降逆气；琥珀、茯神、远志、辰砂镇心安神而定惊；茯苓、陈皮健脾理气；丹参、麦门冬理血育阴；姜汁、甘草可温胃和中。服药后如大量咯痰，或大便排出黏痰样物者，均属顽痰泄化现象，为病情好转的表现。

（2）阴痫证：急以开窍醒神，继以温阳除痰，顺气定痫。方药：急针刺人中、十宣穴以开窍醒神，或可静脉用参附注射液，或灌服以五生饮合二陈汤。五生饮中以生南星、生半夏，生白附子辛温除痰，半夏兼以降逆散结，南星兼祛风解痉，白附子祛风痰、逐寒湿；川乌大辛大热，散沉寒积滞，黑豆补肾利湿。合二陈汤顺气化痰，共奏温阳、除痰、定痫之功效。

2. 休止期

（1）脾虚痰盛：健脾化痰。方药：六君子汤加减。若痰多加制南星、瓜蒌，呕恶者加竹茹、旋覆花；便溏者加薏苡仁、白扁豆。若痰黄量多，舌苔黄腻者，可改用温胆汤。

（2）肝火痰热：清肝泻火，化痰开窍。方药：用龙胆泻肝汤合涤痰汤加减。方以龙胆草、山栀、黄芩、木通等泻肝经实火；半夏、橘红、胆南星、石菖蒲化痰开窍。若项强直视，手足抽搐者，可兼用化风锭1～2丸。

（3）肝肾阴虚：滋养肝肾。方药：大补元煎加减。方中熟地、山药、山茱萸、杜仲、枸杞子均滋养肝肾之品；还可酌情加用鹿角胶、龟板胶、阿胶等以补髓养阴，或牡蛎、鳖甲以滋阴潜阳。若心中烦热者可加竹叶、灯心草以清热除烦；大便干燥者，加肉苁蓉、当归、火麻仁以滋液润肠。也可用定振丸，滋补肝肾，而息风止痫。在休止期投以滋养肝肾之品，既能息风，又能柔筋，对防止痫病的频发具有一定的作用。

有外伤病史而常发痫者，或痫病日久频繁发作者，常可见瘀血之证，如头痛头晕，胸中痞闷刺痛，气短，舌质暗或舌边有瘀点、瘀斑，脉沉弦。治疗应重视活血化瘀，并酌加顺气化痰，疏肝清火等品，如通窍活血汤加减。另外上述各证方中，均可加入适量全蝎、蜈蚣等虫类药，以息风解毒、活络解痉而镇痫，可提高疗效。一般多研粉，每服1～1.5g，每日2次为宜，小儿酌减。

（三）其他治法

1. 单方验方

（1）三圣散（《儒门事亲》）：防风、瓜蒂、藜芦。用于痰涎壅盛的阳痫，但体虚者慎用。

（2）七福饮（《景岳全书》）：人参、熟地、当归、炒白术、炙甘草、酸枣仁、远志。用治痫病气血俱虚而心脾为甚者。

（3）平补镇心丹（《和剂局方》）：龙齿、远志、人参、茯神、酸枣仁、柏子仁、当归身、石菖蒲、生地、肉桂、山药、五味子、麦门冬、朱砂。治痫病止时惕惕不安，因惊怖所触而发者。

2. 针灸

多用于发作期，法拟豁痰开窍，平肝息风。取穴以督脉、心及心包经穴为主，痫发时刺用泻法。

（1）主方：分两组，可交替使用：①百会、印堂、人中、内关、神门、三阴交。②鸠尾、中脘、内关、间使、太冲。

（2）加减法：①阳痫而抽掣搐搦重者，酌加风池、风府、合谷、太冲、阳陵泉。②阴痫而湿痰盛者，酌加天突、丰隆，灸百会、气海、足三里。③癫痫反复频发者，针印堂、人中，灸中脘，也可针会阴、长强穴。

六、转归及预后

痫病转归及预后取决于患者的体质强弱及正气盛衰、邪气轻重。本病发病有反复发作的特点，病程一般较长，少则一两年，甚则终身不愈。体质强，正气足者，治疗恰当，痫发后调理适当，可控制发作次数，但多难以根治；体质弱，正气不足，痰浊沉固者，多迁延日久，缠绵难愈，预后较差。故如病为阳痫者，治疗确当，痫止后再予丸药调理数月，可以控制发作；阴痫及久病正虚而邪实者，则疗效较差。阳痫初发或病程在半年以内者，尤应重视休止期的治疗和精神、饮食的调理，如能防止痫病的频繁发作，一般预后较好。如虽病阳痫，但因调治不当，或经常遇有情志不遂、饮食不节等诱因的触动，可致频繁发作，进而正虚邪盛转变为阴痫。另外，若频繁反复发作者，少数年幼患者智力发育受到影响，可出现智力减退，甚至成为痴呆，或因昏仆跌伤而致后遗症，也可因发痫时痰涎壅盛，痰阻气道，而成窒息危候，若不能及时抢救，致阴阳离决而亡。

七、预防和护理

痫病预防有二：一是对已知的致病因素和诱发因素的预防，以及采取增强体质的有关措施。最重要的是保持精神愉快，情绪乐观，避免精神刺激，怡养性情。生活宜规律，起居有节。适当参加文娱活动和体育锻炼，不可过劳，保证充足的睡眠。对病程长、体质差的患者，适当加强营养也很重要。二是加强休止期的治疗，防止痫病频繁发作，延长发作的间歇时间，也是预防的重要方面。痫病患者不宜参加驾驶及高空作业等，不宜骑自行车，以免发生意外。孕妇应加强保健，避免胎元受损。

本病的护理工作非常重要。对病情观察要认真仔细，重视神志的变化、持续的时间和证候表现以及舌象、脉象、饮食、睡眠和二便的情况，为辨证论治提供可靠的资料。对频繁发作者，要加用床挡等保护装置，以免发作时从床上跌下。有义齿者应取下。痫病发作时，应用裹纱布的压舌板放于上下磨牙间，以免咬伤舌头。神志失常者，应加强护理，以免发生意外。对痫病日久又频繁发作的重症患者，于发作时特别应注意保持呼吸道的通畅，以免发生窒息死亡。饮食宜清淡，多吃青菜，或选用山药、薏苡仁、赤豆、绿豆、小米煮粥，可收健脾化湿的功效。忌过冷过热食物刺激，少食肥甘之品，减少痰湿滋生。

八、现代研究

痫病，即西医学癫痫，患病率在国内外调查约为0.5%，一般人群的年发病率为（50～70）/10万，是神经科疾病中仅次于中风的第2大常见疾病，我国约有600万以上的癫痫患者，且每年新发患者在65万～75万人。加强中医药对其防治研究十分必要。

对于本病的病名，20世纪90年代前一直沿用"癫痫"病名，与西医学病名相同，至90年代后逐渐统一为"痫证"，现多痫证与痫病同用。

对于本病的证候学研究，1991年11月由北京中医学院东直门医院草拟方案，于1992年7月由国家中医药管理局全国脑病急症协作组讨论制定了《痫病诊断与疗效评定标准》，对痫病的病名诊断、病类诊断、证类诊断标准及分期标准、疗效评定标准，将痫病分为风火上炎、风动痰阻、瘀血内停、心脾两虚、肾元不足5个证型；目前现行的《中医病证诊断疗效标准》则将痫病分为痰火扰神、血虚风动、风痰闭窍、瘀阻脑络、心脾两虚及肝肾阴虚6个证型，目前中医药对痫病的临床研究多以以上2个辨证诊断标准相互参照此为指导，对痫病的规范化研究起到了一定的作用。但近十年来对于痫病的中医药研究目前尚无突破性的研究成果报道，文献以临床治验总结为多，有些文献结合了对药物治疗的机制研究，为进一步明确癫痫的中医药治疗机制进行了探索。

（一）脏腑辨证

1. 从肝论治

癫痫以抽动为特点，动者属风，责之于肝，故多从肝论治。有学者通过对108例癫痫患者在西药治疗基础上运用柴胡疏肝汤（柴胡、桂枝、生龙骨、生牡蛎、川芎、当地、白芍、半夏、黄芩、党参、钩藤、生姜、大枣、甘草）治疗后提出：癫痫的治疗以小柴胡汤疏肝为主，可起到多靶点治疗的目的，利用癫痫动物模型对其药物作用机制进行研究，证实其对脑的电生理及神经递质均有影响。

2. 从脾论治

以温中健脾治疗腹型癫痫。腹型癫痫，中医古名"内钓"。根据文献记载，其以中阳不足，脏腑虚寒为发病关键，认为腹型癫痫的病因与寒湿关系密切，寒滞中焦，脾失健运，痰自内生，阻遏气机，不通则痛，病乃作。其提出的由湿致痫之论值得深入探讨。建中汤能温中补虚，和里缓急而止腹痛，有学者以建中汤为基础配合生铁落饮益气温里，治疗儿童腹型癫痫，通过对发作次数观察结果显示，有效率为84.2%，脑电图改善与临床疗效基本一致。

（二）从风痰论治

中医学认为其发病主要是"风""痰"为患。风主动摇故抽搐，痰蒙清窍、瘀阻脑络而神昏。因此，定痫息风、豁痰开窍、活血化瘀法是治疗痫病的常法。目前，运用传统成方的有：五痫神应丸、白金丸、定痫丸、温胆汤、风引汤、磁朱丸、紫金锭等，但疗效不等。也有在传统方基础上化裁应用者，如以白金丸化裁组方定痫散（白矾、郁金、石菖蒲、僵蚕、朱砂等）治疗。

（三）从瘀论治

有学者认为痫病主要病机为瘀血生风，应从瘀治癫痫。提出痫病大脑"致痫灶"微循环和代谢障碍病理与中医局部微观"血瘀"证有相同之处。痫病顽疾反复发作，病程缠绵迁延不愈，与久病多瘀、久病入络及久病多虚致气血亏虚，运血无力，血行不畅则瘀滞脑部，脑部脉络，气血不能上荣脑髓，元神失养，神机失用则发痫病。瘀血不行为痫病发病的主要病机过程，采用化瘀之法可堵邪生之源，治其之本。

（四）单味中药及提取物

利用现代药理研究手段，从中药中提取有效成分治疗癫痫，是探索治疗本病的有效途径。有学者临床观察到曾经多种抗惊厥药物长期治疗而未获满意疗效者，在加用青阳参 2～9 个月后，癫痫发作的次数减少 80% 以上者达 65.63%（21/32），脑电图变化不论是局灶性异常或弥散性异常，均随病情好转而改善。另有学者对柴胡皂苷对癫痫大鼠脑电的影响研究显示，柴胡皂苷对癫痫大鼠脑电图及痫性发作有改善作用。

（五）中西医结合

有学者报道以拉莫三嗪合定痫丸（天麻、川贝母、姜半夏、茯苓、茯神、丹参、麦门冬、石菖蒲、胆南星、全蝎、僵蚕、琥珀、远志、陈皮、朱砂、甘草）治疗 118 例，总有效率 71.19%。采用丙戊酸钠或卡马西平合用调督抗痫胶囊（全蝎、白花蛇、紫河车、桑寄生、桂枝、制南星、荷叶、冰片、川芎）治疗癫痫，疗效优于单纯西药治疗。

（六）分型治疗

以往中医药治疗癫痫对部分性发作及癫痫持续状态报道较少，20 世纪 90 年代后逐渐增加。

1. 癫痫持续状态

在癫痫持续状态时先予针刺及中成药促醒，控制抽搐，后以中药煎剂治疗，辨证以阴阳为纲。阳衰者以苏合香丸水化灌服，参附注射液静推或静点。阴竭者以安宫牛黄丸水化灌服，静推参附注射液或清开灵注射液。抽搐重者可予紫雪丹水化灌服；并强调息风涤痰应贯彻癫痫治疗始终。体现中医急症处理的特点。

2. 痛型癫痫

采用天麻钩藤饮（天麻、钩藤、石决明、黄芩、茯苓、石菖蒲、白芍、菊花、女贞子、胆南星）治疗小儿头痛癫痫 15 例，总有效率 93.5%。

3. 精神运动型癫痫

采用顺气豁痰法治疗小儿精神运动型癫痫，基本方：石菖蒲、青果、半夏、青礞石、胆南星、陈皮、枳壳、川芎、沉香、六曲。根据辨证分型加减，痰浊迷窍型用基本方；痰火壅盛型原方加黄芩、栀子、代赭石，痰浊动风型酌加僵蚕、钩藤、生铁落；正气偏虚型加太子参、茯苓。治 38 例，总有效率 76.3%。

4. 腹型癫痫

腹型癫痫发作的主要症状就是反复发作的无其他原因的腹痛，其主要病机是积痰内伏，阻滞经络，气机壅塞，血瘀阻络，治疗以五磨饮子合手拈散、芍药甘草汤为主，根据证型再加减。

（七）其他疗法

针灸疗法在痫病的治疗中也运用较广。采用以大椎为主穴，辅穴辨证配穴：头晕神疲及脑外伤者配百会、神庭、本神、三阴交、太冲；纳差痰盛胸脘痞闷者配丰隆、中脘、内关、膻中；儿童及久病体弱者配脾俞、肝俞、丰隆、足三里诸穴；正值大发作即时强刺激人中、涌泉、内关、百会，缓解后起针，总有效率为81.5%。

另外穴位埋线在痫病治疗中报道较多，穴位埋线是经络理论和现代医学结合的产物，除了利用腧穴的功能外，还可通过羊肠线在穴位产生比针刺更为长久的刺激作用。有学者报道以头穴为主埋植药线治疗癫痫，治疗组112例，取百会、率谷为主穴，风痫型配风门、肝俞，食痫型配胃俞、足三里，痰痫型配脾俞、丰隆，血瘀型配膈俞、血海，先天型配肾俞、心俞；对照组63例，以鸠尾、癫痫（经外奇穴，大椎穴与尾骨端的中点处）。结果治疗组总有效率93.7%，对照组总有效率84.1%，经统计学处理，治疗组疗效优于对照组。

另外还有采用头针、化脓灸、割治、挑刺等方法治疗者。

总结以上，近年来中医药在癫痫的预防发作、提高疗效、减少抗癫痫药物的不良反应等方面取得了一定的进展，但中医药对本病的辨证分型和疗效评定标准尚不统一，治疗结果及对照标准缺乏公正客观，辨证施治的辨证标准存在差异，难以客观、科学地评价。今后应在中医理论指导下，规范痫病的辨证分型及评定标准。在发挥中医整体辨证论治优势的同时，结合现代医学研究方法深入探讨，推动癫痫临床研究的进步和提高，力求更有效地攻克这一顽疾。

九、小结

痫病是一种短暂性发作性脑病，中医对本病历代论述较多：其病机后世医家多强调积痰内伏，每由情志不遂或劳累等因诱发，以致气逆、风阳挟痰上扰，阻塞心窍而发病。痫病初发多为阳证、实证，当以息风涤痰定痫为主；痫病既久，多为阴证、虚证，当以益气、育阴、养血为主。本病发作期，总以定痫治标为先，而休止期以调补气血，强健脾胃，滋养肝肾为主。

第四节　眩晕

眩晕是以目眩与头晕为主要表现的病证。目眩即眼花或眼前发黑，视物模糊；头晕即感觉自身或外界景物摇晃、旋转，站立不稳。两者常同时并见，故统称为"眩晕"。

眩晕最早见于《内经》，称为"眩冒""眩"。《内经》对本病病因病机的论述主要包括：外邪致病，如《灵枢·大惑论》说："故邪中于项，因逢其身之虚……入于脑则脑转。脑转则引目系急，目系急则目眩以转矣。"因虚致病，如《灵枢·海论》说："髓海不足、则脑转耳鸣，胫酸眩冒。"《灵枢·卫气》说"上虚则眩"。与肝有关，如《素问·至真要大论篇》云："诸风掉眩，皆属于肝。"与运气有关，如《素问·六元正纪大论篇》云："木郁之发甚则耳鸣眩转。"

汉代张仲景对眩晕一病未有专论，仅有"眩""目眩""头眩""身为振振摇""振振欲擗地"等描述,散见于《伤寒论》和《金匮要略》中。其病因,或邪袭太阳,阳气郁而不得伸展;或邪郁少阳,上干空窍;或肠中有燥屎,浊气攻冲于上;或胃阳虚,清阳不升;或阳虚水泛,上犯清阳;或阴液已竭,阳亡于上;或痰饮停积胃中(心下),清阳不升等多个方面,并拟订出相应的治法方药。例如,小柴胡汤治少阳眩晕;刺大椎、肺俞、肝俞治太少并病之眩晕;大承气汤治阳明腑实之眩晕;真武汤治少阴阳虚水泛之眩晕;苓桂术甘汤、小半夏加茯苓汤、泽泻汤等治痰饮眩晕,等等,为后世论治眩晕奠定了基础。

隋、唐、宋代医家对眩晕的认识,基本上继承了《内经》的观点。如隋代巢元方《诸病源候论·风头眩候》说:"风头眩者,由血气虚,风邪入脑,而引目系故也……逢身之虚则为风邪所伤,入脑则脑转而目系急,目系急故成眩也。"唐代王焘《外台秘要》及宋代《圣济总录》亦从风邪立论。唐代孙思邈的《备急千金要方》则提出风、热、痰致眩的论点。在治疗方面,诸家方书在仲景方药的基础上,又有发展,如《外台秘要》载有治风头眩方9首,治头风旋方7首;《圣济总录》载有治风头眩方24首。

金元时期,对眩晕从概念、病因病机到治法方药等各个方面都有所发展。金代成无己在《伤寒明理论》中提出了眩晕的概念,还指出了眩晕与昏迷的鉴别:"伤寒头眩,何以明之?目毛非毛而见其毛,眩非元(玄)而见其元(玄,黑色)。毛为眼花,眩为眼黑。眩也、运也、冒也,三者形俱相近。有谓之眩者,有谓之眩冒者;运为运转之运,世谓之头旋者是也矣;冒为蒙冒之冒,世谓之昏迷者是矣。"金代刘完素在《素问玄机原病式·五运主病》中给眩晕下的定义是:"掉,摇也;眩,昏乱旋运也。"并主张眩晕的病因病机应从"火"立论:"所谓风气甚而头目眩运者,由风木旺,必是金衰,不能制木,而木复生火,风火皆属阳,多为兼化;阳主乎动,两动相搏,则为之旋转。"张子和则从"痰"立论,提出吐法为主的治疗方法,他在《儒门事亲》中说:"夫头风眩运……在上为之停饮,可用独圣散吐之,吐讫后,服清下辛凉之药。凡眩运多年不已,胸膈痰涎壅塞,气血颇实,吐之甚效。"李杲《兰室秘藏·头痛》所论恶心呕吐,不食,痰唾稠黏,眼黑头旋,目不能开,如在风云中,即是脾胃气虚、浊痰上逆之眩晕,主以半夏白术天麻汤。认为:"足太阴痰厥头痛,非半夏不能疗;眼黑头眩,风虚内作,非天麻不能除。"元代朱丹溪更力倡"无痰不作眩"之说,如《丹溪心法·头眩》说:"头眩,痰挟气虚并火,治痰为主,挟补气药及降火药。无痰则不作眩,痰因火动,又有湿痰者。"

明、清两代对眩晕的论述日臻完善。对眩晕病因病机的分析颇为详尽。如明代徐春甫的《古今医统大全·眩运门》以虚实分论,提出虚有气虚、血虚、阳虚之分;实有风、寒、暑、湿之别。并着重指出"四气乘虚""七情郁而生痰动火""淫欲过度,肾家不能纳气归元""吐血或崩漏,肝家不能收摄营气"是眩晕发病之常见原因。刘宗厚《玉机微义》、李梴《医学入门》等书,对《内经》"上盛下虚"而致眩晕之论,作了进一步的阐述,认为"下虚者乃气血也,上盛者乃痰涎风火也"。张景岳则特别强调因虚致眩,认为:"无虚不能作眩""眩运一证,虚者居其八九,而兼火兼痰者,不过十中一二耳"(《景岳全书·眩运》)。陈修园则在风、痰、虚之外,再加上火,从而把眩晕的病因病机概括为 "风""火""痰""虚"四字。此外,明代虞搏提出"血瘀致眩"的论点,值得重视。虞氏在《医学正传·眩运》中说:"外有因呕血而眩冒者,胸中有死血迷闭心窍而然。"对跌仆外伤致眩晕已有所认识。

关于眩晕的治疗，此期许多著作，集前人经验之大成，顿为详尽。如《医学六要·头眩》即分湿痰、痰火、风痰、阴虚、阳虚、气虚、血虚、亡血、风热、风寒、死血等证候立方。《证治汇补》亦分湿痰、肝火、肾虚、血虚、脾虚、气郁、停饮、阴虚、阳虚。程国彭除总结了肝火、湿痰、气虚、肾水不足、命门火衰等眩晕的治疗大法外，并着重介绍了以重剂参、对、芪治疗虚证眩晕的经验。叶天士《临证指南医案·眩晕》华岫云按，认为眩晕乃"肝胆之风阳上冒"，其证有夹痰、夹火、中虚、下虚之别，治法亦有治胃、治肝之分。"火盛者先生用羚羊、山栀、连翘、天花粉、玄参、鲜生地、丹皮、桑叶以清泄上焦窍络之热，此先从胆治也；痰多者必理阳明，消痰如竹沥、姜汁、菖蒲、橘红、二陈汤之类；中虚巧用人参，外台茯苓饮是也；下虚者必从肝治，补肾滋肝，育阴潜阳，镇摄之治是也"。

此外，元、明、清，分医家还认识到某些眩晕与头痛、头风、肝风、中风诸证之间有一定的内在联系，如朱丹溪云："眩运乃中风之渐。"张景岳亦谓："头眩有大小之异，总头眩也……至于中年之外，多见眩仆卒倒等证，亦人所常有之事。但忽运忽止者，人皆谓之头运眼花；卒倒而不醒者，人必谓之中风中痰。"华岫云在《临证指南医案·眩晕门》按语中更明确地指出："此证之原，本之肝风；当与肝风、中风、头风门合而参之。"这些论述也是值得注意的。

总之，继《内经》之后，经过历代医家的不断总结，使眩晕的证治内容更加丰富、充实。近代学者对前人的经验与理论进行了全面的整理，并在实践的基础上加以提高，在本病的辨证论治、理法方药等方面都有进一步的发展。

眩晕作为临床常见症状之一，可见于西医学的多种病症。如椎-基底动脉供血不足、颈椎病、梅尼埃病、高血压、低血压、阵发性心动过速、房室传导阻滞、贫血、前庭神经元炎、脑外伤后综合征等。临床以眩晕为主要表现的疾病，或某些疾病过程中出现眩晕症状者，均可参考本篇有关内容辨证论治。

一、病因病机

眩晕，以内伤为主，尤以肝阳上亢、气血虚损，以及痰浊中阻为常见。眩晕多系本虚标实，实为风、火、痰、瘀，虚则为气血阴阳之虚。其病变脏腑以肝、脾、肾为重点，三者之中，又以肝为主。

1.肝阳上亢

肝为风木之脏，体阴而用阳，其性刚劲，主动主升，如《内经》所说："诸风掉眩，皆属于肝。"阳盛体质之人，阴阳平衡失其常度，阴亏于下，阳亢于上，则见眩晕；或忧郁、恼怒太过，肝失条达，肝气郁结，气郁化火，肝阴耗伤，风阳易动，上扰头目，发为眩晕；或肾阴素亏不能养肝，阴不维阳，肝阳上亢，肝风内动，发为眩晕。正如《临证指南医案·眩晕门》华岫云按："经云诸风掉眩，皆属于肝，头为六阳之首，耳目口鼻皆系清空之窍，所患眩晕者，非外来之邪，乃肝胆之风阳上冒耳。"

2.肾精不足

脑为髓之海，髓海有余则轻劲多力，髓海不足则脑转耳鸣，胫酸眩冒。而肾为先天之本，主藏精生髓。若年老肾精亏虚；或因房事不节，阴精亏耗过甚；或先天不足；或劳役过度，伤骨损髓；或阴虚火旺，扰动精室，遗精频仍；或肾气亏虚，精关不固，滑泄无度，均使肾精不足而致眩晕。

3. 气血亏虚

脾胃为后天之本，气血生化之源，如忧思劳倦或饮食失节，损伤脾胃，或先天禀赋不足，或年老阳气虚衰，而致脾胃虚弱，不能运化水谷，生化气血；或久病不愈，耗伤气血；或失血之后，气随血耗。气虚则清阳不振，清气不升；血虚则肝失所养；虚风内动；皆能发生眩晕。如《景岳全书·眩晕》所说："原病之由有气虚者，乃清气不能上升，或汗多亡阳而致，当升阳补气；有血虚者，乃因亡血过多，阳无所附而然，当益阴补血，此皆不足之证也。"

4. 痰浊中阻

饮食不节、肥甘厚味太过损伤脾胃，或忧思、劳倦伤脾，以致脾阳不振，健运失职，水湿内停，积聚成痰；或肺气不足，宣降失司，水津不得通调输布，留聚而生痰；或肾虚不能化气行水，水泛而为痰；或肝气郁结，气郁湿滞而生痰。痰阻经络，清阳不升，清空之窍失其所养，则头目眩晕。若痰浊中阻更兼内生之风火作祟，则痰夹风火，眩晕更甚；若痰湿中阻，更兼内寒，则有眩晕昏仆之虑。

5. 瘀血内阻

跌仆坠损，头脑外伤，瘀血停留，阻滞经脉，而致气血不能荣于头目；或瘀停胸中，迷闭心窍，心神飘摇不定；或妇人产时感寒，恶露不下，血瘀气逆，并走于上，迫乱心神，干扰清空，皆可发为眩晕。如《医学正传·眩运》说："外有因坠损而眩运者，胸中有死血迷闭心窍而然。"

总之，眩晕反复发作，病程较长，多为本虚标实，并常见虚实之间相互转化。如发病初期，病程较短时多表现为实证，即痰浊中阻、瘀血内阻，或阴阳失调之肝阳上亢，若日久不愈，可转化为气血亏虚、肾精不足之虚证；也有气血亏虚、肾精不足所致眩晕者，反复发作，气血津液运行不畅，痰浊、瘀血内生，而转化为虚实夹杂证。痰浊中阻者，由于痰郁化火，煽动肝阳，则可转化为肝阳上亢或风挟痰浊上扰；由于痰浊内蕴，阻遏气血运行，日久可致痰瘀互结。

二、诊断

（一）发病特点

眩晕可见于任何年龄，但多见于 40 岁以上的中老年人。起病较急，常反复发作，或渐进加重。可以是某些病证的主要临床表现或起始症状。

（二）临床表现

本证以目眩、头晕为主要临床表现，患者眼花或眼前发黑，视外界景物旋转动摇不定，或自觉头身动摇，如坐舟车，同时或兼见恶心、呕吐、汗出、耳鸣、耳聋、怠懈、肢体震颤等症状。

三、鉴别诊断

1. 厥证

厥证以突然昏倒，不省人事，或伴有四肢逆冷，一般常在短时内苏醒，醒后无偏瘫、失语、口舌歪斜等后遗症。眩晕发作严重者，有欲仆或晕旋仆倒的现象与厥证相似，但神志清醒。

2. 中风

中风以猝然昏仆，不省人事，伴有口舌歪斜，半身不遂，言语謇涩为主症，或不经昏仆而仅以喎僻不遂为特征。而眩晕仅以头晕、目眩为主要症状，不伴有神昏和半身不遂等症。但有部分中风患者以眩晕为起始症状或主要症状，需密切观察病情变化，结合病史及其他症状与单纯的眩晕进行鉴别。

3. 痫病

痫病以突然仆倒，昏不知人，口吐涎沫，两目上视，四肢抽搐，或口中如作猪羊叫声，移时苏醒，醒后一如常人为特点。而眩晕无昏不知人，四肢抽搐等症状。痫病昏仆与眩晕之甚者似，且其发作前常有眩晕、乏力、胸闷等先兆，痫病发作日久之人，常有神疲乏力，眩晕时作等症状出现，故亦应与眩晕进行鉴别。

四、辨证论治

1. 辨证要点

（1）辨虚实：眩晕辨虚实，首先要注意舌象和脉象，再结合病史和伴随症状。如气血虚者多见舌质淡嫩，脉细弱；肾精不足偏阴虚者，多见舌嫩红少苔，脉弦细数；偏阳虚者，多见舌质胖嫩淡暗，脉沉细、尺弱；痰湿重者，多见舌苔厚滑或浊腻，脉滑；内有瘀血者，可见舌质紫黯或苦有瘀斑瘀点，唇黯，脉涩。起病突然，病程短者多属实证；反复发作，缠绵不愈，或劳则诱发者多属虚证，或虚实夹杂证。

（2）辨标本缓急：眩晕多属本虚标实之证，肝肾阴亏，气血不足，为病之本；痰、瘀、风、火为病之标。痰、瘀、风、火，其临床特征不同。如风性主动，火性上炎，痰性黏滞，瘀性留著等，都需加以辨识。其中尤以肝风、肝火为病最急，风升火动，两阳相搏，上干清空，症见眩晕，面赤，烦躁，口苦，脉弦数有力，舌红，苔黄等，亟应注意，以免缓不济急，酿成严重后果。

2. 证候

（1）肝阳上亢：眩晕，耳鸣，头胀痛，易怒，失眠多梦，脉弦。或兼面红，目赤，口苦，便秘尿赤，舌红苔黄，脉弦数或兼腰膝酸软，健忘，遗精，舌红少苔，脉弦细数；或眩晕欲仆，泛泛欲呕，头痛如掣，肢麻震颤，语言不利，步履不正。

病机分析：肝阳上亢，上冒巅顶，故眩晕、耳鸣、头痛且胀，脉见弦象；肝阳升发太过，故易怒；阳扰心神，故失眠多梦；若肝火偏盛、循经上炎，则兼见面红，目赤，口苦，脉弦且数；火热灼津，故便秘尿赤，舌红苔黄；若属肝肾阴亏，水不涵木，肝阳上亢者，则兼见腰膝酸软，健忘遗精，舌红少苔，脉弦细数。若肝阳亢极化风，则可出现眩晕欲仆，泛泛欲呕，头痛如掣，肢麻震颤，语言不利，步履不正等风动之象。此乃中风之先兆，宜加防范。

（2）气血亏虚：眩晕，动则加剧，劳累即发，神疲懒言，气短声低，面白少华，或萎黄，或面有垢色，心悸失眠，纳减体倦，舌色淡，质胖嫩，边有齿印，苔薄白，脉细或虚大，或兼食后腹胀，大便溏薄，或兼畏寒肢冷，唇甲淡白；或兼诸失血证。

病机分析：气血不足，脑失所养，故头晕目眩，活动劳累后眩晕加剧，或劳累即发；气血不足，故神疲懒言，面白少华或萎黄；脾肺气虚，故气短声低；营血不足，心神失养，故心悸失眠；气虚脾失健运，故纳减体倦。舌色淡，质胖嫩，边有齿印，苔薄白，脉细或虚大，均是气虚血少之象。若偏于脾虚气陷，则兼见食后腹胀，大便稀溏。若脾阳虚衰，气血生化不足，则兼见畏寒肢冷，唇甲淡白。

（3）肾精不足：眩晕，精神萎靡，腰膝酸软，或遗精，滑泄，耳鸣，发落，齿摇，舌瘦嫩或嫩红，少苔或无苔，脉弦细或弱或细数。或兼见头痛颧红，咽干，形瘦，五心烦热，舌嫩红，苔少或光剥，脉细数；或兼见面色㿠白或黧黑，形寒肢冷，舌淡嫩，苔白或根部有浊苔，脉弱尺甚。

病机分析：肾精不足，无以生髓，脑髓失充，故眩晕，精神萎靡；肾主骨，腰为肾之府，齿为骨之余，精虚骨骼失养，故腰膝酸软，牙齿动摇；肾虚封藏固摄失职，故遗精滑泄；肾开窍于耳，肾精虚少，故时时耳鸣；肾其华在发，肾精亏虚故发易脱落。肾精不足，阴不维阳，虚热内生，故颧红，咽干，形瘦，五心烦热，舌嫩红、苔少或光剥，脉细数。精虚无以化气，肾气不足，日久真阳亦衰，故面色㿠白或黧黑，形寒肢冷，舌淡嫩，苔白或根部有浊苔，脉弱尺甚。

（4）痰浊内蕴：眩晕，倦怠或头重如蒙，胸闷或时吐痰涎，少食多寐，舌胖，苔浊腻或白厚而润，脉滑、弦滑或兼结代。或兼见心下逆满，心悸怔忡，或兼头目胀痛，心烦而悸，口苦尿赤，舌苔黄腻，脉弦滑而数，或兼头痛耳鸣，面赤易怒，胁痛，脉弦滑。

病机分析：痰浊中阻，上蒙清窍，故眩晕；痰为湿聚，湿性重浊，阻遏清阳，故倦怠，头重如蒙；痰浊中阻，气机不利，故胸闷；胃气上逆，故时吐痰涎；脾阳为痰浊阻遏而不振，故少食多寐；舌胖、苔浊腻或白厚而润，脉滑、或弦滑、或兼结代，均为痰浊内蕴之征。若为阳虚不化水，寒饮内停，上逆凌心，则兼见心下逆满，心悸怔忡。若痰浊久郁化火，痰火上扰则头目胀痛，口苦；痰火扰心，故心烦而悸；痰火劫津，故尿赤；苔黄腻，脉弦滑而数，均为痰火内蕴之象。若痰浊夹肝阳上扰，则兼头痛耳鸣，面赤易怒，胁痛，脉弦滑。

（5）瘀血阻络：眩晕，头痛，或兼见健忘，失眠，心悸，精神不振，面或唇色紫黯。舌有紫斑或瘀点，脉弦涩或细涩。

病机分析：瘀血阻络，气血不得正常流布，脑失所养，故眩晕时作；头痛，面唇紫黯，舌有紫斑瘀点，脉弦涩或细涩均为瘀血内阻之征。瘀血不去，新血不生，心神失养，故可兼见健忘、失眠、心悸、精神不振。

五、治疗

（一）治疗原则

1.标本兼顾

眩晕多属本虚标实之证，一般在眩晕发作时以治标为主，眩晕减轻或缓解后，常须标本兼顾，如日久不愈，则当针对本虚辨治。

2.治病求本

眩晕的治疗应注意治疗原发病，如因跌仆外伤，鼻衄，妇女血崩、漏下等失血而致的眩晕，应重点治疗失血；脾胃不健，中气虚弱者，应重在治疗脾胃。一般原发病得愈，眩晕亦随之而愈。辨证论治中应注意审证求因，治病求本。

（二）治法方药

1.肝阳上亢

平肝潜阳，清火息风。

方药：天麻钩藤饮加减。本方以天麻、钩藤平肝风治风晕为主药，配以石决明潜阳，牛膝、益母草下行，使偏亢之阳气复为平衡；加黄芩、栀子以清肝火；再加杜仲、桑寄生养肝肾；夜交藤、茯神以养心神、固根本。若肝火偏盛，可加龙胆草、丹皮以清肝泄热；或改用龙胆泻肝汤加石决明、钩藤等以清泻肝火。若兼腑热便秘者，可加大黄、芒硝以通腑泄热。若肝阳亢极化风，宜加铃羊角（或铃羊角骨）、牡蛎、代赭石之属以镇肝息风，或用羚羊角汤加减（羚羊角、钩藤、石决明、龟板、夏枯草、生地、黄芩、牛膝、白芍、丹皮）以防中风变证的出现。若肝阳亢而偏阴虚者，加滋养肝肾之药，如牡蛎、鳖甲、何首乌、生地、淡菜之属。若肝肾阴亏严重者，应参考肾精不足证结合上述化裁治之。

2.气血亏虚

补益气血，健运脾胃。

方药：八珍汤、十全大补汤、人参养营汤等加减。若偏于脾虚气陷者，用补中益气汤；若为脾阳虚衰，可用理中汤加何首乌、当归、川芎、肉桂等以温运中阳。若以心悸、失眠、健忘为主要表现者，则以归脾汤为首选。血虚甚者，用当归补血汤，本方以黄芪五倍于当归，在补气的基础上补血，亦可加入枸杞子、山药之属，兼顾脾肾。

若眩晕由失血引起者，应针对失血原因而治之。如属气不摄血者，可用四君子汤加黄芪、阿胶、白及、三七之属；若暴失血而突然晕倒者，可急用针灸法促其复苏，内服方可用六味回阳饮，重用人参，以取益气回阳固脱之意。

3.肾精不足

补益肾精，充养脑髓。

方药：河车大造丸加减。本方以党参、茯苓、熟地、天门冬、麦门冬大补气血而益真元，紫河车、龟板、杜仲、牛膝以补肾益精血；黄柏以清妄动之相火。可选加菟丝子、山茱萸、鹿角胶、女贞子、莲子等以增强填精补髓之力。若眩晕较甚者，可选加龙骨、牡蛎、鳖甲、磁石、珍珠母之类以潜浮阳。若遗精频频者，可选加莲须、芡实、桑螵蛸、沙苑子、覆盆子等以固肾涩精。

偏于阴虚者，宜补肾滋阴清热，可用左归丸加知母、黄柏、丹参。方中熟地、山茱萸、菟丝子、牛膝、龟板补益肾阴；鹿角胶填精补髓；加丹参、知母、黄柏以清内生之虚热。偏于阳虚者，宜补肾助阳，可用右归丸。方中熟地、山茱萸、菟丝子、杜仲为补肾主药；山药、枸杞子、当归补肝脾以助肾；附子、肉桂、鹿角胶益火助阳。可酌加巴戟天、淫羊藿、仙茅、肉苁蓉等以增强温补肾阳之力。在症状改善后，可辨证选用六味地黄丸或《金匮》肾气丸，较长时间服用，以固其根本。

4.痰浊内蕴

燥湿祛痰，健脾和胃。

方药：半夏白术天麻汤加减。方中半夏燥湿化痰，白术健脾去湿，天麻息风止头眩为主药；茯苓、甘草、生姜、大枣俱是健脾和胃之药，再加橘红以理气化痰，使脾胃健运，痰湿不留，眩晕乃止。若眩晕较甚，呕吐频作者，可加代赭石、旋覆花、胆南星之类以除痰降逆，或改用旋覆代赭汤；若舌苔厚腻水湿盛重者，可合五苓散；若脘闷不食，加白蔻仁、砂仁化湿醒胃；若兼耳鸣重听，加青葱、石菖蒲通阳开窍；若脾虚生痰者可用六君子汤加黄芪、竹茹、胆南星、白芥子之属；若为寒饮内停者，可用苓桂术甘汤加干姜、附子、白芥子之属以温阳化寒饮，或用黑锡丹。若为痰郁化火，宜用温胆汤加黄连、黄芩、天竺黄等以化痰泄热或合滚痰丸以降火逐痰。若动怒郁勃，痰、火、风交织者，用二陈汤下当归龙荟丸，并可随症酌加天麻、钩藤、石决明等息风之药。若兼肝阳上扰者，可参用上述肝阳上亢之法治之。

5. 瘀血阻络

祛瘀生新，活血通络。

方药：血府逐瘀汤加减。方中当归、生地、桃仁、红花、赤芍、川芎等为活血消瘀主药；枳壳、柴胡、桔梗、牛膝以行气通络，疏理气机。若兼气虚，身倦乏力，少气自汗，宜加黄芪，且应重用（30～60g 以上），以补气行血。若兼寒凝，畏寒肢冷，可加附子、桂枝以温经活血。若兼骨蒸劳热，肌肤甲错，可加丹皮、黄柏、知母，重用生地，去柴胡、枳壳、桔梗，以清热养阴，祛瘀生新。若为产后血瘀血晕，可用清魂散，加当归、延胡索、血竭、没药、童便，本方以人参、甘草益气活血；泽兰、川芎活血祛瘀；荆芥理血祛风，合当归、延胡索、血竭、没药、童便等活血去瘀药，全方具有益气活血，祛瘀止晕的作用。

（三）其他治法

1. 单方验方

（1）五月艾生用 45g，黑豆 30g，煲鸡蛋服食；或川芎 10g，鸡蛋 1 只，煲水服食；或桑葚子 15g，黑豆 12g 水煎服。治血虚眩晕。

（2）羊头 1 个（包括羊脑），黄芪 15g，水煮服食，或胡桃肉 3 个，鲜荷蒂 1 枚捣烂，水煎服；或桑寄生 120g 水煎服。治肾精不足眩晕。

（3）生地 30g，钩藤 30g，益母草 60g，小蓟 30g，白茅根 30g，夏枯草 60g，山楂 30g，红花 9g，地龙 30g，决明子 30g，浓煎成 160mL，每次服 40mL，每日服 2 次。治瘀血眩晕。

（4）生明矾、绿豆粉各等分研末，用饭和丸如梧桐子大，每日早晚各服 5 丸，常服；或明矾 7 粒（如米粒大），晨起空腹开水送下。治痰饮眩晕。

（5）假辣椒根（罗芙木根）30～90g，或生芭蕉根 60～120g，或臭梧桐叶 30g，或棕树嫩叶 15g，或向日葵叶 30g（鲜 60g），或地骨皮 30g，或丹皮 45g，或芥菜花 30～60g，或杉树枝 30g，或鲜车前草 90g，或鲜小蓟根 30g，或鲜马兜铃 30g，任选一种，水煎服，每日 1 剂。治肝阳眩晕。

（6）芹菜根 10 株，红枣 10 枚，水煎服，每日 1 剂，连服 2 星期；或新鲜柳树叶每日 250g，浓煎成 100mL，分 2 次服，6d 为一个疗程；紫金龙粉每次服 1g，开水冲服；或草决明 30g，海带 50g，水煎服；或野菊花 15g，钩藤 6g，益母草 15g，桑枝 15g，苍耳草 15g，水煎服；或猪笼草 60g，糯稻根 15g，土牛膝 15g，钩藤 15g，水煎服；或茺蔚子 30g，玉兰花 12g，榕树寄生 15g，山楂子、叶各 15g，水煎服；或夏枯草、万年青根各 15g，水煎服；或小蓟草 30g，车前草 30g，豨莶草 15g，水煎服；或香瓜藤、黄瓜藤、西瓜藤各 15g，水煎服；或桑寄生、苦丁茶、钩藤、荷叶、菊各 6g，开水泡代茶。上述均每日 1 剂，治肝阳眩晕。

2.针灸

艾灸百会穴，可治各种虚证眩晕急性发作；针刺太冲穴，泻法，可治肝阳眩晕急性发作。气血亏虚眩晕，可选脾俞、肾俞、关元、足三里等穴，取补法或灸之；肝阳上亢者，可选风池、行间、侠溪等穴，取泻法；兼肝肾阴亏者，加刺肝俞、肾俞用补法，痰浊中阻者，可选内关、丰隆、解溪等穴，用泻法。

六、转归及预后

眩晕的转归，既包括病证虚实之间的变化，又涉及变证的出现。眩晕反复发作，日久不愈，常出现虚实转化。如气血亏虚者，日久可致气血津液运行不畅，痰瘀内生，而成虚实夹杂证；肝阳上亢者，木克脾土，脾失健运，痰湿内生，而转化为痰浊中阻证。

眩晕的预后，一般来说，与病情轻重和病程长短有关。若病情较轻，治疗护理得当，则预后多属良好。反之，若病久不愈，发作频繁，发作时间长，症状重笃，则难于获得根治。尤其是肝阳上亢者，阳愈亢而阴愈亏，阴亏则更不能涵木潜阳，阳化风动，血随气逆，夹痰夹火，横窜经隧，蒙蔽清窍，即成中风危证，预后不良。如突发眩晕，伴有呕吐或视一为二、站立不稳者，当及时治疗，防止中风的发生。少数内伤眩晕患者，还可因肝血、肾精耗竭，耳目失其荣养，而发为耳聋或失明之病证。

七、预防与护理

增强人体正气，避免和消除能导致眩晕发病的各种内、外致病因素。例如，坚持适当的体育锻炼，其中太极拳、八段锦及其他医疗气功等对预防和治疗眩晕均有良好的作用；保持心情舒畅、乐观，防止七情内伤；注意劳逸结合，避免体力和脑力的过度劳累；节制房事，切忌纵欲过度；饮食尽可能定时定量，忌暴饮暴食及过食肥甘厚味，或过咸伤肾之品；尽可能戒除烟酒。这些都是预防眩晕发病及发作的重要措施。注意产后的护理与卫生，对防止产后血晕的发生有重要意义。避免突然、剧烈的主动或被动的头部运动，可减少某些眩晕证的发生。

眩晕发病后要及时治疗，注意适当休息，症状严重者一定要卧床休息及有人陪伴或住院治疗，以免发生意外，并应特别注意生活及饮食上的调理。这些措施对患者早日康复是极为必要的。

八、现代研究

眩晕是临床中的常见症状，其病因复杂，与多种疾病有关，既是一些疾病的主要临床表现，也是某些疾病的首发或前驱症状之一。因此，眩晕的病因诊断比较困难，常需要一些辅助检查以明确病因。中医辨证论治对于减轻眩晕发作程度，控制眩晕发作次数具有一定疗效，但不同病因引发的眩晕，其中医药治疗效果存在较大差异，临床中往往需要从病证结合的层面对疗效进行评价。

近些年，在中医、中西医结合治疗眩晕方面的研究报道不断增加，其研究内容主要围绕眩晕的中医辨证论规律探讨、中药复方的临床疗效观察以及从病证结合角度对中西结合疗法进行疗效评价等。主要涉及椎-基底动脉供血不足、颈椎病、高血压、梅尼埃病、前庭神经元炎等所致的眩晕。

（一）椎-基底动脉供血不足性眩晕

椎-基底动脉供血不足（Vertebral-Basilar Insufficiency，VBI）是中、老年人的常见病。这一病名已广泛用于临床诊断，但它的发病机制和诊断存在不少尚待解决的问题，目前尚缺乏统一的诊断标准。本病以发作性眩晕、恶心呕吐、共济失调等为主要临床表现。如反复发作，可导致脑卒中的发生。因此，积极治疗本类眩晕对于脑卒中的防治十分重要。

近些年，关于中医药治疗椎-基底动脉供血不足性眩晕的报道逐渐增多，主要从肝风、痰浊、瘀血以及气虚进行临床辨治，常用的治疗方法有平肝潜阳、息风化痰、活血化瘀、益气活血、健脾补肾等。其临床研究类型多是针对中药复方的随机对照研究，或以中药复方治疗，或在西药治疗的基础上选加中药治疗。有学者报道观察养血清脑颗粒治疗椎-基底动脉供血不足性眩晕的疗效。将符合诊断的 66 例患者随机分为治疗组和对照组，治疗组应用养血清脑颗粒，对照组用盐酸氟桂利嗪口服治疗。结果：治疗组有效率优于对照组，差异具有统计学意义（P＜0.01）。两组治疗前后 TCD 各项指标比较均有显著性差异（P＜0.01），治疗组优于对照组，认为养血清脑颗粒可以有效改善椎-基底动脉供血不足性眩晕。另有学者报道采用葛根素注射液治疗椎-基底动脉供血不足性眩晕 36 例，并与川芎嗪注射液治疗的 22 例进行随机对照观察，发现在改善患者眩晕症状方面葛根素疗效较明显。对西比灵和葛根素联合应用与单用氟桂利嗪治疗椎-基底动脉供血不足性眩晕进行临床随机对照研究，治疗组 34 例，对照组 30 例，两组疗程均为 2 星期，结果表明联合应用较单用氟桂利嗪效果更好（P＜0.01）。

椎-基底动脉供血不足的发生原因和临床表现均比较复杂，可产生多种多样的症状和体征，很容易和椎-基底动脉系统短暂性脑缺血发作（TIA）混淆。单纯的眩晕或头晕症状难以做出椎-基底动脉供血不足的诊断，需要排除其他病因，并结合相应的神经系统症状体征。近年关于中医药治疗椎-基底动脉供血不足性眩晕的文献报道，多缺乏严格的临床诊断与纳入标准和严格的随机对照设计，因而影响对其治疗效果的评价。

（二）颈源性眩晕

颈源性眩晕是指椎动脉颅外段受颈部病变的影响导致血流障碍引起的以眩晕为主的临床综合征。其临床特点是眩晕多发生在颈部转动时。中医药治疗颈性眩晕的临床研究报道，涉及辨证论治口服中药、针灸、推拿等多种治疗手段。对颈性眩晕的病机认识，则是肝肾亏虚，脾失健运为本，风、寒、痰、瘀为标，治疗采用补肾生髓，化痰逐瘀，药物结合其他疗法的综合治疗常获得较好的疗效。有学者根据临床经验将其分为精髓不足型、肝肾阴虚型、痰湿中阻型、气虚血滞型及寒凝督脉型。认为虚者，精髓不足、肝肾阴虚、心脾气虚为病之本；实者，风、寒、痰、湿为病之标。另有学者根据眩晕的中医辨证特点，将本病分为清气不升型、痰浊壅盛型、肝阳上亢型。还有学者则分为痰浊中阻型、肝阳上亢型、气血两虚型、肾精亏虚型。临床上本虚标实为多，中医治疗以不同的辨证概念加以分析归纳，采取不同的治疗方法，使机体重新恢复到平衡状态。

从目前文献报道看，颈源性眩晕采用中药、针灸、推拿等综合治疗的方法疗效较好，可改善症状，减少发作。但缺乏统一的诊断标准和疗效评价标准，因此，难以得到具有符合循证医学要求的研究证据。同时，因对复杂干预的疗效评价方法的不完善，导致临床确有疗效的方案难以被认可，这均是需要进一步深入研究的课题。

（三）其他病症所致的眩晕

目前，虽然关于中医药治疗眩晕的临床观察报告屡见报道，但由于导致眩晕的病症较多，影响预后的因素比较复杂，同时，缺乏统一的中西医诊断标准和严格的临床试验设计以及质量控制措施，因而导致各文献报道的研究结果存在着不同程度的偏倚。如何体现中医药治疗眩晕的优势，以及进一步明确中医药在各种病症所致眩晕的最佳干预环节或适应证候，仍需要进行更加严格的临床研究设计，并建立能够客观准确地评价中医药疗效的临床评价标准。

九、小结

眩晕是临床常见病证之一，临床需仔细询问病史，观察有无其他症状出现，以助判断病情轻重，选择治疗方法。一般眩晕发作时，宜及时采取治疗措施以控制病情，多从肝风、痰湿、瘀血论治；眩晕缓解后二则以扶正固本为主，予以益气升阳、滋补肝肾等。眩晕反复发作，或逐渐加重，或发作时伴有视一为二、站立不稳、肢体麻木等症状时，需密切观察病情变化，及时救治，防止发生中风。

第五节 颤证

颤证亦称颤振、颤震、振掉，是指以头部或肢体摇动、颤抖为主要表现的病证。轻者仅有头摇，或限于手足、肢体的轻微颤动，尚能坚持工作和自理生活；重者头部震摇大动，甚至扭转痉挛，全身颤动不已，或筋肉僵硬，颈项强直，四肢拘急，卧床不起。

颤证在《内经》称为"振掉"。《素问·至真要大论篇》谓："诸风掉眩，皆属于肝。"《素问·脉要精微论篇》谓："骨者，髓之府，不能久立，行则振掉。"即指颤振。指出颤证多属内风，病在肝肾。此论一直为后世所宗。

明代以来，对颤证的病因病机及临床发病规律阐释更趋深入，明代王肯堂《证治准绳·杂病》分析："颤，摇也；振，动也。筋脉约束不住而莫能任持，风之象也。"同时指出颤证"壮年鲜有，中年以后乃有之，老年尤多。夫老年阴血不足，少水不能治壮火，极为难治，前哲略不治之"。明代楼英《医学纲目·颤振》亦说："颤，摇。振，动也。风火相乘，动摇之象。"而颤振的病因"多由风热相合""亦有风挟湿痰者"。明代孙一奎《赤水玄珠振》认为颤证的基本病机是"木火上盛，肾阴不充，下虚上实，实为痰火，虚为肾亏"，属本虚标实，虚实夹杂之候。提出治疗本证应"清上补下"，以扶正祛邪，标本同治为原则。

清代张璐《张氏医通·卷六》指出，本病主要是风、火、痰为患，更阐述了颤证与瘛疭的区别："证与瘛疭相类，瘛疭则手足牵引而或伸或屈；颤振则震动而不屈也，也有头摇手不动者。盖木盛则生风生火，上冲于头，故头为颤振；若散于四末，则手足动而头不动也。"并按脾胃虚弱、心气虚热、心虚挟痰、肾虚、实热积滞等13个证候提出论治方药，并通过脉象判断预后，从而使颤证的理法方药，趋于充实。清代高鼓峰《医宗己任编》强调气血亏虚是颤振的重要原因："大抵气血俱虚，不能荣养筋脉，故为之振摇，而不能主持也。"治疗"须大补气血，人参养荣汤或加味人参养荣汤；若身摇不得眠者，十味温胆汤倍加入参，或加味温胆汤"。高氏等以大补气血治疗本病虚证，至今仍为临床治疗颤证重要方法。

西医学所称的某些椎体外系疾病所致的不随意运动，如帕金森病、舞蹈病、手足徐动症等，均可参照本篇辨证论治。

一、病因病机

颤证以头部或肢体摇动、颤抖为主要表现，其病位在脑髓、筋脉。病因以内因为主，或由年老体衰，髓海不足，或由情志不遂，引动内风，或由劳欲过度，损及脾肾，或饮食不节，助湿生痰。

1.肝肾阴亏

颤证多见于年迈体弱及久病之人，肾精亏虚，肝血渐耗，髓海不足，以致神机失养。水不涵木，虚风内动，脑髓筋脉失养，则头项肢体颤动振掉。

2.气虚血少

劳倦过度，思虑内伤，则心脾两虚。心血虚神机失养，脾气虚生化乏源，以致气血不足，不能荣于四末，则筋脉肌肉瞤动，渐成颤振之疾。

3.肝阳化风

肝性刚强，喜柔恶燥，肝阴不足，肝阳化风，或五志过极，木火太盛，或肝气郁结，气逆于上，以致经脉不利，则肢体筋脉震颤。

4.痰瘀交阻

素体肥胖或过食肥甘，或嗜酒无度，致使痰浊内生。痰浊随气升降，内而脏腑，外而筋骨，且与风火瘀相兼，可致风痰阻络，痰火扰神，痰瘀互结，阻遏气血通达，则脑络、筋脉失荣，而见头摇、身动、肢颤。而瘀血阻络，又为贯穿于疾病全过程的重要因素。

总之，本病的基本病机为肝肾不足，脾运失健，致使脑髓筋脉失养，虚风内动。而瘀、痰、风、火为主要病理因素。病性以虚为本，以实为标，临床又以虚实夹杂为多见。

二、诊断

（一）发病特点

颤证多发于中老年人，男性多于女性。起病隐袭，渐进发展加重，不能自行缓解。

（二）临床表现

本病以头及四肢颤动、震摇为特征性临床表现。轻者头摇肢颤可以自制；重者头部、肢体震摇大动，持续不已，不能自制，继之肌强直，肢体不灵，行动迟缓，行走呈"慌张步态"，表情淡漠，呆滞，而呈"面具脸"。

三、鉴别诊断

1.瘛疭

多为急性热病或某些慢性病的急性发作，其症见手足屈伸牵引，常伴发热、神昏、两目窜视，头、手颤动。《张氏医通》谓："瘛者，筋脉拘急也；疭者，筋脉驰纵也，俗谓之抽。"《证治准绳》谓："颤，摇也；振，动也。筋脉约束不住，而莫能任持风之象也。"颤证以头部、肢体摇动、颤抖为特征，一般无发热、神昏、手足抽搐牵引及其他特殊神悲改变表现，多为慢性渐进病程。

2.中风

中风以突然昏倒、不省人事，或不经昏仆而以半身不遂、口舌歪斜为主要表现。颤证以头及四肢颤动、震摇为主，而无半身不遂、口舌歪斜等见症。《医学纲目》谓："战摇振动，轻利而不痿弱，必止中风身𬇹曳，牵动重迟者，微有不同。"

四、辨证

（一）辨证要点

1.辨轻重

颤震幅度较小，可以自制，脉小弱缓慢者为轻症；颤震幅度较大，生活不能自理，脉虚大急疾者为重症。

2.审标本

以病象而言，头摇肢颤为标，脑髓及肝脾肾虚损为本；以病因病机而言，气血亏虚，髓海不足为病之本，瘀痰风火为病之标。

3.察虚实

颤证为本虚标实，虚实夹杂的病证。机体脏器虚损的见症属虚，瘀痰风火的见证属实。

（二）证候

1.肝肾不足

四肢、头部及口唇、舌体等全身性颤动不止，伴见头晕耳鸣，少寐多梦，腰膝酸软，肢体麻木，形体消瘦，急躁易怒，日久举止迟钝，呆傻健忘，生活不能自理。舌体瘦小，舌质暗红苔少，脉细弦，或沉细弦。

病机分析：本型多见于中老年人，也可见于先天禀赋不足而幼年发病者。肝肾精血不足，筋脉失养则颤动不止，肢体麻木；阴虚阳亢，肝阳化风则头晕耳鸣；虚阳上扰，神不安舍则少寐多梦；举止迟钝，呆傻健忘为肾虚髓海不充所致。舌体瘦小，舌质暗红少苔，脉细弦均为肝肾阴精不足之象。

2.气血两虚

肢体及头部颤震日久，程度较重，或见口唇、舌体颤动，行走呈"慌张步态"，表情淡漠而呆滞，伴面色无华，心慌气短，头晕眼花，倦怠懒言，自汗乏力。舌体胖嫩，边有齿痕，舌色暗淡，脉细弱。

病机分析：气血两虚，筋脉失于濡养，血虚风动故头部及手足颤动，行走慌张；气虚则倦怠懒言，自汗乏力，表情淡漠；血虚则面色无华，心悸头晕。舌胖嫩，脉细弱为气血不足之象。

3.痰热动风

颤震或轻或重，尚可自制。常胸脘痞闷，头晕口干，咯痰色黄。舌苔黄腻，脉弦滑数。

病机分析：痰热内蕴，阳盛动风，而筋脉失于约束，以致颤震发作。胸脘痞闷，头晕口干，咯痰色黄，苔黄腻，脉滑数，皆为痰热动风表现。

4.痰瘀交阻

素体肥胖，肢体颤抖不止，或手指呈"搓丸状"颤动，致使生活不便，不能工作，伴有胸闷，头晕，肢麻，口唇色暗。舌紫苔厚腻，脉沉伏涩滞。

病机分析：肥胖痰浊内蕴，病久入络，气滞血瘀，致使筋脉因痰瘀阻滞而失养，故见肢体颤抖麻木；痰瘀内阻，气滞不行，清阳不升，故头晕胸闷。痰瘀阻络，则口唇色暗，舌紫苔腻，脉沉伏湿滞。

五、治疗

（一）治疗原则

1.补益扶正填髓

肝肾不足，脾虚精亏，髓海空虚而颤者，治宜滋养肝肾，健脾益气养血，以冀脏腑脑髓得充，筋脉血络得滋而内风得宁。

2.祛除风火痰瘀

风动痰滞，瘀血阻络为病之标，息风，清热，涤痰，化瘀，清除病理因素，则脑络、筋脉气血通达。

（二）治法方药

1.肝肾不足

滋补肝肾，育阴息风。

方药：大补阴丸合滋生青阳汤化裁。药用龟板、生熟地、何首乌、山茱萸、玄参、白芍、枸杞子、菟丝子、黄精滋补肝肾，石决明、灵磁石潜纳浮阳；丹皮、知母、黄柏滋阴降火；天麻、菊花、桑叶清肝；可配合钩藤、白蒺藜、生牡蛎、全蝎、蜈蚣等以加强平肝息风之力。年迈体弱，病程较长者可选用大定风珠。

2.气血两亏

益气养血，息风活络。

方药：八珍汤和天麻钩藤饮加减。药用人参、茯苓、白术补气；当归、白芍、熟地、何首乌养血；天麻、钩藤、生石决明、全蝎、蜈蚣平肝息风；杜仲、桑寄生、川断益肾；益母草、川牛膝、桃仁、丹参活血通络。心血虚少，心悸怔忡者，配伍龙齿、川芎、琥珀，重镇安神。

3.痰热动风

豁痰清热，息风解痉。

方药：羚羊角汤合导痰汤化裁。方以羚羊角、珍珠母、竹茹、天竺黄清化痰热；夏枯草、丹皮凉肝清热；半夏、橘红、茯苓、胆南星、枳实、石菖蒲、远志豁痰行气开窍；可配伍天麻、钩藤、生石决明、川牛膝以加强平肝息风，潜阳降逆之力。

4.痰瘀交阻

涤痰化瘀，通络息风。

方药：以血府逐瘀汤合涤痰汤加减。方中以当归、川芎、赤芍、桃仁、红花活血；柴胡、桔梗、枳壳行气；牛膝引血下行；半夏、陈皮、茯苓健脾燥湿化痰；胆南星、竹茹、石菖蒲化痰开窍。若痰湿较重，胸闷昏眩，呕吐痰涎，肢麻震颤，手不持物，甚则四肢不知痛痒，舌苔厚腻，脉沉滑或沉濡者，酌加僵蚕、地龙、皂角刺，以燥湿豁痰，开郁通窍。

（三）其他治法

1.单方验方

（1）定振丸（《临证备要》）：生地，熟地，当归，白芍，川芎，黄芩，防风，细辛，天麻，秦艽，全蝎，荆芥，白术，威灵仙。适用于老年体虚，阴血不足，脉络瘀滞之颤证。

（2）化痰透脑丸：制胆星 25g，天竺黄 100g，煨皂角 5g，麝香 4g，琥珀 50g，郁金 50g，半夏 50g，蛇胆陈皮 50g，远志 100g，珍珠 10g，沉香 50g，石花菜 100g，海胆 50g，共为细末，蜜为丸（重约 6g），每服 1 丸，日三服，白开水送下。

2. 针灸

主穴：百会，曲池，合谷，足三里，阳陵泉，三阴交。隔日针刺 1 次，健侧与患侧交替进行，以调和气血，祛风通络。

六、转归及预后

颤证多为中老年原发之疾，亦可继发于温热病、痹证、中毒、颅脑外伤及脑瘤等病变。其预后与原始病因和病情轻重密切相关。原发性病因所致颤证，病程绵长，早期病情较轻者若运用综合治疗方法，加之生活调摄得当，一般能改善症状，延缓病情发展，提高生活质量。颤证若继发于某些疾病基础之上，其预后多取决于该病本身的治疗状况。本病多呈进行性加重，患者可由部分起居不能自理，直至生活能力完全丧失。若病变最终累及多脏，预后不良。

七、预防与护理

颤证的预防，主要在于早期明确诊断，积极治疗，干预危险因素。同时应注意进行病因预防。颤证的护理包括精神和生活调摄。保持情绪稳定，防止情志过极。饮食宜清淡，起居要有规律，生活环境应保持安静舒适。

颤振较重，不能自制者，要注意肢体保护，以防自伤；生活不能自理者，应由专人护理，晚期卧床者要预防褥疮发生。

八、现代研究

近年来，各地运用颤证的辨证论治方法治疗老年震颤麻痹综合征（帕金森病）显示出一定疗效，具有延缓病情发展，提高生活质量的相对优势。

关于病因病机，帕金森病的病机较为复杂，相关研究认为，肝肾不足，脑髓、筋脉失养是本病发病的基本病机，肝肾亏虚，内风暗动，痰瘀交阻是病情发展变化的重要环节。有学者认为本病的形成，里与脑有关，但以肾为本，以脾为根，以肝为标。本病多由年老体弱，肾精渐亏，或因外伤、外感毒邪等因素，直接伤及肝、肾、脑髓所致。因此，颤证的病性属本虚标实。本虚为气血亏虚，肝肾不足；标实为内风、瘀血、痰热。病位在肝，病久涉及脾肾，瘀血阻络常贯穿于疾病的全过程。

关于治疗，有报道运用中医药治疗一组震颤麻痹综合征，多为以往不同程度地接受过苯海索、金刚烷胺等治疗效果不满意，或服用左旋多巴及脱羧酶抑制剂等虽有效果，但终因不良反应大而被迫停药者，予以辨证治疗，一般不用西药。治疗结果：有效率为 86.6%，基本痊愈加显著好转者占 38.2%。常用药物益气为黄芪、党参、黄精；健脾为茯苓、薏苡仁、山药；养血为当归、白芍、木瓜；育阴为生熟地、玄参、何首乌；息风为钩藤、白蒺藜、天麻、羚羊粉、珍珠母、生石决、紫石英、全蝎、僵蚕；活血为丹参、赤芍、鸡血藤；清化痰热为全瓜蒌、胆南星、竹沥；另外，可酌加温阳药肉桂、淫羊藿。另有学者报道用滋阴息风汤治疗原发性震颤麻痹，其结果 32 例中明显进步 5 例，进步 17 例，稍有进步 10 例。方由生熟地、山茱萸、何首乌、当归、赤芍、蜈蚣、珍珠母、生牡蛎、钩藤、僵蚕、党参组成。有学者自拟息风汤治疗帕金森氏综合征 58 例，其结果痊愈 47 例，有效 9 例，无效 2 例，总有效率为 96.5%。息风汤由天麻、全蝎、钩藤、洋金花、蜈蚣组成。阴虚加龟板、生地、山茱萸，气血不足加党参、白术、当归、熟地黄，痰热加胆南星、枳实、竹茹等。

关于针刺治疗，有学者报道针刺治疗震颤麻痹，取穴顶颞前斜线，消颤穴（经验穴，于心经少海穴下 1.5 寸）、外关、合谷、阳陵泉、太冲，气血不足型加足三里，肝肾阴虚型加三阴交、复溜，痰热动风型加阴陵泉、丰隆，共治疗 41 例，总有效率为 80.49%，优于西药对照组 55.56%（P＜0.05）；同时动物实验表明，针刺可使震颤麻痹大鼠中脑黑质和肾上腺髓质内 TH 活性增加。另有学者以头部电针透穴疗法治疗帕金森病，取前神聪透悬厘、前顶透悬颅、脑户透风府、玉枕透天柱、脑空透风池，头部电针透穴治疗，疗效达 75%，优于美多巴对照组 66.25%（P＜0.05）。

九、小结

颤证以四肢或头部动摇，颤抖为主要临床表现，多发于老年男性。本病的病机，肝肾亏损、气血不足为其本；风、火、痰、瘀为其标。临床诊断须辨轻重，审标本，察虚实。滋养肝肾，补益气血，清化痰热，活血化瘀，息风通络为治疗本病的基本方法。

第六节　健忘

健忘又称"善忘""多忘""喜忘"，是指记忆减退，遇事易忘的一种病症。健忘多因心脾虚损、髓海不足、心肾不交、痰瘀痹阻等，使心神失养，脑力衰弱所致。

一、病因病机

本病之病因，较为复杂。或因房事不节，肾精暗耗；或因思虑过度，劳伤心脾；或因案牍劳形，耗伤心血；或因禀赋不足，髓海欠充；或痰饮瘀血，痹阻心窍；或年老体弱，神志虚衰；或伤寒大病，耗伤气血等，均可引起健忘的发生。兹将病因病机简述如下：

1. 心脾两亏

心主神志，脾志为思，若思虑过度，劳心伤神，致心脾两亏，心失所养，心神不宁，而成健忘。

2. 心肾不交

大病久病，身体亏虚或房劳过度，阴精暗耗，肾阴亏虚，不能上承于心；心火独亢，无以下交于肾，心肾不交则健忘。

3. 髓海空虚

肾藏精、生髓，上通于脑。脑为元神之府、精髓之海。年迈之人，五脏俱衰，精气亏虚，不能上充于脑，髓海空虚，神明失聪，则健忘。

4. 痰迷心窍

饮食不节，过食肥甘或思虑忧戚，损伤脾胃，脾失健运，痰浊内生；或情志不畅，肝郁化火，炼液为痰；痰浊上犯，心窍被蒙，失于聪敏，则致健忘。

5. 气滞血瘀

情志失调，肝失疏泄，气机不畅，则气滞血瘀；或痰浊阻滞，血行不畅，则痰瘀互结；

脑络痹阻，神失所养，浊蔽不明，使人健忘。

总之，健忘病位在脑，在脏属心，与肝、脾、肾关系密切。病属本虚标实，以虚为多。本虚为气血不足，心脾两虚，肾精亏损，髓海不足，心肾不交；标实包括气滞、火郁、痰阻、血瘀。日久病多虚实夹杂，痰瘀互结，数脏同病。

二、诊断与鉴别诊断

（一）诊断

1.发病特点

各年龄人群均可发病，但以中老年人多见。一般起病隐袭，病程较长。也有继发于热病重病、精神心理疾病之后者。

健忘之发生，临床有以此为主症者，亦有为兼症者，诊断时可视健忘的程度和与他症的关系加以分别。

2.临床表现

记忆减退，遇事善忘或事过转瞬即忘，重者言谈中不知首尾，即《类证治裁·健忘论治》所谓："陡然忘之，尽力思索不来也。"常伴有心悸、少寐、头晕、反应迟钝等症。

（二）鉴别诊断

1.痴呆

痴呆与健忘均有记忆障碍，且多见于中老年人，但两者有根本区别。痴呆记忆障碍表现为前事遗忘，不知不晓，并伴随有精神呆滞，沉默少语，语无伦次，时空混淆，计算不能，举动不经等认知障碍与人格改变。而健忘是知其事而善忘，未达到遗忘的程度。有少部分健忘患者久治不愈，可以发展为痴呆。

2.郁证

郁证以情志抑郁为主证，虽有多忘，但属兼证，主要表现为神志恍惚，情绪不宁，悲忧欲哭，胁肋胀痛，善太息或咽中如有异物梗阻等。而健忘以遇事善忘为主，无情志抑郁之证。郁证以中青年女性多见，健忘多发于中老年人，且男女均可发病。

三、辨证论治

（一）辨证要点

1.详审病因

引起健忘之原因甚多，当仔细分辨。如年老而健忘者，多缘五脏俱损，精气亏虚；劳心过度而健忘者，缘心脾血虚之故；禀赋虚弱、神志不充者，缘先天不足，肾虚髓空；忧思太过、操劳过度者，以后天受损，脾虚精血不足居多。

2.明辨虚实

健忘之证，虚者十居八九，但亦有邪实者。其虚多责之心、脾、肾之不足，其实则有痰气凝结与瘀血内停之不同。虚者可见体倦乏力、心悸少寐、纳呆语怯、腰酸耳鸣等症状，舌质淡或边有齿痕，脉多沉细无力或尺弱。其实者多有语言迟缓或神思欠敏等症状，舌苔白厚腻或舌质暗，脉多滑数或弦大。

（二）治疗原则

健忘，因虚而致者多，故治疗以补其不足为主要原则。补法之运用，或补益心脾，或交通心肾，或补肾填精，因证而异。若为气郁、痰阻、血瘀等证，当理气开郁、化痰泄浊、活血化瘀，同时兼顾扶正固本。

（三）分证论治

1. 心脾两亏

记忆减退，遇事善忘，精神倦怠，气短乏力，声低语怯，心悸少寐，纳呆便溏，面色少华。舌质淡，舌苔薄白或白腻，脉细弱无力。

病机：心藏神，脾主思，心脾两亏，则神志失藏，故记忆减退，遇事善忘；脾虚则气血生化不足，气虚则倦怠乏力，气短，神疲；心血虚则心悸，少寐；脾失健运，痰湿内生，则纳呆便溏，舌苔白腻；舌质淡，舌苔白，脉细弱无力，均为心脾两亏之征象。

治法：补益心脾。

方药：归脾汤。方中人参、黄芪、白术、甘草益气健脾；当归、龙眼肉养血和营；茯神、远志、酸枣仁养心安神益智；木香调气，使诸药补而不滞。诸药合用，则气血得补，心神得养，健忘可愈。可合用孔圣枕中丹。兼脘闷纳呆者，加砂仁、厚朴；兼不寐重者，加夜交藤、合欢皮、龙齿。

2. 心肾不交

遇事善忘，心烦失眠，头晕耳鸣，腰膝酸软或盗汗遗精，五心烦热。舌质红，苔薄白或少苔，脉细数。

病机：大病久病或房事不节，伤精耗气，精气亏虚，则脑髓失充，而肾阴亏于下，不能上承于心，心火亢于上，不能下交于肾，水火不济，心肾不交，均致神明失聪，遇事善忘；阴亏于下，阳亢于上，则头晕耳鸣；阴虚火旺，虚火内扰，心神不安，精关不固，则五心烦热，心悸失眠，盗汗遗精；肾为腰之府，肾虚故腰膝酸软。舌质红，苔少，脉细数，均为阴虚火旺之征。

治法：交通心肾。

方药：心肾两交汤化裁。方中熟地、山茱萸补肾益精；人参、当归益气养血；麦门冬、酸枣仁养阴安神；白芥子祛痰以宁心；黄连、肉桂上清心火，下温肾阳，交通心肾。如此，俾心肾交泰，水火既济，精足则神昌，健忘自可向愈。此外，朱雀丸、生慧汤等亦可酌情选用。

3. 髓海空虚

遇事善忘，精神恍惚，形体衰惫，气短乏力，腰酸腿软，发枯齿摇，纳少尿频。舌质淡，舌苔薄白，脉细弱无力。

病机：肾主藏精生髓，上通于脑。年老体衰，五脏俱亏，肾精亏虚，脑海不充，神明失聪，则遇事善忘，精神恍惚；肾主骨，其华在发，腰为肾之府，齿为骨之余，肾虚则腰酸腿软，发枯齿摇；肾与膀胱相表里，肾虚气化失司，州都失职，则尿频；精气亏虚则形体衰惫，气短乏力；脾失健运，则纳呆。舌质淡，舌苔白，脉细弱无力为精气虚弱之征。

治法：填精补髓。

方药：扶老丸。方中有人参、黄芪、白术、茯苓益气补脾；熟地、山茱萸、当归、玄参、麦门冬滋阴补肾；柏子仁、生酸枣仁、龙齿养心安神；石菖蒲、白芥子涤痰开窍。本方补后天以养气血，滋肝肾以益精髓，养荣健脑，宁心益智。若病重虚甚者，可合用龟鹿二仙膏，以加强补肾填精之功；伴心悸失眠者，可用寿星丸；偏于气阴亏虚，可用加减固本丸；阴阳两虚，可用神交汤。

4. 痰迷心窍

遇事善忘，头晕目眩，咯吐痰涎，胸闷体胖，纳呆呕恶，反应迟钝，语言不利。舌质淡，苔白腻，脉滑。

病机：脾失健运，聚湿生痰，痰浊上犯，痹阻脑络，蒙闭心窍，则致健忘，反应迟钝，语言不利；痰浊内阻，清窍不利，则头晕目眩，咯吐痰涎，胸闷；痰阻中焦，运化失司，胃气上逆，则纳呆呕恶；肥人多痰，故本证多见于体胖之人；舌质淡，苔白腻，脉滑，为痰饮之征象。

治法：涤痰通窍。

方药：导痰汤加石菖蒲、远志、白芥子。方中半夏、陈皮、茯苓、甘草燥湿健脾化痰；枳实行气化痰；胆南星化痰开窍。加用石菖蒲、远志、白芥子，以增涤痰开窍、宁心益智之功。若属热痰或痰郁化热，加竹沥、郁金、黄连；伴气虚，加党参、白术、黄芪；痰瘀互结，加丹参、红花、桃仁或合用血府逐瘀汤。

5. 气滞血瘀

记忆减退，遇事善忘，表情淡漠，情绪低落，胸胁胀闷，失眠头晕，唇甲青紫。舌质淡紫或有瘀斑、瘀点、舌苔白，脉弦或涩。

病机：七情失调，肝失疏泄，气滞血瘀，脑脉痹阻，则记忆减退，遇事善忘，即所谓"瘀在上则忘也"；肝气郁结，则表情淡漠，情绪低落，胸胁胀闷；气滞血瘀，心神失养，清窍不利，则失眠头晕；瘀血内阻，则唇甲青紫；舌质淡紫或有瘀斑、瘀点，舌苔白，脉弦或涩，为气滞血瘀之征。

治法：行气开郁，活血通络。

方药：气郁为主用逍遥散，血瘀为主用血府逐瘀汤。逍遥散中柴胡、薄荷疏肝行气醒脑；白芍、当归养血活血柔肝；白术、茯苓、甘草益气祛痰宁心。血府逐瘀汤中当归、生地、赤芍、川芎养血活血；桃仁、红花、牛膝活血化瘀；柴胡、桔梗、枳壳行气开郁；甘草调和诸药，调中和胃，顾护正气。两方气血并治，各有侧重，当因证选用。若肝郁气滞，心肾不交，可用通郁汤。下焦蓄血而健忘者，可用抵当汤下之。

四、其他

1. 单方验

方远志、石菖蒲等分煎汤，代茶饮。

2. 中成药

开心丸（《圣济总录·心脏门》）：远志、石菖蒲、白茯苓、人参四味，按 4:3:3:2 比例配方为末，炼蜜制丸如梧桐子大。每服三十丸，米饮下，日再服，渐加至五十丸。

3. 针灸

（1）取穴百会、中脘、足三里。用艾条温灸百会 30min，中脘针后加灸，足三里针刺补法，留针 30min，每日治疗 1 次。

（2）耳针取穴心、肾、脑干、皮质下、内分泌反应点，采取耳穴压丸法。方法是：将药丸（王不留行、莱菔子）粘在 0.8cm² 的医用胶布上，找准穴位压痛点贴上，每次每穴连续按压 10 下，每日按压 3～5 次，隔星期换压另一侧耳郭。按压时以局部出现酸、麻、胀、痛感为度。

4. 推拿

头部按摩：用十指指腹均匀搓揉整个头部的发根，从前到后、从左到右，次序不限，务必全部揉到。其重点揉搓穴位是百会、四神聪、率谷。反复 3 次。

第七节　痴呆

一、概述

痴呆是多由髓减脑消或痰瘀痹阻脑络，神机失用而引起在无意识障碍状态下，以呆傻愚笨、智能低下、善忘等为主要临床表现的一种脑功能减退性疾病。轻者可见神情淡漠，寡言少语，反应迟纯，善忘等；重者为终日不语，或闭门独居，或口中喃喃，言词颠倒，或举动不经，忽笑忽哭，或不欲食，数日不知饥饿等。

西医学诊断的老年性痴呆、脑血管性痴呆及混合性痴呆、代谢性脑病、中毒性脑病等，可参考本篇进行辨证论治。

（一）病因病理

痴呆有因老年精气亏虚，渐成呆傻，亦有因情志失调、外伤、中毒等引起者。虚者多因气血不足，肾精亏耗，导致髓减脑消，脑髓失养；实者常见痰浊蒙窍、瘀阻脑络、心肝火旺，终致神机失用而致痴呆。临床多见虚实夹杂证。

1. 脑髓空虚

脑为元神之府，神机之源，一身之主，而肾主骨生髓通于脑。老年肝肾亏损或久病血气虚弱，肾精日亏，则脑髓空虚，心无所虑，精明失聪，神无所依而使灵机记忆衰退，出现迷惑愚钝，反应迟钝，发为痴呆。此类痴呆发病较晚，进展缓慢。

2. 气血亏虚

《素问·灵兰秘典论》曰："心者，君主之官，神明出焉。"《灵枢·天年》曰："六十岁心气始衰，苦忧悲。"年迈久病损伤于中，或情志不遂木郁克土，或思虑过度劳伤心脾，或饮食不节损伤脾胃，皆可致脾胃运化失司，气血生化乏源。心之气血不足，不能上荣于脑，神明失养则神情涣散，呆滞善忘。

3. 痰浊蒙窍

《石室秘录》云："痰气最盛，呆气最深。"久食肥甘厚味，肥胖痰湿内盛；或七情所伤，肝气久郁克伐脾土；或痫、狂久病积劳，均可使脾失健运，痰湿上扰清窍，脑髓失聪而致痴呆。

4. 瘀阻脑络

七情久伤，肝气郁滞，气滞则血瘀；或中风、脑部外伤后瘀血内阻，均可瘀阻脑络，脑髓失养，神机失用，发为痴呆。

5. 心肝火旺

年老精衰，髓海渐空，复因烦恼过度，情志相激，水不涵木，肝郁化火，肝火上炎；或水不济火，心肾不交，心火独亢，扰乱神明，发为痴呆。

总之，痴呆病位在脑，与肾、心、肝、脾四脏功能失调相关，尤以肾虚关系密切。其基本病机为髓减脑消，痰瘀痹阻，火扰神明，神机失用。其症候特征以肾精、气血亏虚为本，以痰瘀痹阻脑络邪实为标。其病性不外乎虚、痰、瘀、火。虚，指肾精、气血亏虚，髓减脑消；痰，指痰浊中阻，蒙蔽清窍；瘀，指瘀血阻痹，脑脉不通；火，指心肝火旺，扰乱神明。痰、瘀、火之间相互影响，相互转化，如痰浊、血瘀相兼而致痰瘀互结；肝郁、痰浊、血瘀均可化热，而形成肝火、痰热、瘀热，上扰清窍；若进一步发展耗伤肝肾之阴，水不涵木，阴不制阳，则肝阳上亢，化火生风，风阳上扰清窍，使痴呆加重。虚实之间也常相互转化，如实证的痰浊、瘀血日久，损伤心脾，则气血不足，或伤及肝肾，则阴精不足，均使脑髓失养，实证由此转化为虚证；虚证病久，气血亏乏，脏腑功能受累，气血运行失畅，或积湿为痰，或留滞为瘀，又可因虚致实，虚实兼夹而成难治之候。

（二）鉴别诊断

1. 郁病

郁病是以情志抑郁不畅，胸闷太息，悲伤欲哭或胸胁、胸背、脘胁胀痛，痛无定处，或咽中如有异物不适为特征的疾病；主要因情志不舒、气机郁滞所致，多见于中青年女性，也可见于老年人，尤其是中风过后常并发郁病，郁病无智能障碍症状。而痴呆可见于任何年龄，虽亦可由情志因素引起，但其以呆傻愚笨为主，常伴有生活能力下降或人格障碍，症状典型者不难鉴别。部分郁病患者常因不愿与外界沟通而被误认为痴呆，取得患者信赖并与之沟通后，两者亦能鉴别。

2. 癫证

癫证是以沉默寡言、情感淡漠、语无伦次、静而多喜为特征的精神失常疾病，俗称"文痴"，可因气、血、痰邪或三者互结为患，以成年人多见。痴呆则属智能活动障碍，是以神情呆滞、愚笨迟钝为主要表现的脑功能障碍性疾病。另外，痴呆的部分症状可自制，治疗后有不同程度的恢复；重证痴呆患者与癫证在临床症候上有许多相似之处，临床难以区分，CT、MRI 检查有助于鉴别。

3. 健忘

健忘是指记忆力差，遇事善忘的一种病证，其神志如常，晓其事却易忘，但告知可晓，多见于中老年患者；由于外伤、药物所致健忘，一般经治疗后可以恢复。而痴呆老少皆可发病，以神情呆滞或神志恍惚，不知前事或问事不知、告知不晓为主要表现，虽有善忘但仅为兼伴症，其与健忘之"善忘前事"有根本区别。健忘可以是痴呆的早期临床表现，这时可不予鉴别，健忘病久也可转为痴呆，CT、MRI 检查有助于两者的鉴别。

二、辨证治疗

（一）辨证要点

（1）痴呆是一种脑功能减退性疾病，临床以呆傻愚笨、智能低下、善忘等为主要表现。本病记忆力障碍是首发症状，先表现为近记忆力减退，进而表现为远记忆力减退。

（2）起病隐匿，发展缓慢，渐进加重，病程一般较长。患者可有中风、头晕、外伤等病史。

本病乃本虚标实之证，临床上以虚实夹杂者多见。本虚者不外乎精髓、气血；标实者不外乎痰浊、瘀血、火邪。无论为虚为实，都能导致脏腑功能失调以及髓减脑消。因而辨证当以虚实或脏腑失调为纲领，分清虚实，辨明主次。

辨虚实：本病病因虽各有不同，但终不出虚实两大类。虚者，以神气不足、面色失荣、形体枯瘦、言行迟弱为特征，并结合舌脉、兼次症，分辨气血、肾精亏虚；实者，智能减退、反应迟钝，兼见痰浊、瘀血、风火等表现。由于病程较长，症情顽固，还需注意虚实夹杂的病机属性。

辨脏腑：本病病位主要在脑，但与心、肝、脾、肾相关。若年老体衰、头晕目眩、记忆认知能力减退、神情呆滞、齿枯发焦、腰膝酸软、步履艰难，为病在脑与肾；若兼见双目无神，筋惕肉瞤，毛甲无华，为病在脑与肝肾；若兼见食少纳呆，气短懒言，口涎外溢，四肢不温，五更泻泄，为病在脑与脾肾；若兼见失眠多梦，五心烦热，为病在脑与心肾。

（二）治疗原则

虚者补之，实者泻之。补虚益损，解郁散结是其治疗大法。脾肾不足，髓海空虚之证，宜培补先天、后天，以冀脑髓得充，化源得滋；对于气郁血瘀痰滞者，气郁应开，血瘀应散，痰滞应清，以冀气充血活，窍开神醒。

（三）分证论治

1.髓海不足

（1）主症：耳鸣耳聋，记忆模糊，失认失算，精神呆滞。发枯齿脱，腰脊酸痛，骨痿无力，步履艰难，举动不灵，反应迟钝，静默寡言。舌瘦色淡或色红，少苔或无苔，多裂纹；脉沉细弱。

（2）症候分析：肾主骨生髓，年高体衰，肾精渐亏，脑髓失充，灵机失运，故见精神呆滞，举动不灵，反应迟钝，记忆模糊，失认失算等痴呆诸症。肾开窍于耳，其华在发，肾精不足，故耳鸣耳聋，发枯易脱。腰为肾府，肾主骨，精亏髓少，骨骼失养，故见腰脊酸痛，骨痿无力、步履艰难；齿为骨之余，故齿牙动摇，甚则早脱。舌瘦色淡或色红，苔少或无苔，多裂纹，脉沉细弱为精亏之象。

（3）治法：补肾益髓，填精养神。

（4）处方：七福饮。方中重用熟地滋阴补肾，营养先天之本；合当归养血补肝；人参、白术、炙甘草益气健脾，强壮后天之本；远志、杏仁宣窍化痰。本方填补脑髓之力尚嫌不足，应选加鹿角胶、龟甲胶、阿胶、紫河车、猪骨髓等血肉有情之品，还可以本方加减制蜜丸或膏剂以图缓治，或可用参茸地黄丸或河车大造丸补肾益精。若肝肾阴虚，年老智能减退，腰膝酸软，头晕耳鸣者，可去人参、白术、紫河车、鹿角胶，加怀牛膝、生地、枸杞子、女贞子、制首乌；若兼言行不一，心烦溲赤，舌质红，少苔，脉细而弦数，是肾精不足，水不制火而心火妄亢，可用六味地黄丸加丹参、莲子心、菖蒲等清心宣窍；也有舌质红而苔黄腻者，是内蕴痰热，干扰心窍，可加用清心滚痰丸去痰热郁结，泻痰热化净，再投滋补之品；若肾阳亏虚，证见面白无华，形寒肢冷，口中流涎，舌淡者，加热附片、巴戟天、益智仁、淫羊藿、肉苁蓉等。

2. 气血亏虚

（1）主症：呆滞善忘，倦怠嗜卧，神思恍惚，失认失算。少气懒言，口齿含糊，辞不达意，心悸失眠，多梦易惊，神疲乏力，面唇无华，爪甲苍白，纳呆食少，大便溏薄。舌质淡胖边有齿痕；脉细弱。

（2）症候分析：心主神明，心之气血亏虚，神明失养，故见呆滞善忘，神思恍惚，失认失算等痴呆症状。心血不足，心神失养，故心悸失眠、多梦易惊；血虚不荣肌肤爪甲，故面唇无华、爪甲苍白。气虚则少气懒言，神疲乏力，倦怠嗜卧；脾气不足，胃气亦弱，故纳呆食少；脾气亏虚，水湿不化，故大便溏薄。气血亏虚，脉道失充，故脉细弱。

（3）治法：益气养血，安神宁志。

（4）方药：归脾汤。方中以人参、黄芪、白术、炙甘草补脾益气；当归养肝血而生心血；茯神、枣仁、龙眼肉养心安神；远志交通心肾而定志宁心；木香理气醒脾，以防益气补血之药滋腻滞气。纳呆食少，加谷芽、麦芽、鸡内金、山楂等消食；纳呆伴头重如裹，时吐痰涎，头晕时作，舌苔腻，加陈皮、半夏、生薏苡仁、白豆蔻健脾化湿和胃；纳呆伴舌红少苔，加天花粉、玉竹、麦冬、生麦芽养阴生津；失眠多梦，加夜交藤、合欢皮；若舌质偏暗，舌下有青筋者，加入川芎、丹参等以养血活血；若伴情绪不宁，易忧善愁者，可加郁金、合欢皮、绿萼梅、佛手等理气解郁之品。

3. 痰浊蒙窍

（1）主症：终日无语，表情呆钝，智力衰退，口多涎沫。头重如裹，纳呆呕恶，脘腹胀痛，痞满不适，哭笑无常，喃喃自语，呆若木鸡。舌质淡胖有齿痕，苔白腻；脉滑。

（2）症候分析：痰浊壅盛，上蒙清窍，脑髓失聪，神机失运，而致表情呆钝、智力衰退、呆若木鸡等症。痰浊中阻，中焦气机不畅，脾胃受纳运化失司，故脘腹胀痛、痞满不适、纳呆呕恶。痰阻气机，清阳失展，故头重如裹。口多涎沫，舌质淡胖有齿痕，苔腻，脉滑均为痰涎壅盛之象。

（3）治法：健脾化浊，豁痰开窍。

（4）方药：洗心汤。方中党参、甘草培补中气；半夏、陈皮健脾化痰；附子助阳化痰；茯神、枣仁宁心安神，神曲和胃。若纳呆呕恶，脘腹胀痛，痞满不适以脾虚明显者，重用党参、茯苓，可配伍黄芪、白术、山药、麦芽、砂仁等健脾益气之品；若头重如裹，哭笑无常，喃喃自语，口多涎沫以痰湿重者，重用陈皮、半夏，可配伍制南星、莱菔子、佩兰、白豆蔻、全瓜蒌、贝母等理气豁痰之品；痰浊化热，上扰清转，舌质红，苔黄腻，脉滑数者，将制南星改用胆南星，并加瓜蒌、栀子、黄芩、天竺黄、竹沥；若伴有肝郁化火，灼伤肝血心阴，证见心烦躁动，言语颠倒，歌笑不休，甚至反喜污秽，或喜食炭灰，宜用转呆丹加味，本方在洗心汤基础上，加用当归、白芍柔肝养血，丹参、麦冬、天花粉滋养心胃阴液，用柴胡合白芍疏肝解郁，用柏子仁合茯苓、枣仁加强养心安神之力；属风痰瘀阻，证见眩晕或头痛，失眠或嗜睡，或肢体麻木阵作，肢体无力或肢体僵直，脉弦滑，可用半夏白术天麻汤；脾肾阳虚者，用金匮肾气丸加干姜、黄芪、白豆蔻等。

4. 瘀血内阻

（1）主症：言语不利，善忘，易惊恐，或思维异常，行为古怪。表情迟钝，肌肤甲错，面色黧黑，甚者唇甲紫暗，双目暗晦，口干不欲饮。舌质暗，或有瘀点瘀斑；脉细涩。

（2）症候分析：瘀阻脑络，脑髓失养，神机失用，故见表情迟钝，言语不利，善忘，思维异常，行为古怪等痴呆症状。瘀血内阻，气血运行不利，肌肤失养，故肌肤甲错，面色黧黑，甚者唇甲紫暗。口干不欲饮，舌质暗或有瘀点瘀斑，脉细涩均为瘀血之象。

（3）治法：活血化瘀，通络开窍。

（4）方药：通窍活血汤。方中麝香芳香开窍，活血散结通络；桃仁、红花、赤芍、川芎活血化瘀；葱白、生姜合菖蒲、郁金以通阳宣窍。如瘀血日久，血虚明显者，重用熟地、当归，再配伍鸡血藤、阿胶、鳖甲、蒸首乌、紫河车等以滋阴养血；气血不足，加党参、黄芪、熟地、当归益气补血；气虚血瘀为主者，宜补阳还五汤加减；若见肝郁气滞，加柴胡、枳实、香附疏肝理气以行血；久病血瘀化热，致肝胃火逆，证见头痛、呕恶等，应加钩藤、菊花、夏枯草、栀子、竹茹等清肝和胃之品；若痰瘀交阻伴头身困重，口流涎沫，纳呆呕恶，舌紫暗有瘀斑，苔腻，脉滑，可酌加胆南星、半夏、莱菔子、瓜蒌以豁痰开窍；病久入络者，宜加蜈蚣、僵蚕、全蝎、水蛭、地龙等虫类药以疏通经络，同时加用天麻、葛根；兼见肾虚者，可加益智仁、补骨脂、山药。

5. 心肝火旺

（1）主症：急躁易怒，善忘，判断错误，言行颠倒。眩晕头痛，面红目赤，心烦不寐，多疑善虑，心悸不安，咽干口燥，口臭口疮，尿赤便干。舌质红，苔黄；脉弦数。

（2）症候分析：脑髓空虚，复因心肝火旺，上扰神明，故见善忘，判断错误，言行颠倒，多疑善虑等痴呆之象。心肝火旺，上犯巅顶，故头晕头痛；气血随火上冲，则面红目赤。肝主疏泄，肝性失柔，情志失疏，故急躁易怒。心肾不交则心烦不寐、心悸不安。口臭口疮、口干舌燥、尿赤便干为火甚伤津之象，舌质红、苔黄，脉弦数均为心肝火旺之候。

（3）治法：清热泻火，安神定志。

（4）方药：黄连解毒汤。方中黄连可泻心火；黄芩、栀子清肝火；黄柏清下焦之火。加用生地清热滋阴，菖蒲、远志、合欢皮养心安神，柴胡疏肝。本方大苦大寒，中病即止，不可久服，脾肾虚寒者慎用。若心火偏旺者用牛黄清心丸；大便干结者加大黄、火麻仁。

三、病案选录

张某，男 54 岁，教员。住长沙市坡子街。

病名：痴呆。

病因：长期思虑，用脑过度，暗耗精血，致未老先衰，后天失于充养，髓海空虚，心神失养，发为呆病。

症候：患者头晕眼花，乏力，记忆力渐减，精神疲倦，嗜睡，性情急躁，且行动逐渐缓慢，表情呆板，寡言少语，齿落发脱。近半年来，时而傻笑，或胡言乱语，喃喃不休，吐字不清，行动迟缓，不欲食而不知饥，二便不能自理。舌质暗淡，脉细弱。

诊断：某医院诊断为"早老性痴呆"。脉证合参，此为未老先衰，髓海空虚，神失所养之候。肾藏精，精生髓，脑为髓海；脾为后天之本，气血生化之源，故脾肾亏虚，则精血不足，髓海空虚，脑神失其充养而见痴呆。

治法：健脾补肾，填精益髓，佐以活血通窍。

处方：熟地黄 15g，枸杞子 12g，菟丝子 10g，鹿角霜 10g，巴戟天 10g，北黄芪 15g，秦当归10g，紫丹参10g，漂白术10g，川芎片7g，山萸肉10g，五味子10g。

方用熟地、枸杞子、山萸肉补肾填精益髓。

效果：服15剂，病情略有改善。唯不欲食而不知饥，二便失禁尤为突出，上方去川芎、五味，加谷芽30g，益智仁12g，后再加人参、云苓等健脾之品，守方加减为百余剂，诸症基本消失。

第三章　妇科病证

第一节　子宫内膜异位症

子宫内膜异位症（简称内异症）是指具有生长功能的子宫内膜组织，出现在子宫腔被覆黏膜以外的部位（不包括在子宫肌层）而引起的病症。因其病变绝大多数出现在盆腔内的器官或组织，如卵巢、子宫、膀胱、直肠、子宫韧带或盆腔的腹膜面，故临床称盆腔子宫内膜异位症。内异症也有发生在盆腔以外部位，如脐、膀胱、气管、肺、胃等，分别称脐内异症、膀胱内异症……但较少见。本病多发生于25～45岁生育年龄妇女。绝经后或两侧卵巢切除后，异位内膜组织可萎缩吸收，妊娠或抑制卵巢功能的药物可阻止此病的发展，故内异症是一种激素依赖性疾病。

Roktansky 于1860年首次发现本病，至20世纪20年代开始逐渐受到医学界的重视，通过住院患者手术中发现的内异症而报告的医院发病率为0.8%～50.1%，20世纪70年代以后，由于腹腔镜的临床应用，使内异症的诊断水平得到提高，由其他指征而进行腹腔镜检查的内异症发生率有报道为1.3%～52.9%。近年来随着人们对本病认识的提高以及诊断方法的改进，内异症的发病率有逐年上升的趋势，但无症状内异症的存在以及内异症常合并盆腔炎症、子宫肌瘤、子宫腺肌病等，容易掩盖了内异症的诊断，估计内异症的临床发病率应较报道的数字为高。

由于本病发生的原因尚未清晰，所以至今仍未有很满意的治疗方法，虽然有过内异症自然消退的文献报道，但根据临床观察的结果，目前所有的治疗方法大多数只能使患者的症状缓解，难以得到根治，因此本病遂成为妇科难治之症。

中医学没有内异症相对应的病名，但其临床表现可属于痛经、月经失调、不孕和癥瘕等范畴。

一、病机

中医学对内异症的病机研究认为，随经血流溢及种植入盆腔或盆腔以外的子宫内膜可认为是"离经之血"，离经之血即是瘀血，瘀血留滞少腹，蓄之坚牢，当瘀血阻凝冲任气血运行，则出现《医林改错》所描述的病证"少腹积块疼痛，有积块不疼痛，或疼痛而无积块，或少腹满痛"和《血证论》指出的"瘀血或壅而成熟，或变成脓，或结为癥，或刺痛"。这些描述与内异症的经痛、性交痛、慢性盆腔疼痛、盆腔痛性结节、卵巢巧克力囊肿、经行发热、经行头痛等临床表现相似，因此离经之血所形成的瘀血被认为是内异症的重要发病机制。

西医学对内异症的发病机制至今仍未清晰了解，对内膜异位转移和生长发展的机制最早期主要有两种学说。一是经血将子宫内膜经输卵管送入盆腔种植，如卵巢、盆腔腹膜等，当种植部位和子宫内膜具有继续生长的条件，就有可能发生内异症，剖宫手术后继发的腹壁切口内异症、盆腔腹膜面的内异症都可以用这一学说加以解释；或子宫内膜经淋巴或静脉在盆腔或盆腔以外播散种植，如肺、皮肤等；二是异位内膜可能由具有高度化生潜能的卵巢表面上皮或盆腔腹膜上皮化生而来。除上述理论外，研究还认为在免疫功能失调和亚临床腹膜炎症的背景下，可发生异位内膜病灶。亦有研究指出内异症的发生可能受多因素遗传的影响。

近 10 年，内异症的基础研究更加深入和广泛，在病因学上提出一些新的理论，如"内膜细胞决定论"研究表明，只有在位内膜细胞发生、生长、分化异常的背景下，溢流入盆腔或向盆腔外播散才能发生异位生长。也有研究表明，子宫内膜基底层存在具有无限增殖潜能和多能分化能力的干/祖细胞，当这些具有增殖和分化潜能的干细胞逆流入盆腔，也可发生异位生长。这些理论将有利于临床诊断方法的创新和治疗方法的探索。

异位子宫内膜获得生存的机会以后，它和在位子宫内膜一样，接受来自机体的生殖内分泌的影响，发生内膜细胞和间质的增生－出血－再增生－再出血的周期性变化，最终在机体的不同部位形成内异症病灶。最常见为卵巢内膜异位囊肿（又称卵巢巧克力囊肿），约80%患者病变累及一侧卵巢，两侧卵巢累及者约占 50%，囊肿可以为单个或多个，其特点是囊内充满巧克力浆样浓稠的液体，多数与子宫或盆腔组织发生粘连。盆腔腹膜的异位内膜病灶则表现为紫红色、火焰样，或白色、无色透明的、形态多样的结节，或颗粒状病灶。内异症多伴有盆腔组织器官程度不一的粘连，常使子宫后倾后屈、固定、输卵管扭曲粘连等盆腔组织结构的异常改变。此外，内异症患者盆腔内异位内膜病灶的病理生长和发展过程中，激活了盆腔局部免疫系统并引起了一系列效应，研究表明内异症患者盆腔液中巨噬细胞的数量增多并且活性显著增高，活化了的巨噬细胞分泌干扰生殖活动的细胞因子，如白细胞介素-1通过激活淋巴细胞介导免疫和炎症反应，干扰下丘脑－垂体－卵巢功能，导致内分泌功能紊乱；白细胞介素-6 调节芳香化酶活性影响卵巢激素的合成和分泌；前列腺素分泌的升高，导致生殖障碍和痛经等。上述有关盆腔组织结构的改变和生殖功能的异常，导致月经失调、不孕、痛经、慢性盆腔痛等症状和盆腔包块的产生。

近代进行了不少有关瘀血致内异症的机制研究，大多数运用中西医结合研究血瘀证的方法，采用甲皱微循环、血液流变学、子宫动脉血流动力学和血凝谱测定等方法。研究结果表明内异症患者的血液呈现浓、黏、凝、聚的特征，有研究更指出重度内异症的血凝状态比中、轻度内异症更高。前列腺素在体液中含量的高低与生殖活动有着密切的关系。研究表明内异症患者的痛经、经行头痛、不孕和月经不调与前列腺素的合成和分泌异常有关。β-内啡肽是一种神经内分泌激素，血清β-内啡肽水平与痛阈的高低相关，有研究结果提示有盆腔疼痛及痛经的内异症患者的血浆β-内啡肽水平较正常妇女降低。

近年来，随着细胞生物学、分子生物学、酶学等技术发展，不少细胞因子如血管内皮生长因子、白细胞介素、细胞色素 P450 等也引入内异症发病机制的研究，有研究显示内异症的发生、发展以及一系列的病理变化与上述细胞因子、酶有相关性，不少中药治疗内异症的机制研究也试图运用这些新科学技术进行更深层的研究，并已取得一些成绩，随着研究的深入各学科间的合作日益加强，相信内异症的研究将会取得更大的进展。

二、诊断

（一）病史

痛经史、不孕史、剖宫手术史、分娩时会阴创伤或手术史。

（二）临床表现

1.继发性和渐进性痛经

痛经发生在经前 1～2d，月经首日达到顶峰，部分患者疼痛可放射至腰骶部、肛门或会阴部，表现为肛门坠胀、里急后重感、疼痛可随月经量减少而减轻以至消失。亦有少数患者无痛经。

2.下腹痛和性交不适

下腹疼痛多发生在下腹深部，也有两侧少腹部疼痛，非经时表现为固定部位的隐痛，行经时疼痛明显加剧。

3.月经失调

多表现为月经先期、经量多或经期延长。

4.不孕

约 40%内异症患者并发不孕。

5.其他

卵巢异位内膜囊肿破裂时，可引起急性腹痛；腹壁切口、脐、外阴等处内异症病灶可有渐进性的周期性疼痛；相应部位可扪及包块；肺、膀胱直肠等部位的内异症可出现周期性的咳血、尿血以及便血等相关症状。

（三）检查

1.全身检查

可无特殊体征。或在脐或剖宫术后腹壁切口瘢痕处可触及逐渐增大的硬结，行经期压痛明显。

2.妇科检查

子宫多呈后倾后屈位，与其周围组织粘连，盆腔内或阴道直肠隔有触痛性结节，或子宫旁有不活动的囊性包块；有时在子宫颈外口、阴道穹隆部有紫红色结节。

3.辅助检查

（1）超声波检查：对卵巢子宫内膜异位囊肿和直肠阴道隔内异症的诊断有帮助。

（2）CT 及 MRI 检查：本方法与超声波检查的临床意义基本相同，但检查费用较高。

（3）血清卵巢癌细胞表面抗原（CA125）水平测定：中、重度内异症患者 CA125 可能升高。临床研究表明卵巢恶性肿瘤 CA125 显著增高，子宫肌瘤和盆腔炎症患者的 CA125 也会高于正常，因此 CA125 仅可作为诊断内异症的参考。但内异症患者治疗后 CA125 水平下降，病变复发时 CA125 大部回升，因此有学者建议 CA125 可用于内异症治疗效果和病情复发的监测。

（4）腹腔镜检查：是目前诊断内异症的最佳方法，尤其是对"不明原因"的腹痛或不育者。本检查通过腹腔镜直接观察，可发现盆腔内各种类型的病灶，同时又可在直视下对可疑病变取活组织做病理检查和进行临床分期。

三、鉴别诊断

1.卵巢恶性肿瘤

囊性或混合性的卵巢恶性肿瘤有时易与卵巢内膜异位囊肿混淆，应做血沉、CA125、碱性磷酸酶或其他相关肿瘤指标测定，并结合影像学检查进行初步筛选，有恶性肿瘤可疑或包块发展迅速，伴有腹痛腹胀者，腹腔镜或剖腹探查可鉴别。

2.子宫腺肌病

本病与内异症均有渐进性痛经，但两者疼痛发生的时间有不同，前者除痛在行经期间，尚可发生在经行期甚至月经停止后的一段时间，妇科检查子宫呈均匀增大；后者痛经多发在经前1～2d和行经初期，经量减少疼痛也随之减轻、停止，子宫大小正常。影像学和腹腔镜检查可鉴别。但注意本病有时与内异症同时存在。

3.盆腔炎

盆腔炎症多有盆腔疼痛和盆腔粘连的临床表现，与内异症相似，但前者子宫旁组织多　呈条索状增粗或片状增厚并有压痛，但无明显触痛的盆腔结节，既往有盆腔感染史，抗炎治疗有效。腹腔镜检查可鉴别。

四、临床分期

为评估疾病的严重程度、选择治疗方案、比较和评价不同疗法的疗效，可进行内异症的临床分期。内异症的分期法颇多，现多采用1985年美国生育学会（AFS）提出的"修正子宫内膜异位症分期法"。此分期法需经腹腔镜检查或剖腹探查确诊，并要求详细观察和记录内膜异位病灶的部位、数目、大小、深度和粘连程度，最后进行评分。

五、辨证分析

内异症以瘀为主要的病因，根据临床研究结果显示内异症常见证候有气滞血瘀、瘀热互结、痰瘀互结、寒凝血瘀、气虚血瘀和肾虚血瘀等。治疗应遵照"必伏其所主而先其所因"的原则，在活血化瘀的基础上兼理气、凉血、化痰除湿、温阳、补气或补肾之法。由于瘀血致病变化多端，瘀血壅阻经脉可令脉道不畅不通，也可致血无法循经而妄行，变生内异症诸多证候，因此选药组方时宜注意以下原则：活血化瘀不动血，散结消瘀不破血，调经止血不敛涩，通调经脉以助孕，补血慎用益精药，益气少用壅补剂，务使祛邪不伤正，扶正不留瘀。此外，根据经期和非经期的不同生理、病理变化，结合内异症患者的主要病症采用周期用药，标本兼治。

（一）气滞血瘀证

工作、生活过度紧张或精神创伤，恼怒抑郁，致气行不顺，气逆则血逆，经血逆流泛于脉外；或剖宫手术，伤损胞脉胞络，血溢脉外，离经之血蓄而成瘀，阻碍气血运行，气滞血瘀遂成内异症。

1.临床证候

经前或经行期，小腹胀痛，经色紫暗有块，经行不畅，量或多或少，或月经期延长，经前乳房胀痛，胸胁胀满，烦躁易怒，舌暗红有瘀点或瘀斑，脉弦。

2.辨证依据

（1）有精神创伤史、子宫手术史。

（2）经前或经行小腹胀痛，经色紫暗有块；经前乳房胀痛，经行之后逐渐消失。

（3）胸胁胀满，烦躁易怒以经前尤甚，舌暗红有瘀点或瘀斑。

3.治疗原则

活血化瘀，理气调经。

方药：膈下逐瘀汤（方见闭经）去当归、川芎。

有卵巢子宫内膜异位囊肿者，加皂角刺、山慈菇；有月经延长者，去红花、桃仁，加蒲黄、三七、茜草；胸胁胀满甚者，加柴胡、白芍；盆腔痛性结节者，加莪术、三棱、土鳖虫。

（二）痰瘀互结证

素体痰盛或素体脾虚，劳力或运动过度，损伤脾气，水湿运化失调，痰湿结聚阻于胞脉胞络，气血受阻滞而成瘀，痰瘀结互遂成内异症。

1.临床证候

经前或经期小腹疼痛，或无痛经，经期或提前或错后，经色暗红，质黏稠，经期延长，不孕，盆腔包块，胸闷纳呆，或有泄泻，舌胖或有齿痕有瘀点，苔厚腻，脉滑。

2.辨证依据

（1）有过劳史。

（2）经前或经期小腹疼痛，或无痛经，月经或早或迟，或经期延长，色暗红，不孕，盆腔有包块。

（3）胸闷纳呆，或有泄泻，舌胖或有齿痕有瘀点，苔厚腻，脉滑。

3.治疗原则

活血化瘀，消痰散结。

方药：三棱煎（《妇人大全良方》）。

三棱 莪术 青橘皮 制半夏 麦芽

痛经甚者，加乌药、延胡索；月经先后不定期者，加柴胡、白芍、香附；经期长者，加蒲黄、茜草；卵巢子宫内膜异位囊肿者，加皂角刺、山慈菇、土鳖。

（三）瘀热互结证

过食厚味辛辣之品或温补之剂，热积于内；或素体阳盛，阳盛则热，血被热灼成瘀，瘀热互结伤损胞脉、胞络，遂成内异症。

1.临床证候

经前或经行期间小腹灼热疼痛，经色红有血块，量增多，或行经时间延长，非经时小腹隐痛不适，经行发热，阴道干涩，性交疼痛，口干咽痛，心烦失眠，小便黄，大便干结，舌红，苔黄，脉弦数。

2.辨证依据

（1）有饮食不节史。

（2）经行小腹灼热疼痛，经色红有血块，非经时小腹痛，性交疼痛，经行发热。

（3）口干咽痛，心烦失眠，小便黄，大便结，舌红，苔黄，脉弦数。

3.治疗原则

清热凉血，化瘀调经。

方药：血府逐瘀汤（方见月经前后诸证）去当归、川芎。

月经量多或经期长者，去红花，加地榆、槐花、蒲黄；经行头痛者，加葛根、天麻、蔓荆子；经行发热者，加水牛角、知母、制大黄；卵巢内膜异位囊肿者，加海藻、夏枯草；经痛甚者，加延胡索、三七；咽痛口干者，加玄参、天花粉、麦冬；大便干结者，加制大黄、火麻仁。

（四）寒凝血瘀证

过食生冷寒凉之品，寒积于内；或素体阳虚，阳虚生内寒；或经产之时，不慎为寒邪内侵，血为寒凝成瘀，寒瘀互结，伤损胞脉胞络，遂成内异症。

1. 临床证候

经前、经时小腹冷痛，得热则痛减，经行不畅，色暗红有血块，非经时小腹冷痛不适，性交疼痛，不孕，白带清稀，形寒肢冷，小便清长，大便溏薄，舌暗红有瘀点瘀斑，苔白，脉沉紧。

2. 辨证依据

（1）有饮食不节史或经产受寒史。

（2）经前、经时小腹冷痛，得热则痛减，经色暗红有血块，白带清稀，不孕。

（3）形寒肢冷，小便清长，大便溏薄，舌暗红有瘀点瘀斑，苔白，脉沉紧。

3. 治疗原则

温阳化瘀，散结调经。

方药：少腹逐瘀汤。

大便溏薄者，去当归，加白术、茯苓；白带多者，加海螵蛸、樗白皮、艾叶；卵巢子宫内膜异位囊肿者，加三棱、莪术、土鳖。

（五）气虚血瘀证

素体虚弱，或久病之后耗伤气分，气虚无力运血令血行不畅成瘀，瘀血损伤胞脉胞络，遂成内异症。

1. 临床证候

经期小腹疼痛，喜揉喜按，经色淡红，质稀薄，量多或经期长，面色㿠白，唇色淡白，神疲气短，小腹下坠，舌淡红，苔薄白，脉细弱。

2. 辨证依据

（1）病程较长，或有慢性病史。

（2）经期小腹疼痛，喜揉喜按，经色淡红，质稀薄。

（3）面色㿠白，唇色淡白，神倦气短，舌淡红，苔薄白，脉细弱。

3. 治疗原则

补气活血，化瘀调经。

方药：理冲汤（《医学衷中参西录》）。

黄芪　党参　白术　山药　天花粉　知母　三棱　莪术　鸡内金

痛经明显者，加乌药、木香；经量多，或经期长者，加三七、海螵蛸、艾叶。

（六）肾虚血瘀证

素体肾虚，房劳、坠胎、小产或产难损伤肾气，或久病缠绵，伤及肾气，肾气虚弱，不能温运胞脉胞络气血，血滞成瘀，遂成内异症。

1. 临床证候

经期小腹疼痛，喜热喜按，经色暗红，质稀薄，量增多或经期长，不孕，面色暗，眼眶黑，头晕耳鸣，腰酸下坠，夜尿多，大便溏，舌淡红，苔薄白，脉沉细尺弱。

2. 辨证依据

（1）有难产、坠胎小产史或慢性病史。

（2）经期小腹疼痛，喜热喜按，经色暗红，质稀薄，不孕。

（3）面色暗，眼眶黑，头晕耳鸣，腰酸下坠，夜尿多，大便溏，舌淡红，苔薄白，脉沉细尺弱。

3. 治疗原则

补肾益气，化瘀调经。

方药：归肾丸、合桂枝茯苓丸。

行经时痛经明显者，加小茴香、乌药、木香；月经量多或经期长者，去当归、赤芍，加续断、蒲黄、三七；腰酸下坠甚者，去丹皮，加黄芪、升麻；大便溏薄者，去熟地、当归、桃仁，加白术、补骨脂。

六、其他疗法

（一）中成药

（1）桂枝茯苓胶囊，每次 3 粒，每日 3 次，开水送服，3 个月为 1 个疗程，经期停服。用于各种证型的内异症。

（2）血府逐瘀口服液，每次 1 瓶，每日 2～3 次，开水送服，3 个月为 1 个疗程，经期停服。用于瘀热互结的内异症。

（3）散结镇痛胶囊，每次 3 粒，每日 3 次，开水送服，3 个月为 1 个疗程，经期停服。用于各种证型的内异证。

（二）外治

三棱 15g，莪术 10g，蒲黄 15g，五灵脂 10g，延胡索 15g，血竭 10g，赤芍 15g，加水 1000mL 浓煎成 100mL，保留灌肠，每日 1 次，3 个月 1 个疗程，经期暂停。用于各种证型的内异症。

（三）西药

1. 避孕药

（1）醋酸炔诺酮，每次 5mg，每日 1 次，连服 6 个月。

（2）醋酸甲羟孕酮避孕针，每次 150mL，肌内注射，每月 1 次，连续 6 个月。

2. 达那唑

每日 200mg，每日 2～3 次，月经第 1d 开始服，连续 22d，连续 6 个月经周期。

3. 孕三烯酮

每次 2.5mg，每日 1 次，月经第 1d 开始服，连续 22d，连续 6 个月经周期。

4. 促性腺激素释放激素激动剂

（1）亮丙瑞林，每日 3.75mg，每隔 28d 1 次，皮下注射，共 3～6 次。

（2）戈舍瑞林，每日 3.6mg，每隔 28d 1 次，皮下注射，共 3～6 次。

以上药物可出现一些不良反应，如避孕药可发生阴道不规则滴血，乳房胀，体重增加；达那唑可发生肝酶素升高；促性腺激素释放激素可发生潮热、阴道干燥、性欲减退及骨质丢失等绝经症状。

（四）手术

卵巢子宫内膜异位囊肿切除术，适用于囊肿破裂或囊肿直径大于 5cm，特别是迫切希望生育者；盆腔异位内膜病灶清除或破坏手术，适用于药物治疗后症状不缓解，局部病变加剧或生育功能仍未恢复者。以上两种手术能保留生育功能，但复发率可达 40%左右。

盆腔内病灶清除及子宫切除术，保留一侧卵巢或部分卵巢，适用于 45 岁以下且无生育要求的重症者，此术式术后复发率约 5%。

子宫、两侧附件切除及盆腔内病灶清除术，适用于 45 岁以上的重症者。术后不予雌激素补充治疗者，几乎不复发。

七、转归与预后

内异症虽然是一种进展性疾病和有远处转移的恶性行为，但大多数预后良好。也有发生恶变的病例报道，但未见恶变率的报道。内异症恶变多见于卵巢子宫内膜异位囊肿，其次是阴道、直肠隔内异症。

八、预防与调护

（1）防止经血倒流。经期不做盆腔检查，如有必要应避免重力挤压子宫。如有阴道横隔、无孔处女膜、宫颈闭锁、宫颈管粘连等引起经血潴留的情况，应及时手术治疗，以免经血逆流入腹腔。

（2）做好避孕措施，避免人工流产手术操作所引起的内异症。

（3）月经来潮前禁止做各种输卵管通畅试验，以免将宫内膜推入腹腔。

（4）避免进入宫腔的经腹手术将子宫内膜带到子宫、腹壁切口上及播种在腹腔而引起内异症。

九、文献资料

罗元悟通过长期的临床研究认为气滞血瘀是内异症的重要病机，采用益母草、土鳖虫、桃仁、蒲黄、五灵脂等中药制成罗氏内异方口服液。王俊玲运用此方治疗内异症 24 例，并与达那唑对照治疗 16 例，两组疗效比较，总有效率无显著性差异，两组治疗后盆腔疼痛症状均明显改善，包块缩小，但中药对月经不调和不孕的改善明显优于西药组。在症状和体征改善的同时，两组治疗后血清 CA125 和子宫内膜抗体（EMAB）水平较治疗前明显下降，两组治疗前全血黏度、血浆比黏度、血沉、还原黏度、红细胞聚集指数、血沉、方程 K 值 6 项指标均高于正常值，经治疗后中药组 6 项指标均有下降，血浆比黏度、血沉、还原黏度、红细胞聚集指数有所下降，而全血黏度反有所升高；可见达那唑在改善血液流变学指数方面不如罗氏内异方。动物实验结果提示此方有改善微循环、抗抑抗原抗体反应，调节机体免疫力功能的作用，其疗效与达那唑相当，但无达那唑的不良反应。杨洪艳等通过大鼠实验性子宫内膜异位症模型，从子宫内膜的超微结构水平上探讨罗氏内异方治疗内异症的机制，并与西药丹那唑的实验结果对照，结果中西药组异位内膜的组织形态有不同程度的凋亡细胞形态改变，其中以罗氏内异方组的变化最显著，罗氏内异方可能通过调节体内生物活性物质，加速异位内膜的凋亡而取得疗效。

以化瘀软坚之莪术、三棱、鳖甲、穿山甲、血竭与化痰散结之皂角刺、海藻、薏苡仁等药物组方的妇痛宁胶囊，治疗内异症 54 例，总有效率 90.7%，痛经有效率 93.2%，卵巢囊肿、盆腔包块、盆腔结节缩小，有效率分别为 84.8%、85.7% 和 91.2%，8 例并发不孕者有 4 例妊娠，占 50%。动物实验表明妇痛宁在一定程度上影响异位内膜上皮细胞的代谢活动和分泌功能，使异位内膜上皮细胞萎缩，而对在位内膜无明显影响。

第二节　闭经

一、西医部分

闭经是妇产科临床的一种常见症状，可以由多种原因引起，临床可分为原发闭经和继发闭经。原发闭经指女性年满 16 岁尚无月经来潮者或年满 14 岁而无第二性征发育者，约占 5%；月经来潮后继之又停经 6 个月以上或停经 3 个周期者称为继发性闭经，约占 95%。一般妇女初潮年龄在 11～18 岁之间，平均年龄 13 岁，但与气候、环境、种族、经济与生活条件的影响有关。生理性闭经如妊娠期、哺乳期、青春期前、绝经后不属于本症。

（一）病因

1. 下丘脑性闭经

是最常见的闭经。主要原因包括神经精神因素、神经性厌食、大运动量、营养不良、全身慢性消耗性疾病、药物性（抗精神病药物、避孕药等）等。

2. 垂体性闭经

常见于垂体微腺瘤，产后大出血引起的垂体缺血缺氧坏死的席汉综合征。

3. 卵巢性闭经

单纯性性腺发育不良、特纳综合征、睾丸女性化、卵巢抵抗等是原发性卵巢性闭经的常见病因，而卵巢功能早衰是继发性闭经的常见原因。

4. 子宫性闭经

子宫内膜受到创伤后发生的粘连是最常见的病因，先天性子宫发育不全、始基子宫、子宫内膜结核、子宫内膜炎也可引起闭经。

5. 其他

甲状腺、肾上腺等内分泌器官功能异常也会引起闭经的发生。

（二）辅助检查

1. 激素检查

检测血中 FSH、LH、E_2、P 和 PRL 水平，了解卵巢以及垂体功能。

2. B 超检查

了解有无卵巢肿瘤、子宫卵巢发育情况、有无卵泡发育等。

3. 染色体检查

了解有无染色体异常，尤其是性染色体异常。

4. 输卵管碘油造影

了解子宫腔情况，有无宫腔粘连。

5.腹腔镜、宫腔镜检查

了解腹腔内有无性腺、性腺发育情况、有无卵巢肿瘤等，有无宫腔内病变。

6.肾上腺、甲状腺功能检查

测定 TSH、T_3、T_4、血皮质醇等。

7.CT、磁共振检查

对疑有垂体微腺瘤者，应行检查。

8.孕激素试验

肌内注射黄体酮或口服甲羟孕酮后，如有撤退性出血，表明体内有一定的雌激素水平，为孕激素试验阳性；否则为阴性。

9.雌激素试验

对孕激素试验阴性者，服用雌激素 22d，后 10d 加服孕激素，如有撤退性出血，为雌激素试验阳性；否则，为雌激素试验阴性，闭经原因系子宫性。

10.垂体兴奋试验

对疑有垂体和下丘脑病变者，给予 LHRH，15～30min 后 LH 增高 2～4 倍，即为有反应性，表明病变位于下丘脑；否则，为无反应性，病变位于垂体。

（三）诊断

1.病史

应了解患者的月经状况，包括初潮年龄、月经周期、经期和经量等，智力发育状况；闭经前的生活状况，发病前可否有学习紧张、环境变迁、精神刺激、手术、疾病等诱因，闭经前有无月经周期、经期、经量的改变，有无溢乳、多毛、肥胖、头痛、视力改变及围绝经症状，接受过何种检查、何种治疗。对已婚妇女应了解其结婚年龄、避孕方法、有无口服避孕药史，有无流产、刮宫、产后大出血、哺乳史，有无感染史及不孕史。既往是否患过腮腺炎、结核、脑炎、脑膜炎，有无头部创伤、生殖器手术、减肥史及胃肠道疾病史。对原发闭经者，应了解其母在孕期的状况，包括患病和服药情况、有无有害物质接触史、放射性接触史等。

2.体格检查

应注意全身发育、营养状况、智力发育、身高体重、第二性征发育，有无肥胖、多毛、溢乳等。外阴发育有无畸形、阴道、子宫、卵巢有无异常。

结合症状和体征，通过孕激素试验、雌激素试验、卵巢功能检查、血激素测定、垂体兴奋试验、甲状腺及肾上腺功能等检查，可明确诊断。

（四）治疗

1.一般治疗

避免精神紧张和过度劳累，加强营养，对服用避孕药后闭经和短期闭经者，可先观察 3～6 个月。

2.对症治疗

宫腔粘连者可扩张宫腔，分离粘连，放置宫内节育器防粘连，使用雌孕激素调节宫内膜生长；对卵巢肿瘤或垂体肿瘤进行相应的手术治疗。

3.内分泌治疗

可使用雌孕激素替代治疗，常用乙烯雌酚每日 0.5mg，连服 20d，后 7d 加用甲羟孕酮，每日8～10mg，停药后出现撤药性出血，连用3～6个周期。对有生育要求的患者，要给予促排卵治疗，如氯米芬、绝经期促性腺激素（HMG）、促性腺激素释放激素（GnRH）等。对高泌乳素血症患者，予溴隐亭治疗。

二、中医部分

闭经称为"女子不月""月事不来"。中医学通过天然药物内服、外用，并配合针灸、推拿、药膳等综合措施治疗闭经，对于改善全身症状，恢复自主性月经，调整卵巢功能和防止卵巢早衰等具有一定优势，并有疗效稳定、无不良反应等优点。

（一）病因病机

脏腑、气血、经络的正常生理活动是月经得以产生的生理基础，而肾气、天癸、冲任、胞宫几者之间的相互协调是产生月经和维持月经的周期性和规律性的主要环节，其中又以肾在月经产生与调节过程中发挥主导作用。以上任何一个环节发生功能性失调或器质性病变，严重者均可引起闭经。中医学对闭经的病因研究，概括起来，不外乎虚、实两类。

1. 虚证闭经

常因失血、劳损、脾虚、肾虚而致，因先天肾气不足，天癸迟至或不至，冲任不盛；或肝肾亏损，精血不足，胞失濡养；或脾胃虚弱，生化乏源，气血虚少；或久病失血，血海不满，冲任空虚，凡此皆无血可下，属于虚证。

2. 实证闭经

常因风冷、气郁、血滞、痰阻而致，因情志不畅，肝气郁结，气滞血瘀；或痰湿之邪壅阻胞宫，冲任不通，胞脉阻隔，血不下行，此属实证。

此外，临床还有因各种慢性消耗性疾病如痨瘵、消渴病、虫积等使营阴暗耗，虚火灼伤阴精，精亏血少，冲任不充，血海干涸；或因妇产科手术不当，直接损伤冲任与胞宫而致闭经者。

总之，闭经的病因虽然复杂，但以虚、实为纲进行归类则可执简驭繁。其发病机理可概括为：虚证为精血不足，血海空虚，无血可下；实证为邪气阻隔，胞脉不通，血不下行。

（二）辨证施治

由于闭经是整体机能失调在妇科的病变反映，是多种病因导致的一个共同症状。因此，治疗闭经首先要解除心理负担，加强身体锻炼，合理安排饮食起居，消除机体其他慢性疾病，提高健康水平，然后针对病因进行治疗。

中医学治疗闭经按"血枯""血隔"为纲分为虚、实两大类分别辨证论治，属虚而血枯者治宜补虚通经，属实而血隔者治宜泻实通经，因他病（如痨瘵、虫证等）而致经闭者当先治他病，病愈则经自通。

现代中医妇科治疗闭经在继承传统理论和经验的同时，多结合现代医学的病因分类，再按中医学理论原则辨证求因，审因论治。由于闭经的病因复杂，病变涉及范围较广，病程较长，证型繁多，虚实兼夹，故在确定治疗方案时，既要抓住主要病机，又常需兼顾调养脏腑、气血和冲任。无论何证，均当分清标本缓急、虚实主次，做到补中有通，泻中有养，切忌急功近利而滥用猛攻峻伐之药或以通经见血为快。

1. 内治

（1）肾气不足证：年逾 18 周岁月经尚未初潮或初潮较晚而月经不调，周期时先时后或又闭经不行，体质素弱，腰膝酸软，第二性征发育不良；舌质偏淡，苔薄白，脉弱。

治疗原则：补肾运脾，理气调冲。

处方：通脉大生丸（《中医妇科治疗学》）。

菟丝子 60g，杜仲 30g，续断 30g，桑寄生 30g，紫河车 30g，艾叶 24g，茯苓 24g，山药 24g，制首乌 24g，当归 24g，砂仁 15g，鹿角霜 15g，台乌 15g，肉苁蓉 15g，枸杞子 15g，荔枝核 15g，车前子 6g。共研细末，混匀，炼蜜为丸，每丸重 3g，每日早晚各服 1 丸，温开水送下。

偏肾阳虚而见形寒肢冷者，去车前子、鹿角霜，加巴戟天 15g，鹿角片 12g；胞宫虚寒，婚后久不受孕者加紫石英 30g；倦怠乏力，少气懒言者加党参 30g，或人参 10g，黄芪 30g。

（2）肝肾亏虚证：大病久病或产后、流产后月经停闭不行，头晕耳鸣，心悸怔忡，腰腿酸软，或潮热心烦，或形寒肢冷，面色无华，肌肤不润，阴中干涩；舌淡黯，苔薄白，脉沉细。

治疗原则：补肾填精，益肝养血。

处方：加减苁蓉菟丝丸（《中医妇科治疗学》）加紫河车、山萸肉、制首乌。

肉苁蓉 30g，菟丝子 30g，枸杞子 30g，覆盆子 30g，熟地黄 30g，桑寄生 30g，制首乌 30g，当归 15g，焦艾叶 15g，山萸肉 15g，紫河车 10g。共研为细末，混匀，炼蜜为丸，如梧桐子大。每服 6g，早晚各服 1 次，温开水送下。如改作汤剂，宜酌情减量。

证见失眠健忘者加石菖蒲 10g，酸枣仁 15g；面红潮热汗出者加女贞子 30g，北五味子 10g；五心烦热者加龟板 15g，鳖甲 15g，白薇 18g；头晕耳鸣者加潼蒺藜 15g，五味子 10g；腰膝软弱无力者加杜仲 30g，续断 30g；形寒肢冷者加巴戟天 15g，仙灵皮 15g；毛发脱落，性欲淡漠者加鹿角片 10g，黄精 15g，紫河车用量加至 15g。

（3）气血虚弱证：久病大病之后，或饮食劳倦损伤心脾，月经逐渐延后，量少色淡质薄，终至经闭不行，头晕眼花，失眠心悸，气短神疲，面色萎黄，形体瘦弱，毛发不泽；舌质淡，苔薄白，脉虚细。

治疗原则：益气养血，调补冲任。

处方：人参养营汤（《和剂局方》）。

人参 10g，陈皮 10g，黄芪 30g，熟地 12g，当归 12g，白芍 12g，白术 15g，茯苓 15g，炙远志 6g，五味子 6g，炙甘草 6g，桂心 3g（后下）。

头晕眼花者加潼蒺藜 15g，女贞子 15g；心悸怔忡者加酸枣仁 12g，柏子仁 12g；失眠梦多者加夜交藤 15g，石菖蒲 10g；继发于产后大出血者加紫河车 10g，鹿角片 10g，制首乌 20g。

（4）阴虚血燥证：月经量明显减少，渐至闭经；面红潮热，五心烦热，或骨蒸劳热，或咳嗽咯血，口干舌燥，形体消瘦，睡中盗汗；舌红少苔，脉细数。

治疗原则：养阴清热，补养冲任。

处方：河车大造丸（《医方集解》）加女贞子、制首乌、砂仁。

紫河车（研粉冲服）10g，人参 10g，干地黄 15g，女贞子 15g，制首乌 15g，龟板（打碎先煎）15g，黄柏12g，天冬12g，麦冬12g，杜仲12g，怀牛膝12g，砂仁（后下）6g。以上为汤剂用量。

骨蒸劳热者加鳖甲15g，银柴胡12g；咳嗽咯血者加川贝母（研粉冲服）10g，炙百部15g，白及15g；口渴喜饮者加石斛12g，玉竹12g，百合12g；睡中汗出者加生牡蛎30g，牡丹皮12g，地骨皮12g。若为结核性子宫内膜炎所致闭经，当以抗结核治疗为主，再配合以上方药内服减轻症状。

（5）气滞血瘀证：月经由稀发量少渐至闭经，或突然经闭不行；少腹胀痛拒按，胸胁胀满，精神抑郁，心烦易怒；舌边紫黯或有瘀点，脉沉弦涩。

治疗原则：理气行滞，活血通经。

处方：血府逐瘀汤（《医林改错》）。

当归12g，生地12g，桃仁12g，牛膝12g，柴胡12g，红花10g，川芎10g，枳壳10g，桔梗10g，赤芍15g，甘草6g。

胸胁及乳房胀痛者加青皮10g，香附10g，郁金10g，少腹疼痛明显者加炒川楝子10g，延胡索10g；气郁化热，口干胁痛，带下色黄者加牡丹皮12g，黄柏12g；小腹冷痛，四肢不温者去生地、桔梗，加艾叶10g，小茴10g，台乌药12g。

（6）痰湿阻滞证：月经由量少稀发而渐至闭经，形体肥胖，胸脘满闷，呕恶痰多，神疲体倦，或面足水肿，带下量多色白；舌质淡，苔白腻，脉弦滑。

治疗原则：燥湿化痰，活血调经。

处方：加味二陈汤（《沈氏尊生书》）合桂枝茯苓丸（《金匮要略》）。

法半夏15g，茯苓15g，当归15g，赤芍15g，川芎10g，陈皮10g，桂枝10g，牡丹皮10g，桃仁12g，甘草6g。以上为汤剂用量。

体形肥胖超重多者加生山楂15g，海藻15g，昆布15g，草决明12g，另需节制饮食；胸闷痰多者加全瓜蒌10g，炙远志6g；面足水肿者加白术12g，泽泻12g，猪苓12g；带下量多色白者加白芷10g，白果10g，薏苡仁30g；苔白厚腻者加苍术10g，草蔻10g；舌边瘀点紫黯者加茺蔚子12g，川牛膝12g，土鳖虫10g。

2. 成药验方

（1）女金丹：每次5g，每日2～3次，连服2月；或每月服2周，连服3月。

（2）乌鸡白凤丸：每次6g，每日2～3次。

（3）紫河车胶囊：每次3粒，每日2次。

（4）益气维血颗粒：每次10g，每日3次。

（5）普瑞八珍颗粒：每次10g，每日3次。

3. 外治

（1）药物治疗：①敷脐法：a.香白芷40g，小茴香40g，红花40g，当归50g，益母草60g，细辛30g，肉桂30g，延胡索30g。用法：上药共煎2次，取汁浓缩成稠状，混入适量体积分数为95%的乙醇浸泡的乳香没药液，烘干后研细末加樟脑备用。每次取9g，用黄酒数滴拌成糊状，外敷脐中神阙穴或关元穴，用护伤膏固定。药干则调换1次。功效主治：温经散寒，活血化瘀。适用于闭经，病经，产后腹痛，恶露不下，人流术后腹痛之寒凝血瘀证。b.蜣螂1只（焙干），威灵仙10g（烤干）。用法：2药共研细末，填神阙穴，外用膏药或胶布贴盖，约 1h 后去药。每日 1~2 次，连用 7~10 次为 1 个疗程。功效主治：活血化瘀通经。适用于血瘀型闭经。c.麝香、龙骨、虎骨、蛇骨、木香、雄黄、朱砂、乳香、没药、丁香、胡椒、青盐、夜明砂、五灵脂、小茴香、两头尖各等份。用法：麝香另研备用，余药共研细末，瓷罐贮藏，切勿泄气。用时麝香先放脐心，再用面粉做一圆圈套在脐周，然后装满适量药粉，外盖槐树皮或生姜片，用艾灸之，每岁 1 壮，间日 1 次，3 次为 1 个疗程。功效主治：活血理气，化瘀通经。适用于实证闭经。②热熨法：a.茺蔚子 300g，晚蚕砂 300g，大曲酒 100mL。用法：先将前 2 药各 150g 放入砂锅中炒热，旋即以大曲酒 50mL 撒入拌炒片刻，将炒热的药末装入白布袋中，扎紧袋口热熨脐腹部。至袋中药冷，再取另一半药同法炒热再熨脐腹。连熨 2 次后，覆被静卧半天。每天 1 次，连用 3d 为 1 个疗程。功效主治：活血通经。适用于实证闭经伴腰腹胀痛，头晕，周身乏力等症。b.绿矾 15g。用法：将绿矾炒热，盛入布袋中，趁热熨敷脐腹部。功效主治：破瘀消积。适用于实证闭经。c.益母草 30g，当归 30g，红花 30g，赤芍 30g，路路通 30g，五灵脂 15g，青皮 15g，炮甲珠 15g。用法：上药共研粗末混匀，布包扎紧蒸热熨小腹部。每日 1 次，每次热熨 30min，7 次为 1 个疗程。③敷贴法：a.仙鹤草根 30g，香附子 6g。用法：上药捣烂调饼，敷贴脐下小腹部。功效主治：理气活血，化瘀通经。适用于气滞血瘀闭经。b.柴胡 12g，白术 10g，白芍 10g，当归 12g，茯苓 10g，薄荷 3g，三棱 6g，牛膝 20g。用法：将上药研细末，调拌凡士林，然后外敷贴关元穴。功效主治：同上。加减法：虚证加香附 12g，陈皮 10g，牛膝 12g；实证加半夏 12g，红花 6g，桃仁 12g。

（2）针灸治疗：①毫针疗法：a.虚证闭经取穴：取肝俞、脾俞、肾俞、膈俞、关元、足三里、三阴交。配穴：腰膝酸痛加命门、腰眼、阴谷；潮热盗汗加膏肓俞、然谷；纳呆腹泻加天枢、阳陵泉、中脘；心悸怔忡加内关。操作：针刺行补法，酌情用灸法。b.实证闭经取穴：取中极、地机、三阴交、合谷、太冲、丰隆。配穴：小腹胀满加气海、四满；胸脘闷胀加期门、支沟；小腹冷痛加灸关元、中极；白带量多加次髎。操作：针刺行泻法，酌用灸法。②皮肤针疗法：部位：取腰骶部、脊柱两侧。配穴：神疲乏力者加刺足三里、大椎；失眠、心悸、盗汗者加刺四神聪、风池、大椎及神庭。操作：重点叩打带脉区、腹部、期门、三阴交、关元及有阳性物反应处。叩打顺序应由上而下，从外到里，中度刺激，头颈部可用轻度刺激。每日 1 次，连续治疗 10d 为 1 疗程。③皮内针疗法：取穴：血海、足三里。操作：先将穴位局部及针具消毒，然后将环柄型皮内针刺入穴位，沿皮刺入 0.5~1.0 寸深，针柄贴在皮肤上，用胶布固定，埋针 2~3d，秋冬季节埋针时间可适当延长。7 次为 1 个疗程，疗程间隔 7d。注意：皮内针埋藏处应保持干燥、清洁，切勿沾水。④温针疗法：取穴：关元、肾俞、三阴交、曲骨、足三里。操作：将毫针刺入穴位，得气后，取约 2cm 长艾卷 1 节套在针柄上，艾卷距皮肤 2~3cm。将艾卷下端点燃，待其燃尽，再留针 10min 左右，随后将针拔出。每日 1 次，10 次为 1 个疗程。注意：此法适用于气滞血瘀及痰湿阻滞型闭经，虚证闭经偏寒者也可应用本法。⑤电针疗法：取穴：a.关元配三阴交；b.归来配足三里；c.中极配血海。操作：每次选穴 1~2 对，用毫针刺入。接通电针仪，以疏密波或断续波中度刺激。每次治 15~20min，每日 1 次，10 次为 1 个疗程，间隔 5~7d 进行下一个疗程。⑥子午流注针法：取穴：复溜、大都，阳辅、行间。操作：对虚证闭经，应于午时补大都，戌时补复溜；对实证闭经则应于子时泻阳辅，丑时泻行间。间日 1 次，10 次为 1 个疗程。

⑦穴位注射疗法：处方：质量浓度为50g/L（5%）的当归注射液或100g/L（10%）的红花注射液。取穴：肾俞、气海、三阴交、足三里、关元、中都。操作：取以上注射液任一种，选穴2～3个，每穴注入1mL药液。每日1次，5次为1个疗程。间隔5～7d进行下一个疗程。适用于实证闭经。⑧耳针疗法：取穴：子宫、内分泌、卵巢、皮质下、肝、肾、脾、胃、三焦、脑点。操作：每次选穴3～4个，毫针中等强度刺激，留针20～30min，间歇捻针2～3次。每日1次，两耳交替施治，10次为1个疗程。间隔5～6d开始下1个疗程。如月经来潮，还应继续治疗1～2个疗程，以巩固疗效。也可采用耳穴埋针或压丸法。⑨灸疗法：取穴：中极、关元、三阴交、肾俞、归来、气海、血海。配穴：虚证闭经配肝俞、脾俞、膈俞、足三里。实证闭经配太冲、合谷、丰隆、内关、阴陵泉。操作：a.艾条悬灸：取穴5～6个，每穴灸15～30min。b.隔药艾炷灸：于关元穴上放置胡椒饼加丁香粉、肉桂粉，然后以艾炷点燃灸之，每次灸6壮，每日1次，7次为1个疗程。中极穴用毫针刺入，得针感后出针，再以姜片隔艾炷灸3～5壮。余穴可直接用0.2cm厚鲜姜片用针穿刺数个小孔，置所选穴位上。再置黄豆粒大小艾炷于姜片上点燃。每次选3～4穴，每穴灸4～5壮，以施灸处皮肤红晕、温润为度。每日1次，10次为1个疗程，疗程间隔5d。c.灯火灸法：实证闭经用明灯爆灸法，每穴灸1壮，每次选穴4～5个；虚证闭经用明灯灼灸法，每穴灸1壮。均每天施灸1次，连续10～15次为1个疗程。施灸后应保持局部清洁，如发生小泡，可用甲紫药水涂搽。d.烟草灸法：取带脉区、腰骶部、关元、曲骨、足三里、血海。用香烟代替艾卷施灸。每穴灸7～10min，隔日1次，10次为1个疗程。此法主要用于实证闭经。

4.其他疗法

（1）推拿疗法：①常规按摩法：a.小腹部操作：取关元、气海穴。用摩法、按法、揉法。b.下肢部操作：取血海、三阴交、足三里穴。用按法、揉法。c.腰背部操作：取肝俞、脾俞、肾俞穴。用一指禅推法、按法、揉法、滚法。辨证加减。d.虚证闭经：横擦前胸中府、云门及左侧背部脾胃区，腰部肾俞、命门，以透热为度；直擦背部督脉，斜擦小腹两侧，以透热为度。e.实证闭经：肝气郁结证按揉章门、期门各半分钟，按、掐太冲、行间，以患者觉酸胀为度；斜擦两胁，以微热为度。寒凝血瘀证直擦背部督脉，横擦骶部，以小腹透热为度；按揉八髎，以局部温热为度。痰湿阻滞按揉八髎穴，以酸胀为度；横擦左侧背部及腰骶部，以透热为度。②耳穴按摩术：取穴：肝、肾、心、脾、内生殖器、内分泌、皮质下、神门。操作：以直压或对压法强刺激3～5min，每日3次。

（2）药膳疗法：①肝肾亏虚证：a.鳖1只，瘦猪肉100g（或白鸽1只）。共煮汤，调味服食。每日1次，每月连服数天。b.新鲜胎盘1个，洗净，瓦上焙干，研末，黄酒调服。每次15g，每日服2次，每月服胎盘1个。c.常春果200g，枸杞子200g，好酒1500mL。将上药捣破，盛于瓶中，注酒浸泡7d后即可饮用。每次空腹饮1～2杯，每日3次。②气血虚弱证：a.当归30g，黄芪30g，生姜65g，羊肉250g。将羊肉洗净切块，生姜切丝，当归和黄芪用纱布包好，共放瓦锅内加水适量炖至羊肉烂熟，去药渣，调味服食。每天1次，每月连服5～7d。b.墨鱼1条（重200～300g），桃仁6g。将墨鱼洗净切块，同桃仁共煮汤服食。每日或隔日1次，每月连服5～6次。c.鸡血藤30g，白砂糖20g，鸡蛋2枚。把鸡血藤、鸡蛋2味同煮至蛋熟，去渣及蛋壳，放入白糖，待白糖溶化即成。顿服，每日1次，连服数日。③气滞血瘀证：a.鸡蛋2个，川芎9g，红糖适量。加水同煮，鸡蛋熟后去壳再煮片刻去药渣，加红糖调味，吃蛋喝汤。每天 1 剂，每月服 5～7 剂。b.益母草 50～100g，橙子 30g，红糖 50g。水煎服。每日 1 剂，每月连服 5～7 剂。c.山楂 60g，鸡内金 9g，红花 9g，红糖 30g。水煎服。每日 1 剂，分 2 次服。每月连服 7 剂。d.红花 9g，黑豆 90g，红糖 60g。水煎服，每日 1 剂，分 2 次服，每月连服 7 剂。④痰湿阻滞证：a.云苓 50g，红花 6g，红糖 100g。前 2 味水煎取汁，冲化红糖温服。每天 1 剂。每月连服 5～7 剂。b.鲤鱼头（或乌鱼）数个，陈酒适量。将鱼头洗净晒干，火上烧炭存性，研成细末，用陈酒送服。每次 15g，日服 3 次。c.薏苡仁 60g，炒扁豆 15g，山楂 15g，红糖适量。上药同煮粥食。每天 1 剂，每月连服 7 剂。

（三）预防与调摄

加强身体锻炼，增加营养，增强体质。积极治疗原发疾病及全身性慢性疾病。保持心情舒畅，保证充足的休息和睡眠。坚定信心，主动配合医生，坚持正规治疗。

第三节　痛经

一、西医部分

凡在经期或在行经前后发生下腹部疼痛或伴腰骶部疼痛，严重者出现呕吐、面色苍白、手足厥冷等症状，影响生活及工作者称为痛经；常伴有头痛、乏力、头晕、恶心、呕吐、腹泻腹胀、腰骶痛等症状；是年轻女性的常见病症，分为原发性痛经和继发性痛经。前者指月经期腹痛但无盆腔器质性病变者，常见于初潮后 6～12 月；后者指生殖器有明显病变者，常常在月经初潮 2 年后出现，如子宫内膜异位症、盆腔炎、肿瘤等。痛经的发病年龄 16～18 岁达顶峰，30～35 岁以后逐渐下降，性生活的开始和分娩可降低痛经的发病率。此处主要介绍原发性痛经。

（一）病因

1.子宫颈管狭窄

主要发生在月经来潮之前，可能经血外流受阻是痛经的原因。

2.子宫发育不良

血管供应异常，导致组织缺血而发生疼痛。

3.子宫位置异常

极度前屈或后屈时，子宫峡部成角，阻碍经血流出面发生痛经。

4.精神神经因素

各种原因导致的精神紧张。

5.内分泌因素

腹痛可能与黄体期孕酮升高有关。

（二）临床表现

原发性痛经常发生在年轻女性，30 岁后发生率开始下降，常在月经来潮前后出现，持续 48～72h，疼痛呈痉挛性，剧烈，有时需卧床休息。疼痛集中在下腹部，有时伴腰痛、恶心、呕吐、腹泻、头痛等，严重者还有面色苍白、四肢发冷甚至虚脱。

（三）诊断

原发痛经者首先要排除盆腔病变的存在，根据病史、详细的查体，尤其是妇科检查，可初步了解盆腔内有无粘连、肿块、结节或增厚。可做 B 超、腹腔镜、输卵管碘油造影、宫腔镜等检查，以排除子宫内膜异位症、子宫肌瘤、盆腔粘连、感染等疾病。

（四）治疗

1. 一般治疗

主要是对症，以止痛、镇静、解痉为主。可热敷下腹部，避免精神紧张，注意经期卫生。

2. 口服避孕药

妈富隆每日 1 次，可抑制子宫内膜生长，抑制排卵，缓解痛经。

3. 其他

前列腺素拮抗物，前列腺素合成酶抑制剂。

二、中医部分

本病在中医学中也称为痛经，又称之为"月水来腹痛""经来腹痛""经行腹痛"等。根据痛经的原因不同，可将痛经分为原发性和继发性两种。

（一）病因病机

本病总由七情过激，肝郁气滞，或六淫中寒、热、湿邪搏结于血，或肝肾亏损，精血不足，或脾肾亏虚，冲任不盛所致，但其发病又与经期及行经前后冲任气血变化急骤的特殊生理以及体质因素有密切关系。归纳痛经的发病机理，则可分为虚和实两个方面。

1. 实证痛经

如气滞血瘀，寒湿凝滞，湿热壅阻等，均为邪气阻滞气机，使冲任血气运行受阻，经血泻而不畅，"不通而痛"。

2. 虚证痛经

如气血不足，肝肾亏损，脾肾两虚等，皆属脏气本虚，血海空乏，经血外泄以后血海更虚，使胞宫、胞脉失于濡养或温煦"不荣而痛"。

（二）辨证施治

治疗痛经，首先应辨别证候属性，要根据疼痛发生的时间、性质、部位、程度，结合月经的期、量、色、质，素体情况以及全身兼证、舌脉征象等综合分析。治疗应分阶段进行，周期性调治，经期疼痛发作时应以调血止痛治标为主，平时疼痛缓解后仍应辨证求因治本。总以冲任气血调畅，胞宫、胞脉得到温养，疼痛彻底消失为目的。

1. 内治

（1）气滞血瘀证：经前或正值经期小腹胀痛拒按，伴胸胁、乳房胀痛，月经行而不畅，经色紫黯夹有血块，血块排出疼痛缓解；舌质紫黯有瘀斑或瘀点，脉弦或涩。

治疗原则：理气化瘀，调经止痛。

处方：膈下逐瘀汤（《医林改错》）。

桃仁 10g，红花 10g，川芎 10g，牡丹皮 10g，枳壳 10g，香附 10g，延胡索 10g，五灵脂（包煎）10g，当归 15g，赤芍 15g，乌药 12g，甘草 6g。

疼痛剧烈者加炙乳香 6g，炙没药 6g，或另以三七粉冲服，每次 3g；胸胁乳房胀痛明显者，加青皮 10g，郁金 10g；经行不畅，量少夹块者，加生蒲黄（包煎）15g，川牛膝 12g；月经量多者，加益母草 15g，炒蒲黄（包煎）15g，仙鹤草 15g；子宫内膜呈片状排出不畅者，加血竭末 10g，土鳖虫 10g，川牛膝 12g；痛甚呕吐者加法半夏 12g，生姜计每次 1 小匙冲入药中同服。

（2）寒湿凝滞证：经前或行经期间，小腹坠胀冷痛，喜温熨拒揉按。月经量少，色紫黯或夹小血块，伴面色青白，四肢不温；舌黯淡，苔白润，脉沉紧。

治疗原则：温散寒湿，活血止痛。

处方：少腹逐瘀汤（《医林改错》）加苍术、藿香。

当归 15g，赤芍 15g，小茴香 10g，干姜 10g，延胡索 10g，川芎 10g，五灵脂（包煎）10g，生蒲黄（包煎）12g，没药（炙）6g，肉桂（后下）5g，苍术 12g，藿香 12g。

小腹坠胀冷痛甚者，加艾叶 10g，橘核 10g，乌药 10g；痛甚呕吐、四肢厥冷者，加法半夏 12g，生姜汁 1 匙冲服；肢体困重者加石菖蒲 10g，厚朴 10g；经行不畅血块多者，加牛膝 10g，泽兰 10g；大便溏薄者加草豆蔻（后下）8g，薏苡仁 30g。

（3）湿热蕴结证：平时小腹闷胀不适，经前及经期腹痛加剧，不喜揉按，得热反剧，月经量多或经期延长，经色深红质黏稠，平时带下黄稠或有臭气，或伴外阴及阴中灼热瘙痒，肢体倦怠，小便黄少；舌质红，苔黄腻，脉滑数或弦数。

治疗原则：清热除湿，活血止痛。

处方：清热调血汤（《古今医鉴》）去黄连，加红藤、败酱草、车前仁。

桃仁 10g，红花 10g，生地 10g，牡丹皮 10g，香附 10g，莪术 10g，川芎 10g，延胡索 10g，当归 10g，赤芍 15g，车前仁（包煎）15g，红藤 30g，败酱草 30g。

月经量多者去当归、莪术，加炒地榆 20g，炒贯众 20g；经血夹块者加益母草 15g，蒲黄（包煎）15g；带下量多黄稠秽臭者，加椿根皮 15g，黄柏 15g，薏苡仁 30g；舌苔黄腻，尿黄灼热者加茵陈 15g，栀子 10g，滑石 30g。

（4）阳虚寒凝证：正值经期或经净前后小腹冷痛而喜揉按，得热痛减，月经延后量少，色淡质稀，形寒肢冷，腰膝酸冷，纳差腹胀，大便溏薄，或小便清长，夜尿频多；舌淡红，苔薄白，脉沉细迟。

治疗原则：温经散寒，暖宫止痛。

处方：艾附暖宫丸（《沈氏尊生书》）。

艾叶 10g，香附 10g，干生地 10g，白芍 10g，川芎 10g，当归 15g，黄苗 15g，续断 15g，肉桂（后下）6g，吴茱萸 6g。

小腹冷痛喜热熨者加乌药 10g，小茴香 10g；腰脊冷痛者加制附片（先煎 1h）15g，巴戟天 15g，枸杞 15g；纳差便溏者加广木香 10g，砂仁（后下）6g，补骨脂 12g；月经稀薄量少者加菟丝子 15g，枸杞子 15g，鹿角片 10g；夜尿频多者加益智仁 10g，覆盆子 10g。

（5）气血两虚证：正值经期或经净前后小腹绵绵作痛，或有空坠感，喜揉按，月经色淡质稀薄，头晕心悸，面色萎黄，神疲气短；舌淡红，苔薄白，脉细弱。

治疗原则：益气补血，调经止痛。

处方：归脾汤（《校注妇人良方》）加香附、鸡血藤。

人参 10g，炒枣仁 10g，广木香 10g，生姜 10g，大枣 10g，炒黄芪 30g，鸡血藤 30g，炒白术 12g，茯神 12g，当归 12g，桂圆肉 12g，炒香附 12g，炙远志 6g，炙甘草 6g。

小腹空坠，气短乏力者加柴胡 10g，炙升麻 10g；月经先期量多者加仙鹤草 20g，炒艾叶 12g；月经后期量少者加制首乌 20g，鹿角胶（烊化冲服）12g；纳差腹胀者加砂仁（后下）8g，陈皮 12g。

（6）肝肾不足证：经期或经净以后小腹绵绵而痛，腰膝酸软，头晕耳鸣，月经先后无定，量少色淡质稀，或有面红潮热，口干咽燥；舌质偏淡，苔少，脉细弱。

治疗原则：补益肝肾，调经止痛。

处方：调肝汤（《傅青主女科》）加制首乌、桑寄生、香附。

当归 15g，白芍 15g，山药 15g，桑寄生 15g，山萸肉 12g，巴戟天 12g，阿胶（烊化冲服）12g，制首乌 20g，香附 10g，甘草 6g。

腰脊酸软而痛者加续断 15g，杜仲 15g，菟丝子 15g；头晕耳鸣者加五味子 10g，枸杞子 15g，女贞子 15g；面红潮热者加白薇 15g，地骨皮 12g；口干咽燥者加石斛 12g，玉竹 12g，麦冬 12g；经量少者加菟丝子 15g，桑葚子 15g，黄精 15g；大便秘结者加肉苁蓉 15g，怀牛膝 15g，胡麻仁 15g。

2. 成药验方

（1）田七痛经胶囊：每次 3 粒，每日 3 次。

（2）沱牌妇康宁片：每次 3 粒，每日 3 次。

（3）痛经口服液：每次 10mL，每日 3 次。

（4）延胡索止痛片：每次 3 片，每日 3 次。

3. 外治

（1）药物治疗：①热熨法：a.食盐（研细）300g，生姜（切碎）120g，葱头 1 根（洗净）。用法：上药用干净白布包裹，葱头改成葱白亦可，炒热熨腹部痛处阿是穴。功效主治：温经散寒止痛。适用于虚寒性痛经。b.香附 12g，延胡索 10g，桂枝 8g，官桂 8g，木香 6g，鸡血藤 20g。用法：上药共捣烂，炒热，布包裹，外敷小腹丹田穴，然后配合按揉或温灸。气滞血瘀证加桃仁 12g，赤芍 10g，加敷关元、命门穴；寒湿凝滞证加小茴香 12g，蒲黄 6g，加敷八髎穴、肚脐。功效主治：温经散寒，行气止痛。适用于痛经气滞血瘀，寒湿凝滞证。c.老陈醋 9g，香附 30g（研末），青盐 500g。用法：先将青盐炒爆，加入香附末拌炒半分钟，再将老陈醋均匀地洒入盐锅，随洒随炒，半分钟后起锅装入 10cm×18cm 的布袋中，趁热熨脐下。功效主治：行气止痛。适用于气滞血瘀型痛经。②点滴法：肉桂 30g，公丁香 30g，樟脑（可用冰片代替）30g。用法：上药共研细，以白酒 500mL 浸泡 1 月后去渣，置瓶中密闭备用。用时用滴管点滴舌面 5～10 滴，先含后咽。功效主治：温经散寒，行气止痛。适用于寒湿凝滞型痛经。③发泡法：斑蝥 20g，白芥子 20g。用法：上两药研极细末，用质量浓度为 500g/L（50%）的二甲基亚砜调成软膏状，贮瓶备用，用时取麦粒大小一团置于 2cm×2cm 的胶布中心，贴于中极或关元穴（两穴交替使用）。每于经前 5d 贴第一次，经潮腹痛时贴第二次。两个月经周期为 1 个疗程。功效主治：适用于各型痛经。注意事项：一般贴 3h 揭去药膏，当时或稍后即出现水泡，避免擦破水泡，若不慎擦破，可用甲紫涂搽。注意局部清洁，一般不会感染，愈后不留瘢痕。④敷贴法：丁香、肉桂、延胡索、木香各等份。用法：上药共研末，过 100 目筛，和匀，贮瓶备用。干经前或疼痛发作时，取药末 2g 置胶布上，外贴关元穴。若疼痛不止，加贴双侧三阴交。隔日换药（夏季每日换药）1 次。每月贴 6 次为 1 个疗程。功效主治：温经散寒，行气活血止痛。适用于寒湿凝滞和气滞血瘀型痛经。用法：于月经来潮时用七厘散少许撒于香桂活血膏上，外贴关元穴。每天换药 1 次。功效主治：活血止痛。适用于实证痛经。⑤熨脐法：石菖蒲 30g，香白芷 30g，公丁香 10g，食盐 500g。用法：前 3 味药研成细末，将食盐炒至极热，再将药末倒入炒片刻，起锅装入白布袋内，扎紧袋口。嘱患者仰卧床上，用药袋趁热熨脐部及小腹部疼痛处。待药袋不烫时，将其敷脐上，覆被静卧。若 1 次未愈，可再炒热后熨敷 1 次。功效主治：温经散寒止痛。适用于寒湿凝滞型痛经。⑥熏脐法：白芷 6g，五灵脂 6g，青盐 6g。用法：共研细末，将脐部用湿布擦净后放药末 3g 于脐上，上盖生姜 1 片，用艾炷点燃灸之，以患者自觉脐内有温暖感为度。每 2d 1 次，腹痛时用，疼痛解除停用。功效主治：活血化瘀，散寒行气止痛。适用于实证痛经。⑦敷脐法：a.当归 50g，吴茱萸 50g，乳香 50g，没药 50g，肉桂 50g，细辛 50g，樟脑（研末）3g。用法：先将当归、吴茱萸、肉桂、细辛共水煎 2 次，滤液浓缩成稠状，混入溶于适量体积分数为 95% 的乙醇的乳香、没药药液中，烘干后研细末加樟脑备用。于经前 3d 取药粉 3g，用黄酒数滴拌成糨糊状，外敷脐中，用护伤膏固定，药干则调换 1 次，经行 3d 后取下。每月 1 次，连续使用，治愈或仅有微痛为止。功效主治：温经散寒止痛。适用于寒凝血瘀型痛经。b.五灵脂、蒲黄、香附、丹参、台乌药各等量。用法：共研细末，混匀，瓶贮封好备用。用时取药末适量，以热酒调成厚膏状，摊于数层纱布上贴敷患者脐孔，外以胶布固定。每天换药 1 次，病愈停药。功效主治：理气活血，止痛。适用于气滞血瘀型痛经。⑧塞耳法：用体积分数为 75% 的乙醇 50mL，或大蒜捣汁适量。用法：用消毒棉球蘸药液塞耳孔中，5～30min 见效。功效主治：活血行气止痛。适用于气滞血瘀型痛经。⑨坐药法：吴茱萸 9g，当归 9g，干姜 3g。用法：上药共研极细末，用软绸布缝 1 个 6cm 左右长的绢袋，将药末装入袋中，一头留一根长线，经高压蒸汽消毒后纳入患者的阴道内，长线留在外面，24h 取出。于经前使用 1～2 次，经期停用。功效主治：温经散寒止痛。适用于寒凝血瘀型痛经。

（2）针灸治疗：①毫针疗法。a.气滞血瘀证。取穴：取气海、血海、三阴交、太冲、曲泉。配穴：小腹痛而拒按加天枢、地机；胸闷加内关；胁痛加阳陵泉、光明。操作：针刺用泻法，宜反复运针以加强针感，每天针刺，留针 20～30min，或在腹痛缓解后出针，亦可加灸。b.寒湿凝滞证取穴：取中极、水道、三阴交、地机。痛连腰骶加命门、肾俞。配穴：痛剧加次髎、归来。操作：针刺用平补平泻法，并用灸法。c.湿热蕴结证取穴：取中极、次髎、阴陵泉、血海。操作：针刺用泻法，不可灸。d.气血两虚证取穴：取关元、气海、足三里、三阴交、脾俞。操作：针刺行补法，并用灸法。e.肝肾不足证取穴：取肝俞、肾俞、足三里、关元、照海。配穴：头晕耳鸣加悬钟、太溪；腹痛加大赫、气海穴。操作：针刺行补法，并用灸法。②皮肤针疗法。a.虚证痛经。取穴：取肾俞、脾俞、关元、气海、中脘、照海、隐白、大敦、命门、夹脊（胸 11～骶 4）。操作：痛时强刺激，缓解时中度刺激。每日 1 次。b.实证痛经取穴：取三阴交、气海、合谷、居髎、腰眼、肝俞、地机、曲骨、八髎、夹脊（胸 11～骶 4）。操作：同上。③电针疗法。取穴：关元、合谷、三阴交、气海、足三里、太冲。操作：每次取穴 1～2 对，于经潮前 2～3d 开始治疗至不痛为止。选用 G6805 治疗仪，用疏密波，频率 30 次/min。针刺得气后通电约 30min，每日 1 次。疼痛正剧者可选用连续波，输出频率 160 次/min，中等刺激。④温针疗法。取穴：关元、肾俞、三阴交、曲骨、足三里。操作：用毫针刺入所选穴位，得气后取约 2cm 长艾卷 1 节，套在针柄上，艾卷距皮肤 2～3cm，从艾卷下端点燃，待其燃尽，再留针 10min 左右，每日 1 次，10 次为 1 个疗程，疗程间隔 5～7d。此法尤其适用于寒凝血滞型痛经。⑤激光针疗法。取穴：关元、中极、足三里、三阴交、命门。操作：用小功率氦-氖激光照射以上各穴。每穴照射 5min。于经前 1 周开始，每日 1 次，10 次为 1 个疗程。⑥埋线疗法。取穴：三阴交、中极、关元。操作：以 1cm 长消毒羊肠线埋植于三阴交或中极透关元。于经前或经后埋植，每个月经周期埋线 1 次，第 2 次可续用上次有效穴位，也可另选其他穴位。⑦中药注射法。处方：质量浓度为 50g/L（5%）的当归注射液。取穴：三阴交、内关。用法：每次用该注射液 2 支，分别注射于双侧三阴交、内关穴。隔日 1 次，一般治疗 3 次后见效。以后 3 月，每月行经前 10d 内用此法治之，至痊愈。⑧艾灸疗法。取穴：关元、曲骨、三阴交、气海、中极、外陵。操作：a.艾条温和灸：每次选穴 3 个，每穴施灸 10～20min，每日 1 次。于经潮前 3d 起连续治疗 5～6d 为 1 个疗程。b.艾炷隔姜灸：每次选穴 2～4 个，每穴隔姜片灸 5～10 壮，艾炷如枣核或蚕豆大，每天 1 次。于经前疼痛明显时开始，连续治疗 5～6 次。功效主治：艾灸疗法有温养冲任，补益气血的作用。适用于寒证与虚证痛经。⑨灯照疗法。设备：神灯治疗仪。用法：照射患者腹痛部位，距离以患者能耐受热度为宜。每次照射 30min，从痛经前 1 周开始，每次治疗 10d，连用 3 个月经周期为 1 个疗程。功效主治：温经养血止痛。适用于虚寒型痛经。

4. 其他疗法

（1）推拿疗法：①常规按摩法：a.腹部操作：取气海、关元。常用一指禅推法、摩法、揉法。患者取仰卧位，医者坐于右侧，用摩法按顺时针方向在小腹部治疗，时间约 6min。然后用一指禅推法或揉法在气海、关元治疗，每穴约 2min。b.腰背部操作：取肾俞、八髎穴。常用一指禅推法、滚法、按法、擦法。患者俯卧位，医者站于右侧，用滚法在腰部脊柱两旁及骶部治疗，时间约 4min。然后用一指禅推法或按法施于肾俞、八髎穴，以酸胀为度，在骶部八髎穴用擦法施术，透热为度。②实证痛经的特殊治疗方法：腰 1 或腰 4（大部分在腰 4）有棘突偏歪及轻度压痛者，对偏歪棘突用旋转复位或斜扳的方法予以纠正，直擦背部督脉及横擦腰骶部八髎穴，以透热为度。在月经来潮前 1 周治疗 2 次，连续 3 个月，治疗 6 次为 1 个疗程。③药物加穴位按摩法：取穴：气海、关元。药物：麝香风湿油。操作：在 2 穴上各加麝香风湿油 2～3 滴，然后按摩 3～5min，患者自觉小腹发热且内传，腹痛即止。此法通经活血，镇痛，适用于各型痛经。

（2）药膳疗法：①生姜 25g，花椒 9g，红枣 10 个，红糖 30g。月经来潮前煎水服，每日 1 剂，每剂煎 2 次分服，连服 3～5d。适用于痛经寒凝血瘀证。②桂皮 6g，山楂肉 9g，红糖 50g。经潮前水煎温服，每天 1 次，连服 2～3d。③益母草 30～60g，延胡索 20g，鸡蛋 2 个。加水同煮，鸡蛋熟后取出再煮片刻，去药渣，吃蛋饮汤。每天 1 剂，水煎 2 次分服，于经前连服 5～7d。适用于痛经气滞血瘀证。④红花 100g，体积分数为 60%（60 度）的白酒 400mL，红糖适量。将红花放入细口瓶内，再加白酒浸泡 1 周，对入凉开水 10mL 和红糖少许调服。于经前连服 5～7d，每天 2 次，每次 10mL。适用于痛经寒凝血瘀证。⑤肉苁蓉、大米、羊肉各适量。选用肉苁蓉嫩者，刮去鳞，用酒洗，煮熟后切薄片，与大米、羊肉同煮粥，调味服食，可常服。适用于妇女寒性痛经，不孕。⑥艾叶 10g，生姜 15g，鸡蛋 2 枚。以上 3 味同煮至蛋熟，每日 1 剂，连服 7d。适用于经后寒瘀腹痛。⑦玉簪花 12g，红糖 45g，鸡蛋 3 枚。将玉簪花与鸡蛋同煮至蛋熟，去壳及药渣，入红糖搅匀即成，每日 1 剂，在行经前连服 3～5 剂。适用于气血瘀阻之痛经，月经不调。

（三）预防与调摄

经前、经期不宜淋雨、涉水，避免感冒，不宜参加游泳、剧烈运动和重体力劳动。经前、经期不宜进食寒凉生冷或辛辣香燥之品。经期注意保暖和多休息。

第四节　更年期综合征

一、西医部分

更年期是妇女由生育功能旺盛走向衰退的过渡时期，卵巢分泌雌激素的功能减退直至消失，引起内分泌失调和自主神经功能紊乱的一系列症状，称为更年期综合征。一般发生在 41～65 岁，持续时间长短不一。年轻妇女切除双侧卵巢后、放疗或药物影响卵巢功能后，也可出现更年期综合征。由于自主神经功能紊乱，影响下丘脑-垂体-卵巢轴功能改变，出现潮热多汗、头晕、烦躁易怒、心悸失眠、水肿等，伴月经紊乱、生育能力和性活动能力下降。

（一）病因

卵巢功能衰退是引起一系列代谢变化和临床症状的主要因素，卵泡发育不全，黄体功能衰退；无排卵或无黄体形成。内分泌的变化主要为垂体促性腺激素（FSH）分泌增加，持续 5～10 年，然后开始下降，维持在低水平。绝经后雌激素水平降低，孕激素明显减少，催乳素、雄烯二酮均降低。

（二）临床表现

1.月经紊乱

表现为月经周期、经期和经量异常，周期往往缩短，经期延长，而经量多少不一；或停经数月后阴道大量出血；或忽然停经，不再来潮。

2.血管舒缩症状

表现为潮热、盗汗、心悸或"假性心绞痛"，影响睡眠。

3.神经精神症状

出现头昏、头痛、失眠、耳鸣、压迫感、记忆力减退、判断力不准，甚至感觉异常、抑郁等。

4.骨关节症状

骨质疏松症是更年期最常见的症状之一，常伴有肌肉及关节疼痛。

5.其他

如尿频、尿痛、尿失禁、萎缩性膀胱炎；食欲下降、便秘、腹泻或腹痛。

（三）辅助检查

1.妇科检查

外阴萎缩，阴道变短，黏膜皱襞消失，弹性差，黏膜色浅，常伴有出血点，子宫颈、子宫变小，卵巢不能扪及。

2. 其他检查

细胞学、血激素了解雌激素水平；骨密度检查了解有无骨质疏松；乳腺超声检查或 X 线检查了解乳腺情况。

（四）诊断

中老年妇女出现潮热盗汗、心悸、情绪不稳定等症状，伴有月经紊乱或停经，血中 FSH 增高而雌激素水平低下，在排除其他可能引起上述症状的疾病如精神创伤、过度劳累、高血压、甲状腺功能亢进、心绞痛后，可以诊断该病。

不足 40 岁的患者应询问家族史、卵巢手术或放化疗史。对于阴道不规则出血的患者，要行诊刮和内膜病检，排除子宫内膜息肉和子宫内膜癌。

（五）治疗

1. 有关知识的宣传

对患者进行更年期保健知识的宣传，解除恐惧心理和思想负担，适当地参加体力劳动和文娱活动，可使相当一部分患者无需药物治疗而平安度过更年期。

2. 药物控制

对症状较重的患者需药物控制，镇静药可选用地西泮、苯巴比妥、甲丙氨酯、奋乃静、多塞平（多虑平）等。调节自主神经功能可用谷维素、维生素 E 或复合维生素。

3. 激素替代疗法

常用的有雌孕激素联合周期治疗，每月用 21d 雌激素，最后 10d 加服孕激素，如倍美力 0.3～0.6mg/d，共 21d，后 10d 加服甲羟孕酮 4mg，每日 2 次。对已行子宫附件切除术的患者，可用单一雌激素疗法。激素替代治疗必须严格掌握适应证和禁忌证，根据患者的具体情况决定用药方案，并坚持随访观察。

4. 局部用药

雌三醇栓、欧维婷等局部应用对老年性阴道炎、萎缩性阴道炎、性交困难者效果好。

二、中医部分

本病中医称之为"绝经前后诸症"，或"经断前后诸症"，古代医籍无此病名记载，但有关本病的病因病机、临床表现及治疗论述较多，分别见于"脏躁""百合病""年老血崩"等病症中。

（一）病因病机

1. 肾阴虚

经断前后，天癸渐竭，精亏血少，真阴不足，若素体阴虚，或多产房劳数伤于血，或忧愁思虑，营阴暗耗，或失血久病耗伤阴血，均可致肾阴亏虚。肾阴虚内热，阳失潜藏；肾水亏，不能上济心火，心肾不交；肾阴虚，水不涵木及阴虚血燥，肌肤失润等均可致本病发生。

2. 肾阳虚

经断前后，肾气渐衰，若素体阳虚，或早婚房劳多（流）产损伤肾气，或过用寒凉，均可重伤肾气，或致肾阳虚惫。肾气虚阳衰，脏腑经脉失于濡养，则可导致本病发生。

3.肾阴阳两虚

经断前后，肾气渐衰，肾精渐亏，因肾为水火之宅，藏元阴而寓元阳，水火既济，阴阳调和，若阴阳平衡失常，或肾阴虚及阳或阳损及阴均可出现肾阴阳俱虚，致使本病发生。

4.心肾不交

经断前后，肾精不足，不能上济心火，心火上炎，不能下交于肾，致心肾不交，致使本病发生。

5.肾虚肝郁证

经断前后，肾阴虚精亏，水不涵木，加之平素性情急躁或抑郁，致肝失疏泄，气机不畅，气郁化火，或肝郁克伐脾土，则可导致本病发生。

（二）辨证施治

1.内治

（1）肾阴虚证：经断前后，烘热汗出，头晕耳鸣，腰酸膝软，五心烦热，失眠多梦，口干咽燥；或月经紊乱，经量或多或少，经色鲜红，或皮肤干燥、瘙痒，或尿少色黄，大便干燥；舌红少苔，脉细数。

治疗原则：滋肾益阴，育阴潜阳。

处方：六味地黄丸（《小儿药证直诀》）加生龟板、生牡蛎、生龙骨、石决明。

熟地 12g，山药 12g，山茱萸 12g，茯苓 10g，牡丹皮 12g，泽泻 10g，龟板 15g，生牡蛎 20g，生龙骨 20g，石决明 15g。

若肝肾阴虚，精亏髓减血枯，兼见头晕健忘，腰背疼痛，骨节酸痛，齿摇发脱，治宜滋肾填精养血，方用左归丸（《景岳全书》）加减。

若阴虚肝郁兼见烦躁易怒或抑郁多虑，胸胁胀痛，治宜滋肾疏肝，方合逍遥散加减。

若阴虚血燥，皮肤瘙痒者选加荆芥 12g，防风 10g，蝉蜕 6g，白蒺藜 15g，制首乌 20g，枸杞 12g，白芍 15g，当归 10g 等，养血润燥，疏风止痒。

若阴虚肝旺，肝阳上亢，症见头痛眩晕，耳鸣耳聋，面色红赤，舌红苔黄，脉弦有力，治宜育阴潜阳，镇肝息风，方用镇肝息风汤（《医学衷中参西录》）。

怀牛膝 15g，生赭石 15g，生龙骨 20g，生牡蛎 20g，生龟板 15g，白芍 15g，玄参 15g，天冬 15g，川楝子 10g，生麦芽 15g，茵陈 10g，甘草 5g。

若肾水不能上济心火，致心肾不交，兼见心悸怔忡，失眠多梦，心神不宁，甚至情志异常，治宜滋肾宁心安神，可兼服补心丹（《摄生秘剖》）。

生地 12g，玄参 15g，麦冬 15g，天冬 12g，党参 15g，丹参 15g，茯神 12g，枣仁 10g，远志 8g，五味子 15g，柏子仁 12g，桔梗 12g，当归 10g，蜜丸，朱砂为衣。

（2）肾阳虚证：经断前后，头晕耳鸣，腰膝酸冷，形寒肢冷，或精神萎靡，面色晦暗；或月经紊乱，量时多时少，经色淡红，质稀薄；或带下清稀，小便频数或失禁，大便溏薄；舌质淡，苔薄白，脉沉细无力。

治疗原则：温肾扶阳。

处方：右归丸（《景岳全书》）。

熟地 10g，山药 15g，山茱萸 10g，枸杞 15g，杜仲 12g，菟丝子 15g，鹿角胶 12g，当归 12g，制附子 10g，肉桂 6g。

若肾阳虚不能温运脾土，致脾肾阳虚，兼见四肢倦怠，食少便溏，或面目肢体水肿，舌质淡胖，苔白，脉沉细缓，治宜温肾健脾，方用健固汤（《傅青主女科》）加补骨脂、仙灵脾、山药。

党参 20g，白术 12g，茯苓 12g，薏苡仁 24g，巴戟 15g，补骨脂 12g，仙灵脾 15g，山药 15g。

若腰背冷痛甚者，加川椒 6g，附子 10g，鹿角霜 15g，温通督脉；若月经量多，色淡质薄者，加补骨脂 12g，赤石脂 15g，温肾固冲止血。

（3）肾阴阳两虚证：经断前后，既见烘热汗出，头晕耳鸣，心烦失眠等肾阴虚证；又现畏寒肢冷，水肿便溏等肾阳虚之证；舌质淡红，苔白，脉沉细弱。

治疗原则：阴阳双补。

处方：二仙汤（《中医临床方剂手册》）。

仙茅 12g，仙灵脾 15g，当归 12g，巴戟 12g，黄柏 12g，知母 10g。

若腰背冷痛明显，加川椒 6g，鹿角胶 15g，续断 15g，杜仲 15g，温肾强腰；若纳少便溏，去当归，加山药 15g，白术 12g，茯苓 12g，健脾止泻。

（4）心肾不交证：绝经前后出现心悸怔忡，心烦不宁，失眠多梦，记忆力减退，腰膝酸软，健忘易惊，神志异常；舌红少苔，脉沉细或细数。

治疗原则：滋肾宁心，交通心肾。

处方：滋阴大补丸（《成方切用》）。

熟地 12g，山药 15g，枸杞 15g，杜仲 15g，肉苁蓉 15g，茯苓 15g，牛膝 12g，山萸肉 15g，巴戟天 12g，大枣 12g，石菖蒲 10g，小茴香 10g，炙远志 10g，五味子 10g。

心悸怔忡明显者，加丹参 15g，苦参 10g；失眠多梦，难以入睡者加柏子仁 10g，酸枣仁 10g；心烦不安，难以自制者，加黄连 6g，肉桂 3g；月经过多者，去牛膝，加续断 15g，煅龙骨 30g，煅牡蛎 30g。

（5）肾虚肝郁证：绝经前后出现面部潮红，烘热汗出，五心烦热，胸闷胁胀，烦躁易怒，情绪不稳，甚或无故悲伤；或纳差便溏；或月经紊乱，周期先后不定，经量或多或少；舌质红，苔薄白或薄黄，脉细弦或弦数。

治疗原则：滋肾益阴，疏肝清热。

处方：滋水清肝饮（《医宗己任篇》）。

熟地 12g，山药 15g，山萸肉 10g，牡丹皮 12g，白芍 15g，茯苓 12g，泽泻 10g，柴胡 12g，当归 10g，栀子 10g，大枣 10g。

潮热汗出，五心烦热甚者，加生龙骨 30g，生牡蛎 30g，白薇 15g，地骨皮 15g；胸闷胁胀，烦躁易怒者，加炒川楝子 12g，郁金 12g；纳差便溏者，去栀子、当归，加白术 10g，陈皮 10g，砂仁 6g；月经量多者，去当归、泽泻，加生地 15g，旱莲草 15g，炒地榆 15g，益母草 15g。

2. 成药验方

（1）更年女宝片：每日 3 次，每次 2～3 片。适用于阴虚肝旺，心血不足之证。

（2）琥珀安神丸：每次 1 丸，每日 2 次，口服。适用于心肾不交证。

（3）六味地黄胶囊：每次 2 粒，每日 3 次。适用于肾阴亏虚证。

3.外治

（1）体针：主穴：肾俞、足三里、三阴交。配穴：太冲、百会、膻中。以补肝肾，强筋骨。腰痛甚配委中以止痛；心烦失眠，配内关、神门以镇静安神；外阴干涩瘙痒，配会阴以滋阴止痒；倦怠纳少，配脾俞、关元以健脾益气，平补平泻，留针 20～30min。中间用小幅度捻转手法行针 2 次，每天针刺 1 次，连续 6d，中间休息 1d，4 次为 1 个疗程。

（2）耳针：取内分泌、神门、交感、皮质下及心、肝、脾、肾。每次选 3～4 个穴位，隔日针刺 1 次，或耳穴埋王不留行籽，4 次为 1 个疗程。

4.其他疗法

（1）推拿疗法：①胸腹部取穴：膻中、中脘、气海、关元、中极。操作：患者仰卧位，医者坐其右侧，用右手一指禅推法分别施治于膻中、中脘、气海、关元、中极穴、每穴 2～3min，接着用顺时针揉摩法施于胃脘部及下腹部，分别为 5min。②腰背部取穴：厥阴俞、膈俞、肝俞、脾俞、肾俞、命门、背部督脉、背部膀胱经第一侧线。操作：患者俯卧位，医者坐或立其体侧，用右手一指禅推法或拇指按揉法施于厥阴俞、膈俞、肝俞、脾俞、肾俞、命门穴，每穴 2min。然后用小鱼际擦法擦背部督脉经和背部膀胱经第一侧线及肾俞、命门穴，以透热为度。③头面及颈肩部取穴：太阳、攒竹、四白、迎香、风池、肩井。操作：患者坐位，医者随操作改变而变更体位，用拇指与食指对称拿风池及项部 2min，五指拿顶（由前发际向后发际移动）5～10 次，两拇指同时按揉太阳、攒竹、四白、迎香穴各半分钟，拇指按揉百会半分钟，拿肩井 5～10 次。

（2）药膳疗法：①黑木耳 30g，黑豆 30g，焙干，共研末，每次服 2～3g，每日 1～2次。②枸杞百合粥：枸杞、百合各 30～60g，大米适量，共煮粥食用。③核桃肉芡实莲子粥：核桃肉 20g，芡实 15g，莲子肉 15g，大米适量。共煮粥食用。④山萸肉 15g，糯米 50g，红糖适量。以上 3 味同放入砂锅，加水适量，用文火熬粥，每晨空腹服下 1 剂，连服 10d 为 1个疗程。

（三）预防与调摄

加强卫生宣传和保健措施，开展保健咨询门诊，使广大妇女了解更年期正常的生理过程，消除对更年期的顾虑及精神负担。定期检查，每半年至一年进行一次妇科检查及全身体格检查，包括防癌检查及必要的内分泌检查，积极防治更年期易患的身心疾病。注意劳逸结合，生活规律，防止过度疲劳和紧张，保持心情舒畅，随遇而安。适当参加体育锻炼，增强体质。维持适度的性生活，有利于心理和生理健康，以防止早衰。

第五节　异位妊娠

一、西医部分

异位妊娠是指受精卵在子宫腔以外的部位着床。包括输卵管妊娠、卵巢妊娠、宫颈妊娠、腹腔妊娠和阔韧带妊娠。其中最常见的是输卵管妊娠。本节重点讨论输卵管妊娠。

（一）病因

造成输卵管妊娠的原因主要与输卵管本身病变有关。如输卵管炎症、输卵管手术、输卵管发育异常或功能失调。此外，与受精卵的游走以及可能与宫内节育器等有关。

（二）临床表现

与停经时间、受精卵着床部位以及有无流产或破裂等有关。

1. 症状

典型的输卵管妊娠通常有长短不一的停经、不同程度的腹痛和不规则阴道流血。

（1）停经：输卵管妊娠常常有6～8周的停经史。如受精卵着床于输卵管间质部，则停经时间较长。但也有部分患者无明显的停经史。

（2）腹痛：往往是患者就诊时的主诉。常表现为一侧下腹部隐痛、胀痛或撕裂样疼痛，可伴恶心、呕吐。部分患者可出现肛门坠胀感和肩胛部疼痛。

（3）阴道流血：一般量较少，可伴蜕膜碎片。

（4）其他：如输卵管妊娠破裂，腹腔内短时大量出血和腹痛，可导致患者昏厥甚至休克。如输卵管妊娠流产或破裂缓慢，可形成血肿与周围组织器官粘连形成包块，有时在腹部可扪及。

2. 体征

（1）贫血：多有贫血貌。贫血的程度与腹腔内出血量有关。

（2）腹部检查：可有压痛、反跳痛和（或）肌紧张，移动性浊音的阳性与否与内出血量有关。

（3）妇科检查：常常在阴道内发现咖啡色样分泌物或暗红色血液，子宫颈常有举痛和摇摆痛，子宫正常大小或稍大于正常、较软、可有漂浮感。在子宫的后方或一侧，可触及大小不一、边界不清的痛性包块。

（三）辅助检查

1. β-HCG 测定

血β-HCG 的特异性及敏感性极高，可明确妊娠，但不能判断是否一定是异位妊娠。

2. 超声检查

B 型超声可明确宫内妊娠或异位妊娠。

3. 阴道后穹隆穿刺

阳性可明确腹腔内出血，但阴性并不能排除异位妊娠。

4. 腹腔镜检查

对明确异位妊娠具有极大价值。但对出现休克或疑有腹腔内大出血者，不适宜行腹腔镜检查。

（四）诊断

根据病史、临床表现和辅助检查，一般多可诊断。需注意的是异位妊娠临床表现千变万化，对生育年龄的妇女出现上述临床表现时，要时刻想到有发生异位妊娠的可能，应仔细全面的了解病史，做全面检查。临床需与急性阑尾炎、卵巢囊肿扭转、黄体破裂等鉴别。

（五）治疗

1. 手术治疗

（1）一侧输卵管切除术：适用于内出血伴休克的患者。在输血、输液、抗休克的同时，迅速打开腹腔，找到患侧输卵管，钳夹出血部位。如病情危重，可在局部麻醉下就地打开腹腔，钳夹出血点。待患者血压上升后再进一步完成手术，并探查对侧输卵管。

（2）保守性手术：对有生育要求或对侧输卵管有病变或已被切除者，可行保守性手术，如切除病变段后端端吻合、输卵管切开取胚后再缝合等。

2. 非手术治疗

甲氨蝶呤全身用药（每日 0.4mg/kg，肌内注射，连用 5d）或在超声指引下直接将药物注入孕囊内。用药期间，应严密观察患者临床表现，监测血β-HCG。如血β-HCG 持续不降或升高、临床表现无好转，则应及时改变治疗方案。

二、中医部分

中医学古籍中无异位妊娠的名称，根据其临床表现，类属于"停经腹痛""少腹瘀血""宫外孕"及"癥瘕"的范畴。中医学对本病的认识，直到上个世纪中叶以后，随着中西医结合的开展，才真正取得了突破。

（一）病因病机

异位妊娠的发病机理与患者宿有少腹瘀滞，冲任不畅，或先天肾气不足，冲任失调有关。由于孕卵未能及时移行植入胞宫，而是在输卵管内着床发育，以致胀破胞脉胞络，阴血溢入少腹，从而发生血瘀-血虚-厥脱等一系列危急证候。

（二）辨证施治

异位妊娠的治疗原则总的是以手术治疗为主，其次是非手术治疗，包括中医药治疗和化学药物治疗。中医药治疗以活血化瘀，消癥杀胚为主，适用于未破损期病情较稳定，或已破损后包块型（陈旧性宫外孕），需要保留生育能力的年轻患者。对未破损期患者，最好能与杀胚西药联合应用，并在有输血、输液及急诊手术的条件和住院严密观察下用药治疗。

1. 内治

（1）未破损期：停经后或有早孕反应，或下腹一侧隐痛，双合诊可扪及一侧附件有软性包块，有压痛；尿妊娠试验阳性，脉弦滑。

治疗原则：活血化瘀，抗孕杀胚。

处方：宫外孕Ⅱ号方（山西医学院方）加蜈蚣、全蝎、紫草。

丹参 15g，赤芍 15g，桃仁 10g，三棱 6g，莪术 6g，紫草 10g，蜈蚣 1 条，全蝎 3g。

以上 8 味，前 6 味以水煎熬，后 2 味研粉，每日分 3 次用药水冲下。每日 1 剂，连服 7 剂为 1 个疗程。

用药后复查β-HCG 及 B 超。此法可与西药化疗同时进行，以提高杀胚效力。

（2）已破损期：①休克型：停经短时间后突然一侧下腹剧痛，面色苍白，四肢厥冷，恶心呕吐，冷汗淋漓，血压下降或不稳定，或烦躁不安，脉微欲绝或细数无力。并有前述腹部及盆腔检查的典型体征。治疗原则：益气固脱，活血祛瘀。处方：生脉散（《内外伤辨惑论》）合宫外孕Ⅰ号方（山西医学院方）。人参 10g，麦冬 12g，五味子 8g，丹参 15g，赤芍 15g，桃仁 8g。休克型患者，首先应立即输血、吸氧、补液，补足血容量，尽快纠正休克，同时配合中药积极抢救，并防止出现并发症。若四肢厥逆者，生脉散加制附片回阳救逆；冷汗淋漓者，加山萸肉敛汗涩精；出血尚未控制者，加三七粉化瘀止血。②不稳定型：停经短时间后突然一侧下腹剧痛，面色苍白，四肢厥冷，恶心呕吐，冷汗淋漓，血压下降或不稳定，或烦躁不安，脉微欲绝或细数无力。并有前述腹部及盆腔检查的典型体征。治疗原则：活血祛瘀，益气养血。处方：宫外孕Ⅰ号方（见休克型）加党参、黄芪、当归。丹参15g，赤芍15g，桃仁10g，党参20g，黄芪20g，当归10g。用药期间，仍应严密观察病情变化，注意有无再次出血，做好抢救休克及手术准备。③包块型：腹腔血肿包块形成，腹痛已不明显，或有下腹坠胀及便意，阴道出血渐止，脉细涩。治疗原则：破瘀消癥，软坚散结。处方：宫外孕Ⅱ号方（见未破损期）。对于陈旧性宫外孕，为加快包块软化吸收，可选用消癥散结方（经验方）。黄芪30g，白术12g，三棱8g，莪术8g，鸡内金8g，炮甲珠10g，丹参15g，鸡血藤30g，荔枝核15g，天花粉15g。④包块型兼腑实证：主要表现为腹胀便秘，胃脘不适，腹痛拒按，肠鸣音减弱或消失。应分清寒热虚实兼夹多少而在包块型主方中适当加减，如属热邪腑实者，酌加大黄、芒硝、枳实、厚朴清热泻下，行气导滞；属寒热夹杂者，可于主方中酌加大黄、芒硝、肉桂；属寒邪腑实者，可酌用九种心痛丸（《金匮要略》）。附片9g，干姜3g，人参3g，吴茱萸3g，狼牙草3g，巴豆霜3g。

2. 外治

（1）敷贴法：①千年健60g，追地风60g，川椒60g，续断120g，赤芍120g，归尾120g，五加皮120g，白芷120g，桑寄生120g，艾叶500g，透骨草250g，羌活60g，独活60g，血竭60g，乳香60g，没药60g。制法：上药共研极细末，每250g为1份，装入纱布袋中，封口备用。用法：取纱布袋1个蒸15min，趁热外敷患处；每日1次，10d为1个疗程。功效主治：消癥散结。适用于陈旧性宫外孕包块表浅而界线清楚者。②麝香0.06g，樟脑6g，血竭9g，自然铜9g，松香9g，银珠9g。制法：除麝香外，其他各药共为细末备用。用法：将药面加热成糊状，根据包块大小，将药摊于布上加麝香，趁热贴于腹壁包块处，8h后可加热敷，3d调换1次。腹壁有感染者禁用。主治：陈旧性宫外孕。

（2）灌肠法：处方：蜈蚣2g，丹参15g，赤芍12g，怀牛膝10g，桃仁10g，当归10g，三棱10g，天花粉30g，天南星30g，紫草30g。制法：水煎上药，浓缩成150mL，药温宜30～40℃。用法：每次药量100～150mL，每日灌肠1次。在病情许可的条件下，如阴道流血不多，腹痛不甚明显时，可早晚各灌肠1次，灌肠后取膝胸卧式，抬高臀部，药液保留30min，使药液从肠道完全吸收。经查尿妊娠试验阴性后，则上方去天花粉、蜈蚣、紫草，酌加化瘀理气散结之品，如乳香5g，没药5g，王不留行15g，昆布15g，海藻15g，延胡索10g，使包块吸收消散。功效主治：活血化瘀，消癥杀胚，散结止痛。适用于治疗宫外孕。

（三）预防与调摄

育龄期妇女不准备生育期间，应切实采取避孕措施，避免多次人工流产。注意经期、产后以及妇科检查和治疗手术期间的清洁卫生，严格消毒和无菌操作。如患有生殖系统炎症或痛经等病时，应积极治疗原发疾病。

第四章　心包炎

心包炎是常见的心包疾病，由多种因素引起。心包炎可以单独存在，但更多的还是全身疾病的一部分，或由邻近组织器官疾病蔓延而来。心包炎临床上分为急性和慢性两种，前者常伴有心包渗液，后者又以慢性缩窄性心包炎多见。急性心包炎由于能自愈或被原发疾病的症状所掩盖，故临床上能诊断出的急性心包炎（0.07%～0.1%）远较尸检时发现的（2%～6%）为低，男、女之比为3∶1。慢性缩窄性心包炎在国内的发病率占心脏病的1.25%～1.60%，占各种心包炎的20.7%，患者发病年龄以20～30岁最多，10～20岁次之，男多于女，其比例约为1.5∶1。

心包炎尚无特定中医病名与其相对应，临床上仍以病位，结合病性或以主证而确立中医诊断，可属于中医学"心痛""胸痹""悬饮""支饮"等范畴。

第一节　病因病机

（一）中医

1. 病因

中医认为本病病因有外邪入侵、心包损伤、久病痰饮内生、瘀血痹阻等。

（1）外邪入侵：外邪之中又以风、热、湿、毒以及痨虫为常见。外邪犯肺，心肺同居上焦，肺既受邪，常殃及于心，首犯心包，而发本病。

（2）久痹入心：风寒湿邪反复侵袭肌肤、关节、脉络发而为痹，久痹入心，心阳受累肾阳不足，水饮内停心包，发为本病。

（3）心包损伤：刀枪等锐器刺伤心包，心包受损，不能统血，血液内停，或冠脉介入治疗时损伤冠脉，瘀血溢于脉外，停留心包，引发本病。

（4）久病心衰、肾衰等：心肾阳气不足，阳气不足，脾阳亦见亏虚，水液代谢失调，停聚心包，发为本病。

2. 病机

以上各种病因可致湿热浸淫，脾肾阳虚，水液代谢失调，水湿瘀血内停而发为本病。主要机制如下。

（1）湿热浸淫：风、湿、热、毒等外邪入侵，适逢素体脾气虚弱，或体质湿热，湿热之邪内舍于心，心包受邪，发为此病。

（2）血瘀内停：心包受到外力侵袭，心包内血脉受损，血液溢于脉外，变为瘀血，变为本病。

（3）心阳不足，阳虚水泛：痹证或胸痹、心悸等病日久，损及肾阳，脾阳，终可致心脾肾阳虚弱，阴寒内生，阳虚水液不能运化，内停心包，发为本病。

（4）痰饮内停：各种疾病后期，肺脾均伤，肺为水之上源，脾主运化水谷，二脏功能失常，则水液代谢紊乱，停积于内，停留于心包则为本病。

本病的中医病机特点为心气心阳不足，肺失宣降，脾失运化，肾不化水，水饮内停，病位在心，涉及肺、脾、肾。

（二）西医

西医学认为心包炎常是某种疾病的部分表现或并发症，可被原发病的临床症状所掩盖。病因很多，大致可归纳为感染性与非感染性两大类。

1.感染性心包炎

可分为结核性、化脓性（葡萄球菌、绿脓杆菌等）、病毒性（柯萨奇 B 病毒、流感病毒、埃可病毒等）、真菌性（组织胞浆菌、诺卡菌、酵母菌等）。

2.非感染性心包炎

可分为急性非特异性、肿瘤性、创伤性、放射性、急性心肌梗死或主动脉瘤破裂、尿毒症性、黏液性水肿、胆固醇性、乳糜性等。心包的肿瘤，原发性者较少，如间皮瘤；继发性者较多，肺癌易转移至心包引起心包积液。

此外还有可能与过敏或自身免疫有关的心包炎，如风湿性（风湿热、系统性红斑狼疮、类风湿关节炎、结节性多动脉炎、硬皮病等）心包炎、心脏损伤后综合征（心肌梗死后综合征、心包切开后综合征）、药物（肼屈嗪、普鲁卡因胺、抗凝治疗、异烟肼、青霉素、米诺地尔等）引起者。

由于抗生素的广泛应用，从相对发病率来看，化脓性心包炎、风湿性心包炎已有所减少，而病毒性心包炎、肿瘤性心包炎明显增多，在我国仍以结核性心包炎常见，西方国家则以急性非特异性心包炎为多。

急性炎性反应时，在壁层与脏层之间产生由纤维蛋白、白细胞及少许内皮细胞组成的渗出物，液体无明显增加时为急性纤维蛋白性心包炎（干性）；当渗出物中的水分增多时，称为渗液性心包炎（湿性），多为浆液纤维蛋白性，液量 100～500mL，呈黄而清的液体，但也可多达 2～3L。干性者可转为湿性者，渗出液也可为脓性或血性。当渗液迅速积聚和（或）渗液量超过一定的水平时，心包内压力急剧上升，妨碍了心室舒张和充盈，使心搏出量降低，动脉收缩压下降；同时心包内压力的增高也影响血液回流到右心，使静脉压升高，这些改变造成了急性心包填塞。急性炎症过后，部分病例出现心包纤维性瘢痕组织形成，进而广泛粘连、增厚、钙化，壁层与脏层融合在一起。钙的沉着使心包更为增厚和僵硬，即成缩窄性心包炎。如果缩窄是由脏层造成，心包腔内仍有渗液，即为渗液缩窄性心包炎，心脏活动受到限制，心肌可以萎缩，心包组织学改变为非特异性；另外，整个心脏和大血管出口处均受到压迫，心房和心室舒张期充盈受阻，由于心脏充盈减少，心搏出量下降，导致反射性心动过速以维持心输出量。由于同样原因，典型者表现为体循环瘀血，静脉压升高和液体潴留。

第二节　临床表现

（一）症状

1.急性心包炎

除原发疾病的表现外，心包炎本身还有以下常见症状。

（1）心前区痛：多见于急性非特异性和感染性心包炎，在结核性及肿瘤性心包炎则不明显。它是最初出现的症状，可轻可重。轻者仅为胸闷，重者呈缩窄性或尖锐性痛。常局限在心前区或胸骨后，可放射至颈部、左肩、左臂、上腹部；呼吸、咳嗽和左侧卧位时加重，变换体位或吞咽时可更明显，坐位及前倾位时减轻。

（2）呼吸困难：是心包渗液时最突出的症状。心包填塞时，可有端坐呼吸、呼吸表浅而快、身躯前倾、发绀、浮肿、乏力、烦躁不安，甚至休克征象。呼吸困难是由肺瘀血、肺或支气管受压所致。

（3）全身症状：发热，与心前区痛同时出现，并有畏寒、汗出、干咳、嘶哑、吞咽困难、烦躁不安、呕逆等，有时与原发病的症状难以区别。

2.慢性心包炎

多起病隐匿，常见于急性心包炎后数月至数十年，典型表现为体循环瘀血，静脉压升高和液体潴留。有不同程度的呼吸困难、腹部膨胀、乏力、肝区疼痛、头晕、食欲不振、体重减轻。极少数病例起病初始症状为心慌，或为水肿。

（二）体征

1.急性心包炎

（1）心包摩擦音：是纤维蛋白性心包炎的特异征象。为抓刮样、粗糙的高频音，颇似踩雪音，位于心前区，以胸骨左缘第3、第4肋间最明显，前俯坐时易听到，与杂音不同，它不出现在心音之后，而是盖过心音，较心音为表浅，更接近耳边，呈收缩期、舒张期双相性。一般存在数天至数周，有时只存在数小时。在心包渗液时，如心包两层之间还有些粘连，则仍可听到此音。

（2）渗液性心包炎当积液量在200～300mL以上时可有下列体征：①心绝对浊音界向两侧增大并随体位而变化。②心尖搏动消失或微弱，位于心浊音界左内方。③心音低而遥远，心率增快；少数可听见心包叩击音。④Ewart征：即背部左肩胛角下呈浊音、语颤增强和可闻及支气管呼吸音，为大量积液时心脏被推移向后，压迫左后下肺，造成压缩性肺不张所致。⑤Rotch征：胸骨右缘第3～6肋间出现实音。⑥颈静脉怒张、肝大、下肢水肿、腹水等。

（3）心脏压塞征：颈静脉怒张，静脉压显著增高；动脉收缩压下降，舒张压不变，脉压减小，重者休克；奇脉（又名吸停脉），即吸气时脉搏搏动幅度明显下降，是对心包积液的诊断有特异性价值的体征，单纯性缩窄性心包炎通常无奇脉，若缩窄性心包炎出现奇脉者，提示心包内仍有积液或合并有慢性肺部疾患。

（4）大量心包渗液即心包填塞征：呼吸困难、心动过速及奇脉。如心包渗液缓慢增加，则血压正常；如迅速增加，尤其是血性液体，则常见：①血压突然下降或休克。②颈静脉显著怒张，Kussmaul征阳性（吸气时颈静脉更怒张）。③心音低弱、遥远等。称Bech三联征。

2.慢性心包炎

（1）心脏受压表现：颈静脉充盈、怒张，肝瘀血性肿大，腹水，胸腔积液，下肢水肿者可发展到全身水肿，伴四肢肌肉慢性萎缩。少数病人有Kussmaul征和Fried-reich征（颈静脉只在心脏舒张早期塌陷）。本病腹水较周围水肿出现得早，且多属大量。迟早发胸水。

（2）心脏体征：心尖搏动不易触及，心浊音界正常或稍增大，心音减低，50%可闻及异常的舒张早期心音，发生在第2心音（A2）后0.09～0.12s，呈拍击性质，称心包叩击音。心前区有时可听到舒张中期隆隆样杂音，类似房室瓣狭窄，常见于房室环处的缩窄。心动过速，心律一般为窦性心律，晚期病人可出现心房纤颤，动脉压减低，脉压变小；35%有奇脉。

（三）常见并发症

心包炎常见的并发症主要有心律失常、心力衰竭等。

第三节　实验室和其他辅助检查

（一）实验室检查

感染性者常见白细胞计数增加及血沉增快等；化脓性者心包积液外观呈脓性，涂片或培养可查出致病菌。

（二）X线

心包积液量小于 250mL 时，可无明显异常，积液量大于 250mL 时，心脏阴影向两侧普遍性增大，呈烧瓶形或梨形，心缘正常轮廓消失；心影形状随体位而改变，卧位时心底增宽；心脏搏动减弱或不见。上腔静脉影增宽，右侧心膈角呈锐角。肺野清晰有助于与心力衰竭鉴别。慢性心包炎心影正常或轻度增大，心影可呈三角形或球形，左右心缘变直，上腔静脉影增宽，大多数缩窄性心包炎可见到心包钙化，常呈不规则的环状。如缩窄局限于房室沟，可伴双房扩大。X线透视或 T 波摄影可见心脏搏动减弱或消失。心血管造影能显示各心腔的大小和在心动周期中形态的变化，从而估计心包的厚度和缩窄的程度。计算机断层摄影对心包增厚具有相当高的分辨率，若心包壁层只增厚 0.5～2cm，图像曲线呈现致密组织现象，可提示增厚。磁共振成像可分辨心包增厚以及有无缩窄存在。

（三）心电图

急性心包炎的心电图改变主要因心外膜下心肌受累而引起：①除 avR 导联外，普遍导联 ST 段弓背向下抬高，T 波高尖。②数小时至数周后，ST 段回到基线，T 波平坦或倒置。③T 波改变常持续数周至数月，后渐恢复正常，有时仍留轻度异常。④心包渗液时可有 QRS 波低电压。⑤心脏压塞或大量渗液时可见电交替（心脏在渗液中悬浮摆动）。⑥无病理性 Q 波。⑦心律失常多为窦性心动过速、房性期前收缩或房颤。慢性心包炎心电图呈非特异性改变，QRS 波低电压，T 波低平或倒置。P 波可呈双峰或增宽。

（四）超声心动图检查

准确、安全、简单，可在床边进行。正常心包腔内可有 20～30mL 的液体起润滑作用，超声心动图常难以发现。如整个心动周期均有心脏后液性暗区，则心包内至少有 50mL 液体，可确诊为心包积液。舒张末期右心房和右心室受压出现塌陷现象是诊断心脏压塞的敏感而特异的征象。慢性心包炎超声心动图具有以下特点：①心包增厚，可呈双线或多条平行线，但此乃增益依赖性，并不可靠。②左室后壁舒张运动平坦，运动小于 1mm。③室间隔矛盾运动。④心室舒张期扩张幅度逐渐减少至消失。⑤上、下腔静脉和肝静脉扩张，伴呼吸运动受限。⑥双房或单房扩大。

（五）磁共振成像

能清晰地显示心包积液的容量和分布情况，并可分辨积液的性质，如非出血性渗液大都是低信号强度；尿毒症、外伤、结核性液体内含蛋白和细胞较多，可见中或高强度的信号。

（六）心包穿刺

适用于了解心包填塞程度及通过心包积液的生化、培养、细胞学分析等进行心包积液的病因学诊断，心包积液测定腺苷脱氨基酶（ADA）活性≥30U/L，对诊断结核性心包炎具有高度特异性。

（七）心包活检

主要指征是病因不明而持续时间较长的心包积液，通过心包组织学、细菌学等检查以明确病因。

（八）右心导管检查

慢性心包炎时本检查有以下特点：①右心房、右心室、肺毛细血管楔嵌压升高。②右心房压力曲线呈 M 型或 W 型，由增高的 a、V 波和加深的 Y 波和正常的 X 波形成。③右心室收缩压轻度升高，并呈下陷高原波形。

（九）心音图

于心尖部及胸骨左缘第 3、4 肋间可录得心包叩击音的波形，该波形在缩窄性心包炎中发生率约为 70%。

第四节 诊断要点

（一）急性心包炎

（1）有心前区疼痛和（或）呼吸困难、心动过速、发绀、腹水、浮肿、腹痛、奇脉等征。

（2）心前区心包摩擦音；或心浊音界向双侧扩大，心尖搏动与心浊音界不相称，位于心浊音界左内方；心音低而遥远。

（3）心电图有典型 ST 段和 T 波的改变，和（或）超声心动图发现心包积液，及（或）X 线发现心脏呈烧瓶样等改变。

具有上述第 2、3 项任一项，参考第 1 项即可诊断，但往往不能明确其病因，此时需结合各急性心包炎病因类型的特征，以及心包穿刺、心包活检等以进一步明确其病因，为治疗提供参考。风湿性、结核性、化脓性以及非特异性心包炎是急性心包炎常见的 4 种情况。

（二）慢性心包炎

（1）有体循环瘀血体征，如颈静脉怒张、肝大、腹水等，而无显著心脏扩大或心瓣膜杂音时，应考虑本病。

（2）若过去有急性心包炎病史，体检见心脏搏动减弱，可闻及心包叩击音，脉压小，再结合 X 线、心电图、右心导管等检查，诊断不困难。

第五节 鉴别诊断

（一）急性心肌梗死

急性非特异性心包炎胸痛剧烈时，应与急性心肌梗死相鉴别。前者起病前常有上呼吸道感染史，疼痛因呼吸、咳嗽或体位改变明显加剧，早期出现心包摩擦音，血清谷草转氨酶、乳酸脱氢酶和肌酸磷酸激酶正常，心电图无病理性 Q 波；后者发病年龄较大，常有心绞痛或心梗病史，心包摩擦音出现于病后 3～4d，心电图有病理性 Q 波、弓背向上的 ST 段抬高和 T 波倒置等改变，常有严重的心律失常和心脏传导阻滞，并有心肌酶学的动态改变。

（二）其他疾病

出现心包积液时，应与扩张型心肌病相鉴别，后者心界虽也有扩大，但心音清晰，无奇脉，超声波检查无液平面，不难区别；当出现心包填塞症状时，应与右心衰竭的体循环瘀血相鉴别，后者心尖搏动位置与心浊音界相一致，无心音遥远，无奇脉，超声波无液平面，与本病有别。

第六节　治疗

本病形成原因复杂多样，因此首先要作病因治疗，根据不同的病因给予不同的治疗，例如因感染引起者，应确定其致病菌，然后给予相应的治疗。对症治疗也是心包炎的重要治疗，例如胸痛的治疗、心包填塞的解除等。对于积液量不多者，可以单独中医辨证治疗，效果满意且不会发生激素的不良反应，无积液渗出反跳现象；对于大量心包积液出现心包填塞，以及缩窄性心包炎心包缩窄严重影响心功能及血液循环者，则应中西医结合治疗，待病情缓解之后再用中药进行调理以巩固疗效。

（一）辨证治疗

心包炎的治疗以急性期治标、慢性期治本或标本兼治为原则。根据心包炎不同的病因、不同的临床表现，可以分为下列七个基本证型，然后根据不同的证型给予不同的治疗。大体上急性期以清热解毒、涤痰逐饮为主；慢性期以温阳逐饮、涤痰活血为主。

1. 外邪犯心

证候特点：发热，心悸，胸痛，胸闷，咳嗽气短，全身骨节酸痛，烦躁汗出，舌红苔黄腻或白腻，脉浮数或滑数或结代。

治法：疏风清热，宣肺开胸。

推荐方剂：银翘散加减。

基本处方：金银花、连翘各 15g，牛蒡子、淡竹叶、桔梗各 12g，芦根 20g，荆芥、薄荷（后下）各 6g，甘草 6g，黄芩 18g，赤芍 15g，丹参 20g。每日 1 剂，水煎服。

加减法：风热偏盛者加桑叶、菊花以疏风清热各 12g；湿邪偏重者加木防己 15g、薏苡仁 30g 利湿；痰热壅盛者加浙贝母、瓜蒌仁各 15g 清热化痰；伤阴明显者去淡竹叶，并加沙参、麦门冬各 15g 以养阴生津。

2. 热毒壅心

证候特点：身热凛寒，胸闷，胸痛，心悸怔忡，咳嗽气急，持续不缓，舌红苔黄，脉数有力。

治法：清热解毒，活血止痛。

推荐方剂：仙方活命饮加减。

基本处方：白芷 8g，当归尾 10g，皂角刺 8g，穿山甲 10g，乳香 6g，没药 6g，浙贝母 15g，赤芍 15g，连翘、金银花 15g，天花粉 18g，蒲公英 25g，甘草 6g。每日 1 剂，水煎服。

加减法：肝火偏盛者加黄芩、柴胡、龙胆草各 10g 以清肝泻火；热伤阴津见口干烦热者加生地黄、玄参、麦门冬各 15g 以养阴生津。

3. 痨虫疰心

证候特点：午后低热，五心烦热，心悸气短，动则加剧，咳嗽，痰中带血，自汗或盗汗，身倦懒言，舌红少津，脉细数或兼促结代。

治法：养阴清热，补虚杀虫。

推荐方剂：月华丸加减。

基本处方：生地黄、熟地黄各 12g，天门冬 15g，麦门冬 12g，沙参 15g，茯苓、山药各 15g，百部 15g，阿胶（另烊）12g，三七末（冲）3g，川贝末（冲）3g。每日 1 剂，水煎服。

加减法：肺阴亏虚者，去熟地黄、茯苓，加玉竹、百合各 20g 滋补肺阴；痰中带血丝可去熟地黄、茯苓，加仙鹤草 20g、侧柏叶 15g、白及 15g 等宁血止血；低热可去熟地黄、阿胶，酌加银柴胡 12g、地骨皮 18g、青蒿（后下）10g 以清热除蒸。

4. 湿热蕴心

证候特点：发热，胸痛，心悸，气急，关节红肿热痛，口干口苦，烦闷不安，小便黄赤，舌红，苔黄浊或腻，脉象滑数。

治法：清热利湿，宣痹复脉。

推荐方剂：宣痹汤合生脉散加减。

基本处方：木防己 15g，蚕沙 12g，连翘 15g，黄柏 12g，赤芍 12g，薏苡仁 30g，牡丹皮 12g，忍冬藤 25g，太子参 20g，麦门冬 15g，五味子 6g，甘草 6g。每日 1 剂，水煎服。

加减法：兼气滞血瘀者加桃仁 12g、丹参 20g、红花 15g 以活血化瘀；关节疼痛剧烈，加老桑枝 30g、香附 15g、秦艽 15g 通痹止痛。

5. 湿浊淫心

证候特点：胸痛，或胸闷气憋，呃逆喘息，痰多，不能平卧，头昏心悸，肢体浮肿，小便短少，舌苔腻，脉濡滑或滑数。

治法：利湿蠲饮，开胸通阳。

推荐方剂：葶苈大枣泻肺汤合苓桂术甘汤加减。

基本处方：葶苈子、大枣各 12g，茯苓皮 30g，生姜皮、瓜蒌皮各 15g，桂枝 12g，白术 15g，白芥子 10g，车前子、泽泻各 15g，甘草 6g。每日 1 剂，水煎服。

加减法：兼气短乏力者加黄芪、党参各 20g 补气；兼血瘀见心胸疼痛明显、胁下有痞块、舌质紫黯者，加桃仁 12g、延胡索 15g、三七末（冲服）3g 活血祛瘀；伴腹胀纳呆、口淡无味者，加橘皮 12g、砂仁（后下）12g、莱菔子 15g 行气健脾消食。

6. 痰热陷心

证候特点：身热面赤，胸闷胸痛，呼吸急促，咳咯黄痰，便秘，尿黄，舌红苔黄腻，脉象滑数。

治法：清热化痰，开胸散结。

代表方剂：小陷胸汤加味。

基本处方：黄连 9g，大黄 6g，竹茹 12g，法半夏 12g，牡丹皮 12g，柴胡 12g，瓜蒌皮 15g，赤芍 15g，麦门冬 15g，金银花 15g，甘草 6g。每日 1 剂，水煎服。

加减法：热盛者加黄芩 15g、鱼腥草 25g 清热；痰盛者加桔梗 15g、浙贝母 15g 除痰；心胸翳痛者加丝瓜络 18g、延胡索 15g、三七末（冲服）3g 活血通络止痛。

7.瘀血结心

证候特点：心前区刺痛，心悸怔忡，胸闷气短，喘息不能平卧，夜间加剧，甚者持续不缓；或伴口唇青紫，胁下痞块，舌质青紫晦暗，脉沉或涩，或结代。

治法：活血化瘀，通络止痛。

推荐方剂：血府逐瘀汤合失笑散加减。

基本处方：桃仁 12g，赤芍 15g，生地黄 15g，桔梗 12g，丹参 15g，当归 9g，川红花 6g，柴胡 12g，枳实 10g，五灵脂、蒲黄各 10g，甘草 6g。每日 1 剂，水煎服。

加减法：伴肝气郁结，情志不遂，或胁下痞块者，加延胡索、郁金各 12g 疏肝理气止痛；瘀甚胸痛者加延胡索 15g、三七末（冲服）3～7g 活血止痛；心悸怔忡明显者加酸枣仁 18g、生龙齿（先煎）20g 宁心定悸；夹痰者加瓜蒌皮 15g，薤白、法半夏各 12g 以化痰宽胸。

（二）其他治疗

1.中成药

（1）清开灵注射液：40mL 加入 5%葡萄糖注射液 250mL 中，静脉滴注，每日 1 次；

（2）穿琥宁注射液：400mg 加入 5%葡萄糖注射液 250mL 中，静脉滴注，每日 1 次；

（3）鱼腥草注射液：40mL 加入 5%葡萄糖注射液 250mL 中，静脉滴注，每日 1 次；

（4）抗病毒口服液：每次 1 支，每日 3 次；

（5）双黄连口服液：每次 1 支，每日 3 次；

以上各药适用于本病外邪犯心、热毒壅心、湿热蕴心、痰热陷心等证型。

（6）百部丸每次 1 丸，每日 3 次；

（7）大补阴丸每次 1 丸，每日 3 次；

以上各药适用于本病痨虫痊心者。

（8）川芎嗪注射液 80mg 加入 5%葡萄糖注射液 250mL 中，静脉滴注，每日 1 次；

（9）三七末（冲服）每次 3g，每日 3 次；

（10）复方丹参片每次 3 片，每日 3 次；

以上各药适用于本病瘀血结心者。

2.体针

（1）取心俞、巨阙、肾俞、脾俞、丰隆、气海为主穴，取委阳、三焦俞为配穴。补法行针，留针 15min，中间捻针 2～3 次。每日 1 次，7d 为 1 疗程。适用于本病湿浊淫心、咳逆喘息者。

（2）选穴心俞、巨阙、膈俞、内关、郄门、尺泽、天池、大陵、神门、曲泽、复溜、水泉、阴陵泉、水道等，每次选用 6～7 个穴。平补平泻法行针，得气后留针 15min，中间捻针 2～3 次，每日或隔日 1 次，10 次为 1 疗程。适用于本病湿浊淫心者。

（3）取穴大椎、曲池，泻法行针，得气后捻转 3 次，共留针 20min。每日 1 次，5d 为 1 疗程。用于本病发热明显者。

（4）取穴厥阴俞、心俞、膻中、内关等，平补平泻法行针，得气后留针 15～20min，其间捻转 3～5 次。每日 1 次，10 次为 1 疗程。适用于本病心阴虚者。

（5）取穴天突、心俞、巨阙、内关、列缺、丰隆、膻中、气海等，每次 4～6 个穴，泻法行针，得气后留针 20min，其间捻转 5 次。每日 1 次，7 次为 1 疗程。适用于痰热陷心患者。

（6）取内关、神门、心俞、厥阴俞为主穴；取素髎、大椎、关元、足三里为配穴。主穴每次取 2 个穴，配穴每次取 1～2 个穴，交替使用。用补法或平补平泻法，得气后留针 5～20min。每日或隔日 1 次，7 次为 1 疗程。适用于本病湿浊淫心、心阳不振者。

（7）取心俞、巨阙、心平（少海穴下 3 寸）或厥阴俞、膻中，内关，加配膈俞或血海，进针后刮针 2min，四肢胸腹得气后留针 20min。每日或隔日 1 次，10 次为 1 疗程。适用于本病瘀血结心者。

3. 耳穴疗法

（1）取皮质下、内分泌、神门、交感、肾等穴，或取压痛敏感点，采用埋针或胶布固定王不留行籽，每天按压 3～4 次，每次 5min，保留 3d 后换针或换药。适用于本病湿浊淫心者。

（2）取肺、心、神门、肾上腺等穴，埋针，或胶布固定王不留行籽，每天按压 2～3 次，每次 5min，保留 3～5d。适用于本病湿浊淫心、痰热陷心者。

（3）取交感、神门、胸、内分泌等穴，使用方法同上，适用于本病瘀血结心者。

4. 气功疗法

开始可练静功，如放松功、虚明功等，也可配合摩胸呵字气功，或理心导气功。恢复期练通任督导引功。据体力而定，不可过劳。

5. 推拿疗法

按心俞、内关、膻中、鱼际以及灵墟（左）、屋翳（左）、天池（左）等穴。

6. 理疗疗法

可取心俞、脾俞、肾俞、巨阙、气海等穴，频谱仪弱刺激远距离照射，每次 15～20min，每日 1～2 次，有利于痰饮之消散、胸阳之振达、脉络之通畅。适用于本病湿浊淫心、瘀血结心者。

7. 砭石综合疗法

①砭毯温阳。将砭毯先置于于双下肢内侧 30min。电热毯上加热至砭毯有温热感（约 39℃），患者卧于砭毯上以温阳。②刮痧泄浊。患者俯卧于砭毯，术者取砭刮在脊柱两侧旁开 1.5 寸及 3 寸膀胱经循行部位，由背部向腰部方向刮痧至皮肤发红为度，刮毕患者仰卧于砭毯上。③针灸。取穴：中脘、水分、关元、天枢、大横、带脉、阴陵泉、三阴交、太溪、水泉、公孙，以上各穴先泻后补，留针 30min。④运水。将大砭石 2 块置于 45℃温水加热 10min，取出温砭置于双下肢内侧 30min。每日 1 次。

（三）西医治疗

本病的病因较多，临床上应尽量明确病因以利于治疗；出现急性心包填塞应及时进行心包穿刺抽液；缩窄性心包炎内科治疗效果欠佳时应争取手术治疗。

1. 病因治疗

风湿性心包炎时应加强抗风湿治疗，一般予肾上腺皮质激素与水杨酸制剂联合治疗；结核性心包炎时应及早给予抗结核治疗，并给予足够的剂量和较长的疗程，直至结核活动停止后 1 年左右再停药；化脓性心包炎时应选用足量对致病菌有效的抗生素，并反复心包穿刺抽脓和心包腔内注入抗生素，如疗效不显著，应及早考虑心包切开引流；非特异性心包炎时使用肾上腺皮质激素可能有效。

2.对症治疗

如胸痛者予阿司匹林 0.5～1g 口服，每日 3 次；消炎痛 25～50mg 口服，每日 3 次；或去痛片 0.5g 口服，每日 3 次。疼痛剧烈难忍者可临时给予可待因 15mg 口服；或肌注哌替啶 50～100mg，每 6～8h 1 次；或吗啡 5～10mg 皮下注射，每 6～8h 1 次；或在星状神经节封闭。应该注意可待因、哌替啶及吗啡均不宜长久使用，慎防成瘾；纤维蛋白性心包炎忌用抗凝剂，因可能致心包出血。如有水肿和（或）渗液性心包炎者，予利尿消肿，如氢氯噻嗪 25～50mg 口服，每日 3 次；氨苯蝶啶 50～100mg 口服，每日 3 次；或螺内酯 20mg 口服，每日 3 次。心包积液顽固及严重者可予呋喃苯氨酸 20mg 口服，或 20mg 肌注，每日 2 次，或 20～60mg 静脉注射，每日 1 次；亦可山梨醇 250mL 静脉滴注，隔日 1 次。

3.心包穿刺

用以解除心脏压塞症状和减轻大量心包渗液引起的压迫症状。

4.心包切开引流

用于：①治疗有明显心包填塞症状者。②治疗经心包穿刺排脓不畅，仍有全身中毒症状者。③心包腔内直接注射抗生素以治疗化脓性心包炎。④注射化疗药物（如顺铂加地塞米松加生理盐水或丝裂霉素加 5FU 加卡铂加地塞米松等），以治疗癌性心包积液。

5.心包剥离术

为慢性心包炎主要的有效治疗措施，宜早期进行，可降低死亡发生率，75% 的患者症状可获明显改善。心包感染已基本控制者应及早争取手术；结核性者宜在结核活动静止后进行手术。术前须改善患者一般情况，严格休息，限制钠盐摄入，使用利尿剂或抽除胸、腹水，必要时少量多次输血；有心衰或快速房颤者可适量应用洋地黄。手术时心包应尽量剥离，尤其两心室的心包必须彻底剥离。术后心脏负担不应过重，可逐渐增加活动量。但手术成功者心功能一般在术后 4～6 个月能逐渐恢复。结核性者术后继续抗结核治疗 1～2 年。

（四）名家名医经验方

1.狼疮性心包炎系列方治疗系统性红斑狼疮性心包炎

（1）红三方：生地黄 30g，玄参 30g，知母 9g，麦门冬 12g，薏苡仁 30g，虎杖 30g，羊蹄根 30g，忍冬藤 30g，苦参 30。黄芩 30g。

（2）红一方：生石膏（先煎）30g，寒水石 30g，滑石 30g，生地黄 30g，薏苡仁 30g，知母 9g。

（3）红三方或红一方加利水方：葶苈子 30～60g，桑白皮 30～60g，猪苓 15g，茯苓 15g，泽泻 15g，车前子 30g。

主治：主治系统性红斑狼疮性心包炎证属阴虚湿热水停者。

加减：热甚者重用石膏（先煎）60g、生地黄 30g；蛋白尿加六月雪 30g、接骨木 30g、猫爪草 30g；瘀血经闭者加益母草 30g、丹参 30g。

2.尿毒症性心包炎经验方治疗尿毒症性心包炎

处方：黄芪 30g，淫羊藿 25g，菟丝子 18g，黄精 18g，大黄 9g，丹参 20g，三七末（冲）3g，甘草 6g。

主治：尿毒症性心包炎中医辨证为肾虚湿毒瘀阻者。

加减：心痛明显者加延胡索 15g、香附 15g 以活血止痛；心悸、脉排不整（促、涩、结、代）者，加太子参 20g、麦门冬 15g、五味子 6g 以益气养心复脉；呕吐者加藿香 15g、法半夏 15g 化浊止呕；皮肤瘙痒者加白鲜皮 15g、地肤子 12g 祛湿毒止痒。

（五）单方验方

1. 控涎丹

甘遂、大戟、白芥子各等份，蜜糊为丸，每丸 3g，每服 2～4 丸，每日 2 次以姜汤送服。适用于外感风湿之邪、痰饮内盛者。

2. 地龙薤白泻心饼

地龙、甘遂各 9g，薤白 15g，黄连、猪苓各 12g，细辛 5g，共研为末，再以葱白 20～30g 捣烂，和药末调敷脐部。适用于心肾阳虚，痰饮凌心者。

3. 二牛一车散

牵牛子、牛蒡子各 9g，车前子、赤茯苓各 15g，共研细末，每服 4g，每天 2～3 次；或水煎服，每日 1 剂。适用于少至中量心包积液伴腹水或全身水肿者。

4. 芝麻丹参散

芝麻、丹参各 30g，檀香 10g，瓜蒌皮 20g，水煎服，每日 1 剂。适用于瘀血结心以胸闷胸痛为主要症状者。

5. 桃仁栀子糊

桃仁、栀子各 12g，研细末，加炼蜜 30g（或蛋清）调成糊状，摊敷在心前区。敷药范围为胸骨右缘第 3～5 肋间至心尖搏动处，约 7cm×15cm 大小，纱布或软布覆盖，胶布固定，每 3d 换药 1 次，2 次后可 7d 换药 1 次，6 次为 1 疗程。适用于瘀血结心，刺痛或钝痛及胁下胀痛者。

6. 龙眼丹参饮

龙眼肉 30g，远志、丹参各 15g，水煎加红糖，每天 2 次代茶饮。适用于肝气不舒、心脾阳虚或气滞血瘀而以心前区疼痛为主要症状兼腹胀者。

7. 桃仁红花羹

桃仁 15g，红花 10g，藕粉 100g。先煎桃仁、红花，取药液 200mL，再加入藕粉搅拌即成。每日分 2 次于早晚各温热服食。适用于痰瘀交阻或瘀血阻络者。

第七节　名家名医论坛

（一）李斯炽主张以祛风、利湿、清热法治心包炎

本病在临床上常见脉多浮数，舌多干红，苔多黄腻，再结合其他体征分析，多系风湿热伤阴之候。风湿热三邪，可由风寒湿三气郁热而来，即《素问·痹论》中所谓"风寒湿三气杂至，合而为痹"，"脉痹不已，复感于邪，内舍于心"；亦可直感风湿热三气而发，其间有素蕴湿热，复感风邪者；亦有内停湿邪，再受风热者。

由于本病病机多为风邪、湿邪、热邪、阴虚四者交织，急性者尚多夹毒邪，治疗本病较为困难。因祛风除湿最易损阴，清热养阴又多碍湿，用药颇感棘手。李斯炽先生经过多年摸索，在治疗本病时祛风不用辛温而多用辛凉轻透之法，如淡竹叶、金银花、蝉蜕、薄荷等。

轻宣也具有开泄上焦湿热之效，且淡竹叶兼能通便祛湿，金银花兼能清热解毒；祛湿不用温燥而多用甘淡渗利之品，如冬瓜仁、甘草梢、茯苓、泽泻等，甘淡利湿而有泄热之功，冬瓜仁兼能护阴，茯苓、甘草梢兼能和脾；清热不用苦寒而多用甘寒之味，如知母、连翘、芦根等，甘味药物即有顾阴之力，且连翘兼能走表，芦根兼能渗湿；养阴不用滋腻而多用甘润之品，如生地黄、麦门冬、百合、天花粉等，养阴药物即具有退热之验，其中天花粉尚能行水。以上即为基本选用药物。但在临床中，则应灵活掌握，不可机械套用。如热毒甚者亦可用芩、连；积滞甚者亦可行通腑之法，因泻热亦寓有存阴之义，但此类药物不宜过量，适可而止。在处理本病中，还常配伍疏肝行气和益胃健脾药物。因肝主疏泄，肝气条达，则邪不内聚；脾主运化，脾气健旺，则正气内生。

（二）姚远林提出以支饮论治心包积液

心包炎中医认为属于饮邪为患。究饮之由，不外内外之因。内为阳气不足，外为水湿浸渍。阳虚则水失气化，水渍则脾土受累，合而水饮内生，上至胸膈肘腕，下至腹膜踝膝，逢鞘膜则留，遇孔隙则入。心包积液者，以气促不能平卧、脉涩不畅为特征，即所谓"咳逆倚息，短气不得卧，其形如肿"，系支饮为患。其治之法，当温化浊阴，分消饮邪，苓、桂、术、甘、葶苈、椒目、防己、大黄及泽兰、红参等为治疗本病的有效药物，其中苓桂术甘为温化痰饮之宗，入红参与茯苓相伍，更增健脾利水之力，此为治饮之大法。然心包积液者为水停在心，必心下坚筑，气喘不宁，是饮之急症。苓桂术甘尚不能急消其水，乃更人己椒苈黄丸。以"防己椒目导饮于前，清者得从小便而出；大黄葶苈推饮于后，浊者得从大便而下也，此前后分消之法"。故可速除心包积饮，而解心下坚筑之喘急。某中大黄一味用于此处，不必拘于痞满燥实，但见气喘可投。喘急者，虽标实于肺，而与大肠壅塞有关，因肺合大肠，大黄能下浊阴，乃收平喘之功。

（三）朱光辉认为治疗心包积液重在调畅气机、升清降浊

人体贵在气血畅通，若五脏元真通畅，人即安和。人体津血的运行输布，赖脏腑气机的调畅，脏腑气机调畅则升降出入有序，吐故纳新，清阳得升，浊阴得降，气血调和，脏腑得养，产生正常的功能活动，若气机不畅，则气血失和，变生痰浊、水液和瘀血，壅塞脏腑，致气血、表里内外、四肢九窍不通，而百病由生。朱光辉曾治疗两例患者皆因久病，气血失和，复因外邪壅塞，致脏腑气机不利，升降失调，水血郁滞，凌于心肺而发病。治水治血，当先治气，以恢复气机的升降功能，故选用升降散加减治之，方中以僵蚕、蝉衣升浊中之清阳，大黄、姜黄降阳中之浊阴，一升一降，斡旋气机，再配葶苈子、桑白皮、黑丑、茯苓等泻肺行水宁心，枳壳、丹参行气活血化瘀，使气机调畅，清阳得升，浊阴得降，气血调和而瘀血、水饮得去。

（四）万友生主张分阶段论治心包炎

1.前阶段

治疗大致可分为两步第一步首当祛邪外出，兼顾顾护正气。即疾病初发阶段，此时邪气实而正气虚，一方面痰热蕴结于胸膈，脉络阻滞不通，心火时时上炎，使肺胃气机宣降不利，临床上易见身热面红，胸闷气逼而痛引肩背，咽喉不利，口干，舌尖有烧灼感，恶心吐痰，胃脘酸胀而食不下，舌白腻等，方可选用自制丹络蒌薤汤（丹参15g，瓜蒌实30g，薤白15g，橘络10g，丝瓜络10g）合温胆汤加黄连、黄芩、栀子、连翘、赤芍、郁金等以开胸疏通脉

络，清热化痰涤饮，宣降肺胃之气；另一方面热伤津气，以致心力不支，元气不固，时时欲脱，可见大汗时出，精神萎靡，少气懒言，声低气细，脉微细数等危症，此时可用独参汤大补元气或生脉散敛补津气以固脱。第二步则以扶助正气为主，兼顾祛除余邪。此时邪虽减退而正犹未固，故以生脉散为主，继续扶元敛补津气以固脱；同时，由于痰热减退，心火渐平，故不再用黄连、黄芩、栀子等苦寒清火药，而只用丹络蒌薤汤加味，继续开胸疏通脉络，清热化痰涤饮，宣降肺胃之气，以清除余邪。

2.后阶段

即疾病的恢复阶段由于前阶段正邪相争激烈，往往出现正气亏损的表现，此时应慎防外感，若出现外感时，宜采用标本兼顾的表里同治之法。即治标选用葛根、银花、连翘、桑叶、菊花、芦根、桔梗、杏仁、前胡、枳壳、甘草等以解外，治本仍用生脉散加丹参、瓜蒌实、薤白、橘络、丝瓜络等以安内。最后，则以平补脾胃为主，采用参苓白术散合玉屏风散、生脉散等方，加丹参、橘络、丝瓜络、瓜蒌实、薤白等药，以巩固疗效。在培补后天之本，增进饮食，化生气血的同时，继续补养心脏气液和开胸疏通脉络，更合玉屏风散大补卫气以增强脾胃，防止感冒，巩固疗效，恢复健康方面，预防疾病再发。

第八节　难点与对策

心包炎、心包积液是一个难治性疾病，一般少、中量的心包积液用中医治疗可获得较好疗效，但在急性期出现大量心包积液、心包填塞的情况下，单纯中医治疗的疗效欠佳；另外在缩窄性心包炎方面，有时无论是中医或西医单纯采取内科保守治疗效果都欠佳，需与外科共同治疗。所以对急性心包填塞、缩窄性心包炎的及时诊断和治疗，成为我们对心包炎治疗上的难点。

难点一：急性心包填塞的诊断和治疗

急性心包填塞是心包疾病中最为紧急、最为严重的并发症，诊断和治疗不及时患者情况会急转直下甚至死亡；及时作出判断及抢救才可能使患者转危为安。

对策：

（1）关键在于熟悉急性心包填塞的诊断：急性心包填塞是指心包积液在短时间内急骤增加，积液压迫心脏而出现心包填塞征，病人表现为喘息不卧，冷汗自出，四肢厥冷，面色苍白，奇脉或脉微欲绝；常见血压下降或休克，颈静脉显著怒张，Kussmaul 征阳性（吸气时颈静脉更怒张），心音低钝遥远等，及时进行心脏 B 超检查可尽早明确诊断。

（2）西医治疗应马上给予心包穿刺抽液，以迅速解除心脏压塞症状，并可把穿刺液进行细胞分类、蛋白定量、细菌培养或找肿瘤细胞以确定病因。

（3）在上述西医诊疗基础上，辅以中医中药对促进患者恢复有一定作用。因急性心包填塞在中医学上属阳气暴脱之证，故中医治疗宜益气回阳、固脱救逆，方药可选用独参汤、参附汤、四逆汤或回阳救急汤，并可予参附注射液静脉推注或滴注。患者多存在心力不支，元气不固，常可见大汗时出，精神萎靡，少气懒言，声低气细，脉微细数等危症，此时可用独参汤大补元气或生脉散敛补津气以固脱。

难点二：缩窄性心包炎的治疗

慢性缩窄性心包炎分为单纯缩窄性心包炎和渗液缩窄性心包炎。此类患者应视情况选择是否行心包剥离术，成功行剥离者症状可获明显改善，但手术剥离后患者心功能一般需4～6月方能逐渐恢复，如何使心功能尽快恢复及提高生活质量是临床常见难题。而未行手术者往往存在胸闷、心悸、气短等不适，部分患者心包积液反复产生，顽固难愈。如何减轻症状及减少渗液是一难点。

对策：

（1）对成功行心包剥离术患者，为促进心功能恢复，可逐渐增加活动量，进行适显的锻炼，如练习八段锦、太极拳等也有一定帮助。此类患者往往痰浊、水饮、瘀血等情况经手术后可明显减轻，临床上多表现为正气不足，心气、心阳受损，故而常见疲倦、乏力、动则气短等情况，中医治疗上可采用益气扶阳方药如用人参、黄芪、西洋参、五爪龙、生脉散、参附汤等，此外，对此类患者选用诸如冬虫夏草、灵芝、黄精、淫羊藿等补肾之品亦有一定效果。

（2）未行心包剥离术的缩窄性心包炎患者临床多表现为心胸憋闷或刺痛，胸痛日久持续不缓，心悸、怔忡，气短，端坐呼吸，伴纳呆、肢肿、身重困倦，舌质紫黯有瘀斑，舌苔白腻，脉细涩或弦紧；体征上可见体循环瘀血表现及静脉压升高和液体潴留。中医辨证为痰瘀互结、水饮内停，治疗上宜涤痰活血化饮，方用瓜蒌薤白半夏汤合血府逐瘀汤，甚者用十枣汤等攻逐之品，同时顾护正气。单纯缩窄性心包炎病程较久者多因久病入络，气滞血瘀，气机不畅，水湿聚而成痰，临床多表现为痰瘀结心，治以涤痰活血、软坚散结，药用附桂理中汤合膈下逐瘀汤或血府逐瘀汤加减。心前区可外敷桃仁栀子糊。

在上述辨证基础上，可选用防风、桂枝、羌活、威灵仙、防己、桑枝等具有缓解疼痛作用药物减轻患者疼痛不适。发热明显者可选加石膏、知母、大青叶、黄芩、青蒿、柴胡等；心悸、心神不宁者可选加酸枣仁、珍珠末、琥珀末、龙齿、茯神、远志、石菖蒲等；水肿明显者加茯苓、猪苓、泽泻、桂枝等。

（3）渗液缩窄性心包炎为既有心包缩窄压迫，又有心包积液产生，且积液往往反复产生，顽固难愈，在临床上多表现为饮邪停聚，此因病久心阳为水湿所困，心火不能温煦脾土则脾失健运，心火不能下温肾水则水火无以既济，致使脾肾阳虚，水失所主，不循常道，发为心包、胸腔、腹腔及下肢水肿。治以温阳利水、泻肺蠲饮，佐益气养心，药用葶苈大枣泻肺汤、己椒苈黄丸、苓桂术甘汤合生脉散加减。在辨证基础上，可加用丹参、田七、桃仁、当归、红花、赤芍、川芎等活血化瘀中药改善血液流变学、改善微循环、减少纤维渗出，有利于心包炎症的吸收，减少心包粘连，减少积液反复产生。对病因清楚的心包炎，可在辨证基础上采用辨病用药思维，借助现代药理研究结果进行选药。如研究表明：黄连、金银花、连翘、板蓝根、大青叶、鱼腥草、野菊花、虎杖、黄芩、大黄、栀子等中药及银翘散、五味消毒饮、清瘟败毒饮等方剂具有抗病毒、抗细菌作用；黄芪除有抗病毒作用外，尚有调节免疫功能、诱导体内生成干扰素等作用；茯苓、沙参、麦冬、百部、黄精、大蓟、大蒜、白及、穿破石等对结核杆菌具有不同程度的抑制作用；百合固金汤、月华丸、沙参麦冬汤等方剂在改善结核症状方面有较好疗效。人参、西洋参、党参、鹿茸、巴戟天、地黄、何首乌等具有类糖皮质激素样作用，有利于风湿性心包炎的吸收。

同时应加强西医病因治疗，如规范抗结核治疗、抗肿瘤治疗等，必要时可于心包内注射相应药物以减少积液渗出。对存在低蛋白血症患者应予补充白蛋白，提高胶体渗透压。

第九节　经验与体会

急性心包炎、心包填塞以中西医结合治疗疗效较好，慢性心包炎如尿毒症性心包炎、慢性心包渗液和粘连性心包炎目前西医尚无较好的治疗方法，而以中医药治疗临床疗效满意。

（一）慢性心包炎的治疗体会

临床上对于慢性心包渗液和粘连性心包炎可以单纯中医治疗，其治疗方法如下。

1.病因治疗

尽管是慢性心包炎，如病因仍未清除，则仍需作病因治疗，例如结核性心包炎反复发作不愈，有关检查证实结核尚未完全控制，仍需继续做抗结核治疗，不能耐受西药抗结核治疗者，可在中医方药中选加具有抗结核作用的中药，如黄精、百部、大蓟、白及、猫爪草、猫眼草等。

2.活血中药的使用

活血中药可促进炎症的吸收，减少纤维蛋白的渗出，可以在辨证用药的基础上选加具有活血化瘀作用的中药如丹参、赤芍、红花、当归、益母草、地龙、水蛭等，以减少炎症渗出，增加纤维蛋白的溶解活性，减少心包粘连。

3.补益中药的使用

慢性心包炎病程长，中医认为久病必虚，因此采用补益中药进行治疗符合中医"缓则治其本"的原则。有多种补益药可用，但通常以选用补益心脾的中药为多，因为慢性心包炎症，心脏必然受到不同程度的损害，且慢性病的善后调理多离不开健运脾胃、益气养心。我们通常选用生脉散益气养心，选用参苓白术散健运脾胃，取二者补而不燥，可以长期应用。

4.对症中药的使用

低热盗汗者加天门冬、麦门冬、沙参、玉竹、石斛、龟甲、鳖甲等药，心胸痹痛者加香附、延胡索、三七等。

（二）尿毒症性心包炎的治疗体会

尿毒症性心包炎是尿毒症的一种常见并发症，根据其临床表现，大致相当于中医"关格""虚劳""水肿"等病证的伴随症。我们认为本病的病机在于肾气衰竭，湿毒、瘀血内阻于心，首犯心包所致，是尿毒症晚期的表现。治疗上我们强调消除原发病因。由药物引起者，立即停用有关药物；由泌尿系结石阻塞输尿管道引起者，及早取出结石，疏通泌尿道；由糖尿病、高血压、泌尿系统感染引起者，及早有效地控制糖尿病、高血压、泌尿系统感染，可以减轻肾脏负担，有利于肾功能的恢复。氮质血症的治疗则抓住肾虚、湿毒、瘀血这一病机特点作为治疗的中心，用黄芪益气，用淫羊藿、冬虫夏草、菟丝子、黄精补肾，用丹参、三七、川芎、莪术、水蛭活血，用大黄去湿泄毒。对于轻中型患者单纯使用中医中药治疗即可获良好效果，对于终末期肾病又无可逆因素可以消除者，则配合血液透析或腹膜透析治疗可以获效。从治疗的结果来看，心包积液量少者效果多较好，中至大量积液者效果多较差，预后亦多差。因此，及早发现、及早治疗是本病取效的关键。

（三）病因

本病所见，病因多种，临床当审证求因，详察细微，随证处方，不可拘泥根据临床症状观察分析。

急性非特异性心包炎以外邪犯心型多见，化脓性心包炎以热毒壅心型多见，结核性心包炎以痨虫疰心型多见，风湿性心包炎以湿热蕴心型多见，大量心包渗液者多表现为湿浊淫心；肿瘤性心包炎以痰热陷心型多见；缩窄性心包炎多表现为瘀血结心型。而狼疮性心包炎多表现为痰热互结、热伤阴津；心脏损伤后综合征则以心包炎血性渗液为特征，可辨证为瘀血阻络或瘀血化热型；渗液缩窄性心包炎则多表现为痰瘀互结型。

本病病位在心及心包，与肺、肾、肝、脾等脏相关。病性方面有本虚、标实之分，其本在于气阴亏损或心肾阳虚，其标多为气滞、痰饮、瘀血、热毒等交互为患，而临床上本虚标实夹杂为病亦不少见。病程急性期、早期以标实为主，后期则多以本虚或本虚标实为主，应根据病程的不同阶段拟方用药。

第十节 预防与调护

（一）预防

平素应注意生活起居有节，寒温适度，防止外邪侵袭。

（二）调理

1. 生活调护

急性期一般应卧床休息，以减轻心脏负担，保护未损伤心肌；若为慢性心包渗液和心包粘连，可适度散步、练气功和打太极拳，以促进血液循环，帮助心包渗液的吸收，减轻粘连，促进病情恢复，应量力而行，劳逸结合。重症者应卧床休息治疗；呼吸困难者宜采取半卧位。

2. 饮食调养

一般应进低盐饮食，以营养丰富、细软、易消化的饮食为主，如蔬菜、鱼类、瘦肉、动物心脏（猪、牛、羊及其他动物）等。忌食辛辣、肥甘之品，戒烟酒。可作食疗的中药有金银花、白菊花、夏枯草、沙参、玉竹、石斛、百合、白果、茯苓、莲子、山药、扁豆、薏苡仁、天门冬、麦门冬、贝母、海带、海藻、三七、人参、西洋参、黄芪、冬虫夏草、罗汉果等。可以将这些中药与食物适当烹调制成可口食品以配合治疗。应用举例。

（1）双花茶：金银花、白菊花各 20g，水煎，加入少许蜜糖，代茶。适用于本病风热盛者。

（2）夏桑菊冲剂（保健凉茶）：每次 1 包，冲溶代茶，每日 2～3 次。适应证同上。

（3）清补凉糖水：沙参、石斛、百合各 15g，玉竹 20g，加水约 800mL，煎至 400mL，加冰糖或白糖少许，分次饮服。适用于本病阴虚者。

（4）浙贝白果炖雪梨：浙贝母 12g，白果肉 10 粒，雪梨 1～2 只（削皮去心），加水 200mL，炖熟，加冰糖少许调至甜味。适用于本病有痰热者。

（5）龟苓膏（保健食品）：每次 1 包，沸水冲调。适用于本病有湿热毒邪者。

（6）丝瓜炒鱼片：丝瓜 200g（去皮，洗净切片），花斑鱼 100g（去鳞，切片）。先用油盐炒丝瓜，近熟时加入鱼片一起炒至熟。适用于本病热盛者。

（7）西洋参炖鸡：西洋参 3～6g，鸡肉 100g，大枣 3 枚，放瓦盅内，加水 200mL，隔水炖熟，油盐调味。适用于本病阴虚气弱者。

（8）冬虫草莲子炖猪心：猪心 1/3～1/2 只，冬虫夏草 5～10 条，莲子（不去心）30g，蜜枣 2 枚，加水 200mL，放入瓦盅内，隔水炖熟，油盐调味。适用于本病心动悸、脉结代者。

（9）三七炖鳖鱼：三七（打碎）3 粒或三七粉 3g，鳖鱼 100g，生姜 2 片，大枣 3 枚，加水 200mL，放入瓦盅内，隔水炖熟，油盐调味。适用于本病阴虚有血瘀者。

（10）海藻音（保健食品）：每次 1 小碗，每日 1～2 次。适用于本病有痰有瘀者。

3. 精神调理

保持精神愉快，避免精神刺激。

第十一节 现代研究

（一）基础研究

1. 中医病因病机研究

（1）外邪侵袭：急性心包炎多有外因存在，其多为风湿热毒之邪侵袭，未能表散，阻遏肺气，肺失宣肃，痰热内蕴，或逆传心包，壅遏气血，则发为胸痛喘息等症。李斯炽认为本病多系风湿热伤阴之候，风湿热三邪可由风寒湿三气郁热而来，即《素问·痹论》中所谓："风寒湿三气杂至，合而为痹""脉痹不已，复感于邪，内舍于心"。亦可直感风湿热三气而发，其间有素蕴湿热，复感风邪者；亦有内停湿邪，再受风热者。李传清认为温邪伤津，肾阴不足，水不济火，以致心火炽盛，热灼津液为痰，内阻心包，因痰阻气滞，则心包脉络不通，以致气滞血瘀，于是痰浊、瘀血壅遏心包为患，诸症丛生。马垂宪认为感受风温，邪入肺胸，肺失宣降，水液输布失常，水饮停胸，则发为本病。

（2）饮停胸中：因为急性心包炎多在出现心包积液后方确诊、治疗，故大多数医家均以水饮治之。认为饮之生成多因嗜食肥甘生冷或辛辣醇酒，中阳被遏，脾不能运，湿从内生，停而为饮，阻于胸中，而发为本病；或酿生痰湿化热，阻遏胸阳，亦发本病；年老体虚或久病失养，心肾阳虚，不能运化精微及温煦水津，亦可致饮邪停留而发病。姚远林认为本病属于饮邪为患。究饮之由，不外内外之因。内为阳气不足，外为水湿浸渍。阳虚则水失气化，水渍则脾土受累，合而水饮内生。心包积液者，以气促不能平卧、脉涩不畅为特征，即所谓"咳逆倚息，短气不得卧，其形如肿"，系支饮为患，萧光永等亦认为本病属于中医学中的支饮范畴，可由操劳过度，致心阳不振，复感风寒，肺气失宣，不能通调水道，以致水饮积于胸中而为病。华良才同样认为本病中医辨证属于"支饮"，证由木郁土虚，肝失疏泄，脾失健运，三焦不利，聚而为饮。

（3）痰瘀互结：凤患心肺之疾，或大病久病之后，痰饮宿留，血瘀不行，致痰瘀互结于胸，则见胸痛喘息咳痰等症。封枫认为若患者素体痰盛，痰浊壅塞，痹阻胸阳，致胸阳不展，气机不畅，气滞血瘀，痰瘀互结，痹阻心肺，三焦水道不得通畅，以致水饮停于心包而发病。

2. 西医发病机制研究

心包炎病因临床上以结核性、非特异性、肿瘤性、尿毒症性、化脓性、风湿性、急性心肌梗死等较为多见。庞伦祥对 1990～2009 年收治的 381 例心包积液患者的临床资料进行回顾性分析，结果心包积液病因依次为肿瘤性占 21.5%、结核性占 17.3%、心力衰竭性占 13.6%、尿毒症性占 8.9%、非特异性占 8.1%、甲状腺功能减退性占 7.8%，其他各种原因合计占 22.6%。结核性心包积液由 10 年前 22.5% 下降为 13.0%，而肿瘤性心包积液则由 10 年前 13.3% 上升为 28.4%（P＜0.05）。金玉如等分析了 100 例心包炎的病因，占前 5 位的为恶性肿瘤性、结核性、尿毒症性、心肌梗死后及非特异性。周国维等对 55 例经手术、病理证实为缩窄性心包炎患者进行了临床和病理分析，其病理结果显示半数以上病例病因未明（29 例占 52.7%），在已知病因的病例中，结核是最主要的病因（23 例占 41.8%）。李志成回顾性分析 52 例行心包切除术并有病理检查结果的心包炎临床与病理资料，结核性 14 例（26.9%），癌性 4 例（7.7%），非特异性改变 34 例，其中 2 例为创伤性、1 例为放射性，其他 31 例（59.7%）原因不能确定。与非特异性组比较，结核性心包炎患者的病程较短（P＜0.01），有发热、急性心包炎、中至大量心包积液和心脏压塞病史者较多（P＜0.05）；4 例癌性心包炎均表现为顽固性渗液性心包炎。结论：缩窄性心包炎多数病例病因不明，在已知的病因中，以结核多见；顽固性心包渗液多见于恶性肿瘤。梁庆祥等报道了 103 例心包炎，病因以结核性占首位，化脓性、肿瘤性分别占第 2、3 位，儿童组中以化脓性最多，成人组中以结核性最多，肿瘤性在病因构成比中已较 20 世纪 50～60 年代明显升高，提示应加强防治结核病和及早诊治肿瘤。鲁晓春等调查了 450 例确诊为心包积液的住院患者，所有患者前 6 位的基础病因为肿瘤（22.22%）、结核（19.11%）、心力衰竭（16.44%）、肾功能不全（8.22%）、非特异性心包炎（8%）和心脏术后并发症（7.78%），老年组是肿瘤（23.5%）、心力衰竭（19.13%）、结核（14.75%）、非特异性心包炎（11.48%）、肺部感染（8.74%）和肾功能不全（6.01%），高龄老年组心包积液病因构成相对集中，前 4 位的病因是心力衰竭（34.62%）、肺部感染（19.23%）、肿瘤（15.38%）、肾衰竭（15.38%）。结论心包积液的病因随患者年龄老化，肿瘤、心力衰竭、肺部感染比例呈逐步上升趋势，结核则呈下降走势。杜心清等分析了 60 岁以上老年人心包炎 42 例（老年组）的临床特点，并与 60 岁以下心包炎 64 例（对照组）作比较，认为老年人心包炎的特点为男性多于女性，病因以恶性肿瘤和急性心肌梗死多见。心包恶性肿瘤以转移性居多，原发性肿瘤主要见于心包间皮瘤。刘如玉报道的 65 例心包积液中，癌性心包填塞占 50%，心包转移性肿瘤多发生于肺癌、乳腺癌、淋巴瘤及白血病的转移。心包转移癌的途径常为直接扩散、静脉扩散和转移扩散，胸腔肿瘤如肺癌或食管下段贲门癌呈直接蔓延扩散。林淑琴等回顾了 7 例心包积液误诊患者的临床资料，心包积液按常规诊治无效时，要考虑胆固醇性心包积液和结节病、肺淋巴管平滑肌瘤、特发性高嗜酸性粒细胞综合征、朗格汉斯组织细胞增生症等少见的引起心包积液的疾病。

综上所述，在所有心包积液的病因中，肿瘤占首位，原因包括转移瘤及心包间皮瘤。而在高龄心包积液患者中，心肺功能异常导致心包积液接近一半。导致缩窄性心包炎的原因以结核为主。常规治疗无效时也要考虑罕见疾病。

（二）临床研究

1. 辨证论治研究

急性心包炎的初起阶段，由于胸痛、发热等症状明显，许多医家以温病、结胸等法治疗而获效。如王淦圻治 1 例急性心包炎，辨证属邪热与痰饮互结上焦，气阴两虚，用清热化痰、逐饮散结法治之，投以大小陷胸汤合方 2 剂，症状缓解后，以小陷胸汤加清热涤痰之品，服用 4 剂获愈。郭铭信报道了 1 例非特异性心包炎，壮热汗出，胸痛，辨证属热毒蕴结肺胃，瘀血阻络，阳明热炽，用银翘白虎汤清泻肺胃，3d 后壮热大减，咳嗽胸痛好转，入益气养阴之品，再 2 剂，体温即降至正常，胸痛消除。赵大发以清心解毒、养阴渗湿、芳香开窍之法治疗 1 例暑湿化热，逆传心包之化脓性心包炎，药选金银花、连翘、蒲公英、红参须、麦门冬、薏苡仁、茯苓等，另服安宫牛黄丸，守方加减 12 剂而愈。马垂宪治愈 1 例狼疮性心包炎患者，辨证为感受风湿，热入气分，饮阻肺胸，治以清热解毒，利湿活血，药用银翘散、五苓散合小柴胡汤加减，服药 8 剂心包积液消失。李斯炽治 1 例病毒性心包炎，证属风湿热合邪流连日久，化毒损阴，治以祛风除湿，清热解毒，兼养心阴，潜阳镇静。药用淡竹叶、金银花、黄连、芦根、茯苓、琥珀、牡蛎、麦门冬等，数剂后，心悸大减，心痛消失，发热好转。后因感冒，以上法加升提之品，2 剂即解。继以养心开脾、育阴潜阳诸法调理而愈。李氏还治 1 例心包炎系湿热久蕴，弥漫三焦，复加外风所致者，治以宣泄湿热，透表通利，养阴生津。取金银花、芦根、冬瓜仁、茯苓、泽泻、厚朴、天花粉等。3 剂后诸症均减，但觉胸闷，减宣泄之品，加疏肝通腑之药而安，后以养心益胃之法而收全功。

对于临床无发热症状，以心包积液为主的，多从痰饮入手治疗。根据邪正的标本关系，有以攻邪为主的，也有采用攻补兼施之法的。但大多以葶苈大枣泻肺汤加减治疗。如刘时尹以葶苈大枣泻肺汤合瓜蒌薤白汤加车前子、麻黄等治疗 1 例心包积液，服药 40 剂而愈。华良才用葶苈大枣泻肺汤合逍遥散加减治 1 例特发性心包炎所致心包积液，守方加减服药 30 剂获愈，随访 3 年无恙。刘胜利治 1 例心包积液，舌淡红苔白，脉弦数，以葶苈大枣泻肺汤合五苓散加减：葶苈子、大枣各 15g，瓜蒌皮、泽泻各 12g，桂枝、白术、茯苓、猪苓、白芥子、法夏、干姜各 10g，甘草 5g。加减服用 16d，病愈，随访 1 年体康。纪秀兰以葶苈大枣泻肺汤加茯苓、薏苡仁、玄参、百部等治 1 例结核性心包积液，属饮停上焦，心阴受损者，服药 49 剂，积液消失。汪济美治 1 例慢性化脓性心包积液青年男患者，中医诊断为"伏饮"，辨证为积饮抑遏胸阳，痹塞心中，肺气被困，阳气耗损，阴阳不相接，投小剂通阳逐水、行气化饮之剂，药用桂枝 8g，甘遂 3g，地胆草 15g，盐肤木根 30g。服 12 剂后头面足浮肿已消退，X 线示"心包积液吸收好转"。因伏饮久潜沉滞，不求速痊，以上方减量，甘遂 2g，盐肤木根 15g，余药不变。继进 6 剂，X 线示"心包积液完全吸收"，继服 4 剂善后。罗次星治疗 1 例 2 岁女患儿，主诉发热气促，经超声显像仪发现心包积液，辨证为外寒内饮，治以温散水饮，药用小青龙汤加味，服药 9 剂即告病愈，超声显像仪示心包积液消失，随访 1 年未发病；其又治一老年男患者，症见胸膈胀闷，心悸怔忡，咳逆喘息不能平卧，双下肢水肿等，超声显像仪提示大心包积液。连续心包穿刺抽液 3d 罔效，辨证为肾阳衰微型，治以温肾纳气，药投《金匮要略》肾气丸，服 15 剂告痊愈，随访 3 年未复发。

在缩窄性心包炎方面，曲凤至等治疗 1 例甲状腺功能减退后黏液水肿伴心包积液患者，X 线提示心包积液（部分心包壁增厚缩窄）；超声心动图报告"缩窄性心包炎伴心包积液"；辨证为饮邪停聚，痰瘀互结。治以渗湿利水，药用五苓散合五皮饮加减，服 80 剂后 X 线示心包积液完全吸收，诸症明显好转，续服 40 剂善后。后随访 1 年又 3 月，一切如常。李树勋治 1 例早期缩窄性心包炎，以气滞血瘀，病久入络论治，仿王清任膈下逐瘀汤加减，服药 34 剂，诸症消失。孙济东重复其法，服药 40 余剂，使一患儿缩窄性心包炎的症状消失，避免了手术。缩窄性心包炎使心脏受压后可以导致体静脉瘀血，临床可见水肿等表现，陈良盛等从阴水治之，初予陈夏六君子汤合五皮饮，再宗实脾饮加减，后以附桂理中汤合济生疏凿饮化裁而获愈。傅健治1例急性心包炎后转为缩窄性心包炎患者，辨证为脾肾阳虚，饮邪内泛；拟治则为温阳利水，泻肺蠲饮，佐益气养心，药用葶苈大枣泻肺汤、苓桂术甘汤合生脉散加味，服29剂后，他症俱轻，肢仍浮肿，再拟真武汤合葶苈大枣泻肺汤加味，以本方出入，治疗8个月后，X线已无异常发现。经随访4年未复发，体力无减退。

2.专病专方研究

（1）加减四君子汤：太子参、薏苡仁、黄芪各30g，白术、椒目各12g，茯苓、黄精各20g，麦门冬、地骨皮、百部、桑白皮、大枣各15g，甘遂3g。刘立华治1例结核性心包积液，舌淡苔薄白，脉细弱无力，药以本方随症加味，服药45d后，症状、体征明显改善，复以益气、健脾、滋肾善后，续治3月而愈。

（2）化痰逐水汤：茯苓20g，葶苈子、杏仁、陈皮各10g，薏苡仁30g，甘草6g，肉桂3g（冲末分3次吞服）。邓朝纲治疗1例右胸腔积液伴心包积液之9岁患儿，以此方随证加味，服用58剂后胸透报告"心肺未见异常"，遂以八珍汤加味善后而愈。

（3）归脾汤合大陷胸汤：党参、黄芪各30g，白术、木香、远志、法半夏、全瓜蒌、黄连各10g，当归、桑白皮各15g，山药、薏苡仁、茯苓各20g。苏亚天以此方加减治疗1例放射性心包炎并大量心包积液患者，服药44d痊愈，3个月后复查超声心动图示：无心包积液。

3.其他治疗研究

（1）针刺法：以针腹部先天经络（鸠尾、中脘、下脘、水分、气海、关元、中极、天枢、大横、带脉等穴），阴陵泉、三阴交、水泉、公孙，以上各穴先泻后补，留针30min。

（2）砭石：温砭置于双下肢内侧30min。施安丽以此方治疗1例室间隔修补术后大心包积液患者，治疗15d痊愈，复查心脏超声示：心包积液（估液量60～100mL）。随访6个月，复查心脏超声示：少量心包积液，大致同前。

第十二节　评述与展望

心包炎、心包积液是一个较难治疗的疾病，对于以心包积液为主要表现且积液量不多者，可以单独中医辨证治疗，效果较满意且能免除激素的使用，无积液渗出反跳现象；对于大量心包积液出现心包填塞以及缩窄性心包炎，心包缩窄严重影响心功能及血流动力学者，则应中西医结合治疗，待病情缓解之后再用中药进行调理以巩固疗效。临床应依据中西医各自的优势选好各自的切入点。

（一）中医治疗原发病因，西医对症治疗

例如对于非特异性心包炎，其病因不明，病毒感染可能是其重要原因，因为其病因不明确，西医无从进行病因治疗，多是对症处理，如解热止痛、抽取心包积液以减轻症状等。中医可以发挥辨证论治的优势，既然与病毒感染有关，中医药对病毒感染有较好疗效，如北芪、淫羊藿、射干、虎杖、苦参等对柯萨奇病毒有抑制作用；干扰素能阻断病毒的繁殖和复制，对本病有一定的疗效，中药如人参、黄芪、茯苓、猪苓、淫羊藿、冬虫夏草等有诱生干扰

的作用，可供选用。

（二）西医治疗原发病因，中医辨证治疗

对于病因明确的心包炎，西医治疗效果良好者，可在西医对病因治疗的基础上进行中医辨证治疗，对改善症状、减轻西药毒副反应等均有较好疗效。如化脓性心包炎，西医主要针对致病菌选用有效的抗生素，并可反复心包穿刺抽脓和心包腔内注入抗生素，必要时心包切开引流。中医根据辨证采用仙方活命饮治疗，该方11味药中，有9味活血除痰药，可以促进化脓灶炎症的吸收，减少纤维蛋白渗出，预防或减少心包粘连。又如结核性心包炎，西医予系统抗结核治疗，病情可得到较快地改善和治愈。然而一些病人虽经系统治疗，但临床症状改善不明显，可能与患病日久、体质素虚或结核杆菌的抗药性有关，病人常有潮热盗汗、口舌干燥、心烦不眠、遗精或月经不调等肺肾阴虚诸症，中医治疗上可根据辨证选加知母、黄柏、牡丹皮、白薇、银柴胡、乌梅、石斛、沙参、山茱萸、龟甲、鳖甲等药以滋阴清热，往往能较好改善临床症状。

目前在中医药治疗心包炎的临床研究中也存在一些问题：对急性心包填塞、大量心包积液单独中药治疗疗效欠佳，需及时配合心包穿刺抽液；对心包炎的治疗多用单方、验方及辨证组方治疗，缺少有效的中成药；目前的报道以个案为多，在辨证分型方面缺乏统一标准，疗效判定不规范；缺乏大样本的临床随机对照研究，同时也缺乏长期随访，中医药治疗对心包炎预后的影响未见报道。为此，今后还应从以下几方面着手，提高中医药治疗心包炎的水平。应加强中医辨证治疗心包炎的研究，加强中医药文献的研究，发掘整理有效的方药。临床研究与方剂、药物的实验研究密切结合，对有效方药进行药物化学、药理等方面的研究，进行剂型改革，拓展中医药治疗心包炎的优势。如慢性缩窄性心包炎目前西医治疗疗效欠佳，部分病人需行心包剥离术，手术风险较大，而中医辨证多从涤痰活血着手治疗，取得了一定疗效，故应加强对中医涤痰活血治疗机制的研究，筛选出疗效更好的方药。应组织全国专家制订出统一的中医辨证标准及临床疗效评定标准，拟订诊疗规范，进行严格科研设计的临床及实验研究，进而研制开发出疗效卓著、使用方便、重复性强的理想方药和剂型，把心包炎的中医治疗提高到一个新的水平。

第五章　骨伤科针灸治疗

第一节　颞颌关节紊乱症

颞颌关节紊乱症（TMD）是指累及下颌关节和（或）咀嚼肌的一组症候的总称，是口腔颌面部的一种常见病、多发病。本病多为单侧，女性多于男性。中医学虽无颞颌关节紊乱症病名，但对其早有论述，称为"错骨缝"。本病属于中医学"痹证"范畴。

本病多因风寒湿邪侵袭或局部外伤、关节劳损，使气血运行不畅，瘀滞脉道，筋骨失养所致。

一、临床表现

颞颌关节周围区及咀嚼肌附着区酸胀或疼痛，可有轻重不等的压痛，尤以咀嚼及张口时明显。张口时出现弹响，响声可发生在下颌运动的不同阶段，可为清脆的单响声或碎裂的连响声。张开口幅度受限，两侧面颊不对称，臼齿不能咬紧，言语不够清晰流利。严重者开口困难，不能嚼物，只能进食流质或半流质食物，部分患者病史较长。此外，还可伴有颈部疼痛、头晕、耳鸣等症状。

二、诊断要点

（1）以颞颌关节局部酸胀或疼痛、运动时弹响、张口受限为主要表现。

（2）X 线检查示髁状突位置异常。

（3）排除肿瘤、颞下颌关节炎、耳源性疾病、颈椎病等疾病。

三、辨证施治

治法：治宜祛风散寒、疏通经络、解痉止痛。以阳经穴为主，其中从手足阳明、手太阳及手少阳经穴为主。局部取患侧穴，远端双侧同取。

主穴：下关、颊车、听宫、翳风、合谷、阿是穴。

方义：下关是手三阳经和足少阳经的经筋所过处，又是足阳明经之筋所结之处，针刺下关、颊车可调理阳明经经气，有通经活络、开关止痛之功效；听宫、翳风位居颞颌关节处，通经活络利关节；合谷活血止痛。

加减：伴有气血偏虚，见面色少华，体倦乏力、舌苔薄白，脉细软者，可加用足三里。

操作：常规针刺，用平补平泻法。留针 30min，每隔 10～15min 行针一次。每日 1 次。

四、其他疗法

1.艾灸疗法

处方：下关、阿是穴。

操作：①艾条灸，取艾条点燃，温灸患处。每穴 10～15min，以患部皮肤红润，患者局部有温热感、无灼痛为宜，每日 1 次，7 次为一疗程，灸疗时，颞颌关节可配合做小范围有规律的缓慢运动。②温针灸，针刺得气后，将艾粒放置于针尾点燃，每次 3 壮，每日 1 次，7 次为一疗程。

2.腧穴贴敷疗法

处方：阿是穴。

操作：取中华跌打丸 1 丸，用 40%乙醇或姜汁调成糊状，敷在患侧颞颌关节阿是穴处 4～6h。每周 2 次。

3.耳针疗法

处方：主穴取颞颌点（多数患者在耳屏处软骨弯曲部的外缘突出有一敏感点）；配穴取神门、皮质下、心、肝。

操作：采用耳穴压丸法，每日按压 3～5 次。每 5d 更换一次，6 次为一疗程。

4.电针疗法

处方：下关、听宫、率谷（患侧）。

操作：诸穴常规刺法，下关、听宫二穴接通电针治疗仪，采用疏密波，刺激强度适中，留针 30min。每日 1 次，10 次为一疗程，疗程间隔 1d。

5.火针疗法

处方：下关（患侧）。

操作：用钨合金火针烧刺，隔日 1 次，5 次为一疗程。

6.腧穴注射疗法

处方：下关、颊车、阿是穴、合谷。

药物：丹参注射液。

操作：局部取患侧腧穴，每穴注射药液约 1mL。每日 1 次，5 次为一疗程。

五、文献摘要

《针灸甲乙经》：失欠……下关主之。颊肿，口急，颊车痛，不可以嚼，颊车主之。

《针灸大成》：颊车主中风牙关不开，口噤不语……牙车疼痛。

六、名家医案

荆某，女，51 岁。2006 年 4 月 15 日初诊。主诉：右侧下颌部疼痛半年，加重 1 周。病史：患者右侧面颊部疼痛有半年余，张口时下颌关节部疼痛，咀嚼困难，不能吃硬物，疼痛常牵及颧部，近日因外出受风导致疼痛加剧。检查下颌关节紧，周围有压痛，外观无红肿，活动下颌关节时可出现弹响，X 线检查无异常发现。舌苔薄白，脉弦细。治法：疏风散邪，通络止痛。取穴：翳风、下关、颊车、合谷。针刺得气后行平补平泻法，留针 20～30min。每日 1 次，针 2 次后，疼痛减轻，又连续针 5 次后，疼痛消失，下颌关节活动自如。（王洪峰.针医百案[M].北京：科学技术文献出版社，2007.）

七、小结

本病多属功能性紊乱，器质性改变较少见。全国第二届颞颌关节紊乱症专题研讨会将其分为咀嚼肌紊乱疾病、结构紊乱疾病、炎性疾病及骨关节病四类。现代医学认为该病为肌肉和筋膜等软组织的无菌性炎症、痉挛及关节盘移位。针灸治疗本病疗效较好。在治疗期间，应注意局部保暖，避免吃硬性食物，避免大声谈笑。

第二节 颈椎病

颈椎病又称"颈椎综合征"，是增生性颈椎炎、颈椎间盘脱出以及颈椎间关节、韧带等组织的退行性改变刺激和压迫颈神经根、脊髓、椎动脉和颈部交感神经等而出现的一系列综合征候群。其部分症状分别见于中医学的"项强""颈筋急""颈肩痛""头痛""眩晕"等病症中。好发于40～60岁中年人。西医学认为，本病是由于颈椎间盘慢性退变（髓核脱水、弹性降低、纤维环破裂等）、椎间隙变窄、椎间孔相应缩小、椎体后缘唇样骨质增生等压迫和刺激颈脊髓、神经根及椎动脉而致。

本病多因年老体衰、肝肾不足、筋骨失养，或久坐耗气、劳损筋肉，或感受外邪、客于经脉，或扭挫损伤、气血瘀滞、经脉痹阻不通所致。

一、临床表现

发病缓慢，以头枕、颈项、肩背、上肢等部疼痛及进行性肢体感觉或运动功能障碍为主症。轻者头晕，头痛，恶心，颈肩疼痛，上肢疼痛、麻木无力；重者可导致瘫痪，甚至危及生命。其病变好发于第5～6颈椎间盘，其次是第6～7、第4～5颈椎间盘。颈椎病按其受压部位的不同，一般可分为神经根型、脊髓型、交感型、椎动脉型、混合型等。开始常以神经神压迫和刺激症状为主要表现，以后逐渐出现椎动脉、交感神经及脊髓功能或结构上的损害，并引起相应的临床症状。

X线颈椎摄片可见颈椎体有唇状骨刺突出，小关节及椎间孔周围骨质密度增加，颈椎前突出生理曲度消失。

二、诊断要点

（1）以颈项僵硬、疼痛和活动障碍为主要症状。

（2）X线片示有颈椎生理曲度改变或椎间关节不稳等表现。

（3）排除颈部其他疾患，如落枕、肩周炎、风湿性肌纤维组织炎、神经衰弱及其他非颈椎间盘退行性变等所致的颈肩部疼痛。

三、辩证施治

1. 辨证分型

（1）风寒痹阻：夜寐露肩或久卧湿地而致颈强脊痛，肩臂酸楚，颈部活动受限，甚则手臂麻木发冷，遇寒加重。或伴形寒怕冷、全身酸楚。舌苔薄白或白腻，脉弦紧。

（2）劳伤血瘀：有外伤史或久坐低头职业者，颈项、肩膀疼痛，甚则放射至前臂，手指麻木，劳累后加重，项部僵直或肿胀，活动不利，肩胛冈上下窝及肩峰有压痛，舌质紫黯有瘀点，脉涩。

（3）肝肾亏虚：颈项、肩臂疼痛，四肢麻木乏力。伴头晕眼花、耳鸣、腰膝酸软、遗精、月经不调。舌红、少苔，脉细弱。

2. 针灸治疗

治法：祛风散寒、疏筋活络，针灸并用，泻法与平补平泻。以颈项局部取穴为主。

主穴：大椎、天柱、后溪、颈夹脊等。

方义：大椎是督脉穴，为诸阳之会，针灸能激发诸阳经经气，通经活络；后溪、天柱分别属于手足太阳经，天柱不局部取穴，后溪又为八脉交会穴之一，与督脉相通，二穴配伍可疏调太阳、督脉经气，通络止痛；颈夹脊穴具有疏理局部气血而止痛的作用。诸穴远近相配，共奏祛风散寒、疏筋活络、理气止痛之功。

加减：风寒痹阻者加风门、风府祛风通络，劳损血瘀者加膈俞、合谷、太冲活血化瘀、通络止痛；肝肾亏虚加肝俞、肾俞、足三里补益肝肾、生血养筋；根据压痛点所在取肩井、天宗疏通经气、活络止痛；上肢及手指麻痛甚至加曲池、合谷、外关疏通经络、调理气血；头晕、头痛、目眩者加百会、风池、太阳祛风醒脑、明目止痛；恶心、呕吐加天突、内关调理胃肠。

操作：大椎穴直刺 1～1.5 寸，使针感向肩臂部传导；夹脊穴直刺或向颈椎斜刺，施平补平泻法，使针感向项、肩臂部传导；余穴常规针刺。

四、其他疗法

1. 耳针疗法

处方：颈椎、神门、枕、肾。

加减：伴头晕或头痛者，加缘中、心、肝；伴耳鸣者，加外耳、内耳、内分泌；伴恶心、呕吐者，加胃、交感；伴视力减退者，加额、眼或屏间前、屏间后；伴有神经衰弱症状者，加心、神门。

操作：用耳穴压丸法，左右耳交替按压，每日 3～5 次。5d 更换一次，6 次为一疗程。

2. 拔罐疗法

处方：患处皮部。

操作：采用药罐法。先以当归 60g、红花 50g、桂枝 50g、独活 50g、黄芪 50g、木瓜 50g，用 2000mL 水浸泡 2h 后，煎煮 1h，取汁 500mL；再加水 2000mL，煎煮取汁 500mL。将两次煎汁混合，再煎煮浓缩成 500mL 备用。将上述药液 60mL 倒入罐内，令患者自然舒适坐位，然后用抽气法将药罐吸于皮肤上，以第 7 颈椎及双侧肩胛骨内上角为中心，在患处皮部共吸附 3～5 罐，每次留罐 10～15min。每日 1 次，5 次为一疗程。

3. 电针疗法

处方：同"针灸治疗"。

操作：毫针刺法得气后，接通电针治疗仪，采用疏密波刺激，每次 30min，每日 1 次。

4. 小针刀疗法

处方：相应部位颈夹脊。头痛、头晕者，取颈 2～4 夹脊及颈百劳。上肢疼痛、麻木，肩背部疼痛者，取曲垣、天宗、肩井、肩中俞、阿是穴。

操作：选准部位，垂直迅速进针刀。当针刀穿过筋膜时遇有阻力，可切割并左右剥离 1～4 次，压痛点在颈部棘间韧带。术后贴创可贴。每次可选 3～5 处进行治疗，10d 治疗一次。

五、文献摘要

《针灸大全》：颈项拘急引肩背痛，取后溪、承浆、百会、肩井、中渚。

《医学纲目》：颈项痛，后溪……项强，承浆、风府。

六、名家医案

李某，女，45 岁。主诉：颈项痛伴右上肢麻痛 1 周余。现病史：1 周前长时间低头工作后致颈项痛，后牵及右上肢憋胀疼痛和麻木，颈部活动后加重，右上肢被迫取上举姿势后症状稍缓解，影响睡眠，未予系统治疗。体格检查：痛苦面容，颈部肌肉僵硬疼痛，活动受限，叩顶试验（+），右臂丛牵拉试验（+），舌质红、苔薄腻，脉弦滑。颈椎 CT 检查示：颈椎生理曲度变直，$C_5 \sim C_6$、$C_6 \sim C_7$ 椎间盘膨出，同节段硬膜囊前脂肪间隙消失。诊断：中医为痹证，西医为颈椎病（神经根型）。治疗：取俯卧位，颈椎排刺第 1 侧线，左侧颈 5～7 夹脊用 75mm 针深刺，进针 50～65mm，施捻转泻法，右侧相同夹脊用 40mm 毫针针刺，配左侧肩贞、曲池、外关、养老、合谷常规刺法，配 TDP 照射，留针 30min，每日 1 次，12 次为一疗程；取颈部压痛点，刺络放血加拔罐，出血量 3～5mL，隔日 1 次。3 次后疼痛明显缓解，经治疗 2 个疗程后症状完全消失，随访半年未复发。（耿巧，张会芝，廉玉麟.廉玉麟主任医师分型治疗颈椎病经验介绍[J].中国针灸，2006，265（6）：443-445.）

七、小结

针灸较适用于颈椎病退变过程中的颈椎失稳期和骨赘刺激期，对于骨赘压迫期，则需要采取综合治疗措施。有手术指征者，尚需进行手术治疗。养成良好的工作、生活习惯及自主功能锻炼，对于本病的康复有重要意义。

第三节　落枕

落枕又称"失枕"，是指由于睡姿不当引起颈项部软组织损伤的一种常见病症。本病多发于青壮年，成年人经常发作多为颈椎病的前驱症状。

本病多由于睡眠枕头过高或过低、躺卧姿势不良等使头项部较长时间处于过屈或过伸状态，以致发生痉挛而致；或睡眠时露肩当风，颈项部感受风寒湿邪，气血运行不畅，经络痹阻拘急所致。

一、临床表现

睡起突感颈后部、上背部疼痛不适，以一侧为多，或两侧俱痛，或一侧重、一侧轻，患者头向患侧倾斜，下颌转向健侧，仰头、点头及转头等颈部活动受限，向患侧活动功能障碍尤为明显，甚者疼痛牵涉及头部及上臂部。

二、诊断要点

（1）睡起突感颈项疼痛、僵硬、转侧不利。
（2）颈部肌肉挛缩、有压痛，可有条索状物。
（3）排除颈椎病变。

三、辩证施治

治法：舒筋活络，温经通络，行气止痛。选用局部腧穴和远端腧穴，以泻法为主，刺激强度宜大。以督脉、足少阳、手太阳经穴及阿是穴为主。

主穴：大椎、阿是穴、后溪、悬钟、外劳宫（落枕穴）。

方义：取足少阳胆经之悬钟，能疏通经络、宣通气血；后溪通于督脉，针之可疏通项背经气；落枕穴是治疗落枕的经验效穴，有活血通络、解痉镇痛作用。以上三穴合用，并配合颈部活动，更有利于滑利关节、缓解痉挛，达到活血散寒之目的。大椎穴属于督脉，位于项背部，与阿是穴合用可疏通局部经气，使脉络通畅，通则不痛。

加减：病及督脉、太阳经者，加风府、天柱、肩外俞；病及少阳经，加风池、肩井；向肩胛区放射痛者，加天宗、秉风。

操作：患者端坐，放松全身肌肉。先针后溪、外劳宫、悬钟，使之产生酸、麻、胀、沉感，如能使针感上行，效果更佳。在行针的同时，嘱患者向前、后、左、右活动颈项部，直至疼痛大减或消失；活动自如后再常规针刺其他腧穴。留针 20～30min，每日 1 次。

此外，临床采用独穴治疗落枕，也常可收到奇效，常用独穴有外劳宫、外关、阳池、中渚等。

四、其他疗法

1. 艾灸疗法

处方：阿是穴。

操作：用艾条在患侧颈部行悬起灸法，以温和灸与回旋灸为主，要求患侧肌肤有灼热感，但要注意防止灰渣掉落，以免烫伤皮肤，灸 30min。

2. 拔罐疗法

处方：阿是穴、风池至肩井皮部。

操作：将罐吸附于风池穴，沿胆经拉至肩井穴，反复拉行 2～5 次，至皮肤潮红或出现丹痧，然后取下罐。隔日 1 次，3 次为一疗程。

五、文献摘要

《灵枢·经筋》：足少阳之筋……颈维急。

《灵枢·杂病》：项痛不可俯仰，刺足太阳，不可以顾，刺手太阳也。

《针灸大全》：颈项拘急引肩背痛，取后溪。

六、名家医案

王某，男，33 岁。初诊：前夜入寐，枕席不平，致后项不适，晨起即感牵强，既不能抬头仰视，亦不敢左旋顾盼，强为之则疼痛难忍。舌苔薄腻，脉缓。症属落枕，多因由气血失于宣通，络道受阻。拟用宣散温通法。针灸方法：取右天柱、右肩井、右风门，均用捻转泻法，双合谷用提插泻法。肩井针后加艾条熏灸，风门针后加拔火罐。针治后，立即痊愈。（杨依方,徐明光,葛林宝.杨永璇针灸医案医话[M].上海：上海科学技术出版社，2002：45.）

七、小结

针灸治疗落枕疗效快而显著。平常应注意睡眠枕头高低适宜，勿过高，亦不要过低。天冷时颈部宜保暖，避免外感风寒之邪。如反复发作，应当检查以排除颈椎病。

第四节　腰痛

腰痛是以腰部一侧或两侧疼痛为主要症状的一种病症。本病常见于腰部软组织损伤、肌肉风湿腰椎病变、椎间盘病变及部分内脏病变等。引起腰痛的原因复杂，此处仅以腰肌劳损、肌肉风湿病为例进行介绍。

本病多由感受风寒或久居湿地，寒湿之邪客于经络，经络受阻而发病；或闪错撞击或陈伤积累，气血凝滞，络脉不和而致；或久病肾亏、年老体弱或劳欲太过，耗损肾气，筋骨失养所致。

一、临床表现

自觉一侧或两侧腰部疼痛，常可放射到下肢。有受寒史者，遇天气变化或阴雨风冷时加重，腰部冷痛重着、酸麻，或拘挛不可俯仰，或疼痛连及下肢；有劳损或陈伤史者，晨起、劳累、久坐时加重，腰部两侧肌肉触之有僵硬感，痛处固定不移；起病缓慢，腰部隐隐作痛、缠绵难愈者，常酸胀乏力、痛无定处、喜按喜暖。

二、诊断要点

（1）以腰部疼痛为主症。

（2）有受寒、劳损或陈伤史。

（3）排除内脏、妇科病症，以及结核、肿瘤等。

三、辩证施治

1.辨证分型

（1）寒湿腰痛：腰痛重着，痛连臀腘，转侧不利，遇阴雨天加重。舌苔白腻，脉沉迟。

（2）肾虚腰痛：腰痛喜揉喜按，反复发作，遇劳则甚，腰膝酸软。阳虚则手足不温，腰背少腹冷痛，少气乏力，舌质淡，脉沉细；阴虚则五心烦热，口干咽燥，失眠，健忘，耳鸣，舌质嫩红，脉细数。

（3）瘀血腰痛：多有腰部外伤史，腰痛如刺，痛处固定拒按，日轻夜重，转侧不利。舌质紫黯或有瘀斑，脉沉涩。

（4）湿热腰痛：腰痛，痛处有热感，热天或雨天加重，活动后可减轻，小便短赤。舌苔黄腻，脉濡数或弦数。

此外，疼痛在腰脊正中部，为督脉病证；疼痛部位在腰脊两侧，为足太阳经病证。

2.针灸治疗

治法：急性腰痛以通络行气止痛治标为主，慢性腰痛以祛寒除湿、活血化瘀或清利湿热治本为主。以局部取穴和循经取穴为主，多用督脉、足太阳经、足少阴经穴。急性期以泻法为主，恢复期可用平补平泻法。

主穴：委中、肾俞、大肠俞、腰阳关、阿是穴。

方义：委中是腰背足太阳经两分支在腘窝的汇合点，可疏调腰背部经脉之气血；肾俞可壮腰益肾；大肠俞、腰阳关、阿是穴可疏通局部经络气血、通经止痛。

配穴：寒湿腰痛者，加命门、阴陵泉。肾虚腰痛者，加太溪，其中肾阳虚者可另加关元、气海，肾阴虚者可另加照海。瘀血腰痛，加膈俞、血海。湿热腰痛者，加阴陵泉、三阴交。

操作：俯卧位，局部常规消毒后，常规刺法。留针30min，每5～10min行针一次，每日1次，10次为一疗程。

四、其他疗法

1.温针灸

处方：同"针灸治疗"。

操作：每穴每次3壮，每日1次，7次为一疗程。

2.耳针疗法

处方：腰骶椎、臀、神门、肾。

操作：毫针强刺激，留针10～20min，每日1次，10次为一疗程。亦可用压丸法，左右耳交替，间歇按压，每日3～5次。每5d更换一次，6次为一疗程。

3.拔罐疗法

处方：腰部督脉及足太阳膀胱经两条侧线。

操作：在上述部位反复走罐5～10次，至皮肤潮红或出现丹痧，然后留置在阿是穴或两侧肾俞，留罐5～15min。隔日1次，3次为一疗程。

4.腧穴注射疗法

处方：阿是穴、背俞、委中、昆仑。

药物：盐酸利多卡因注射液、当归注射液、维生素B_{12}注射液。

操作：取上述任一药液，注入上穴，每穴1mL。

五、文献摘要

《素问·刺腰痛》：足太阳脉令人腰痛，引项脊尻背如重状，刺其郄中。太阳正经出血……少阳令人腰痛，如以针刺其皮中，循循然不可以俯仰，不可以顾，刺少阳成骨之端出血，成骨在膝外廉之骨独起者……足少阴令人腰痛，痛引脊内廉，刺少阴于内踝上二痏。

《丹溪心法》：腰痛，血滞于下，委中刺出血，仍灸肾俞、昆仑。

《席弘赋》：气滞腰痛不能立，横骨、大都宜救急。

《针灸大全》：肾虚腰痛，举动艰难，取足临泣、肾俞、脊中、委中。

六、名家医案

梅某，男，46岁。初诊：劳损有年，近因闪挫致腰痛。经治1周，效果不显，转来针治。神色萎顿，行动转侧困难，咳则引痛。脉细滑，舌苔薄腻。病在督脉，有损阳脉之海。用宣通散瘀法。针灸方法：取水沟、双侧委中、双侧气海俞，均用捻转泻法。气海俞针后加拔火罐。每隔1d针治一次，症情逐渐好转，共针治4次痊愈。（杨依方，徐明光，葛林宝.杨永璇针灸医案医话[M].上海：上海科学技术出版社，2002：47.）

七、小结

针灸治疗本病因病因不同，疗效常有差异：对风湿性腰痛和腰肌劳损疗效最好；对腰椎病变和椎间盘突出引起的腰痛可明显缓解症状；对腰部小关节周围的韧带撕裂疗效较差。内脏疾患引起的腰痛要以治疗原发病为主，因脊柱结核、肿瘤等引起的腰痛则不属针灸治疗范围。患者应避免诱发因素，防止受凉及坐卧潮湿之地，宜卧硬板床休息；合理进行功能锻炼，避免腰肌萎缩。

附【腰椎间盘突出症】

腰椎间盘突出症又名腰椎间盘纤维环破裂症，是由于腰椎间盘的退变与损伤，导致脊柱内外力学平衡失调，使椎间盘的髓核自破裂口突出，压迫腰脊神经根而引起腰腿痛的一种病症，是临床常见的腰腿痛病症之一。本病易发生于20～40岁，男性多于女性。本病发生的原因有内因和外因两个方面，内因主要是腰椎间盘自身的退行性改变及解剖学上的薄弱点，外因是外伤、慢性劳损、寒凉刺激等。

本病属于中医学"腰腿痛""痹证"范畴。

本病多因脾肾虚弱、督脉失养，加之跌打损伤、感受外邪，导致气滞血瘀、经脉受阻而发痛。其外因为感受风、寒、湿邪，以及外伤、劳损等；其内因则以脾肾虚弱为主。在病因和发病机制上，脾肾虚弱是本，外邪、外伤、劳损为标，两者相互影响，但脾肾虚弱是关键。

1. 临床表现

腰部疼痛，疼痛程度轻重不一，较重者坐立、翻身均感困难，经休息后症状多数可减轻，咳嗽、打喷嚏时可使腰痛加剧。一侧下肢坐骨神经区域放射痛，常在腰痛减轻或消失时出现，亦有与腰痛同时出现，疼痛由臀部向下放射至大腿后侧、小腿外侧，有的可放射至足背外侧足跟和足掌，影响站立和行走。在椎旁有明显压痛，局部肌肉防御性紧张。多数患者可出现不同程度的腰脊柱侧弯。腰部活动功能障碍，多以后伸障碍明显。病程较久者常有主观麻木感。

2. 诊断要点

（1）以腰痛伴下肢放射痛为主症。

（2）腰脊柱侧弯，腰部活动受限。

（3）直腿抬高试验、加强试验阳性。

3. 辨证施治

（1）辨证分型：①气滞血瘀：有明显外伤史。伤后即感腰部刺痛，痛有定处，并向下肢放射，腰部板硬，俯仰旋转受限，痛处拒按；日久未愈，可见下肢疼痛麻木，甚至肌肉萎缩。舌质暗红或有瘀斑，脉涩或弦数。②风寒湿困：腰腿冷痛重着，转侧不利，静卧痛不减，受寒及阴雨加重，肢体发凉。舌质淡、苔白或腻，脉沉紧或濡缓。③肝肾亏虚：腰腿酸痛，疲软乏力，劳累更甚，卧则痛减，缠绵数年，时轻时重。肾阳虚者，面色㿠白，畏寒肢冷，少气懒言，小便清长，或有阳痿、早泄，妇女带下清稀，舌质淡、苔白，脉沉迟；肾阴虚者，形体消瘦，心烦少眠，多有头晕目眩、耳鸣耳聋、潮热盗汗、口干咽燥，舌质红、苔白，脉细数等。

（2）针灸治疗：治法：多以补肾强腰、散寒除湿、活血化瘀、温阳通络为主。急性期以泻法为主，恢复期可用平补平泻法。以局部取穴和循经取穴为主，多用足太阴经和督脉穴。主穴：命门、肾俞、大肠俞、委中、环跳。方义：命门为督脉穴，可补肾强腰、散寒逐瘀、通络止痛；肾俞、大肠俞、委中为足太阳膀胱经穴，上下配穴可活血化瘀、温经止痛；环跳为足太阳膀胱经与足少阳胆经的交会穴，温针能疏通二经之瘀滞，行气活血止痛。配穴：大腿外侧痛者，加风市；小腿胀痛者，加承山；足跟痛者，加昆仑、太溪；足内侧、脚趾疼痛麻木者，加公孙、太冲。操作：患者先取俯卧位，局部常规消毒后，取 1.5 寸毫针直刺肾俞、大肠俞、命门、委中约 1 寸。再取侧卧屈股位，患侧朝上，取 3 寸毫针直刺环跳穴 2.5 寸左右，以局部有强烈酸、麻、重、胀等感觉，并向下肢放散传导为佳。留针 30min，每 5～10min 行针一次，每日 1 次，10 次为一疗程。

4. 其他疗法

（1）艾灸疗法。处方：肾俞、命门、环跳、阳陵泉。操作：每穴用艾条温和灸 5～10min，每日 1 次，10 次为一疗程。

（2）耳针疗法。处方：腰骶椎、臀、坐骨神经、神门。操作：毫针强刺激，留针 10～20min，每日 1 次，10 次为一疗程。亦可用压丸法。每 5d 贴敷一次，6 次为一疗程。

（3）电针疗法。处方：大肠俞、肾俞、环跳、承扶、殷门、委中、风市、阳陵泉、足三里、昆仑。操作：俯卧位，局部常规消毒，进针得气后，同名经同侧两穴接电针治疗仪，用连续脉冲波，电流以患者适宜为度，留针 30min，每日 1 次，10 次为一疗程。

（4）腧穴注射疗法。处方：肾俞、大肠俞、关元俞。药物：当归注射液或维生素 B_{12} 注射液。操作：取上述任一药液，每穴注入 0.8～1mL。隔日 1 次，5 次为一疗程。

5. 文献摘要

《针灸大全》：肾虚腰痛，举动艰难，刺足临泣、肾俞、脊中、委中。

《针经摘英集》：久虚腰痛，重不能举，刺而复发者，刺委中。

6. 名家医案

程某，男，40 岁。初诊日期：1963 年 4 月。患者 3 个月前突然感觉腰痛，放射至足部，不能着地步行，大声咳嗽则疼痛剧烈，翻身亦感困难。睡眠欠佳，纳食不香，二便正常。经治不愈。患者面色黄，舌苔薄白，脉沉紧。检查腰两侧有压痛，叩击时左下肢疼痛明显，放射至左侧小腿，肌肉松弛，无明显肌肉萎缩现象。辨证为脾肾两虚，经脉失养。治则：健脾补肾，濡养经脉。处方：肾俞、环跳、委中、足三里、阳陵泉。用补法。治疗 2 次，腰腿痛减轻，能翻身。治疗 5 次，左下肢能着地走动数步。共治 10 次而痛解。（北京中医医院.金针王乐亭[M].北京：北京出版社，1984：127.）

7. 小结

本病患者应卧硬板床休息，避免腰部着凉或居住潮湿之地。在症状消失后，应鼓励患者适当做腰背肌锻炼。临床上对腰椎间盘突出症病程较长、缠绵难愈，虽经保守治疗，但症状逐渐加重者，或患者症状比较严重，影响生活者可考虑手术治疗。

第五节　腱鞘囊肿

一、概述

腱鞘囊肿是指常发生在肌腱附近的囊性肿物。囊内为胶样黏液，囊肿呈单房性或多房性。多见于腕、踝关节背面。西医认为，腱鞘囊肿的外膜为纤维组织构成；内膜与关节滑膜相似，腔内为胶状黏液，囊肿多附着关节囊上；腱鞘内还可能与关节腔或腱鞘互相沟通。腱鞘囊肿易发部位的顺序是，腕关节背部、腕关节的掌侧面、手指背面和掌面、足背部、趾背面、腕关节的侧面和腘窝，其中手腕部腱鞘囊肿占 70%。本病与外伤劳损有一定关系，多见于青壮年，以女性居多。

本病属中医"痰核""聚筋""筋结"的范围。

二、病因病机

本病的发病机制，目前尚不明确。但从临床观察，与各种急、慢性外伤有一定的关系。关节囊、腱鞘及韧带中的纤维结缔组织，由于急性损伤或慢性劳损，局部血液循环障碍而致局限性营养不良，进而发生退行性黏液样变性，遂呈囊肿。也有人认为是由于关节囊或腱鞘膜向外突出。囊肿的外层为较坚韧的纤维结缔组织，内层系类似滑膜白色光滑的内皮膜覆盖，内容物为淡黄色澄清的胶状黏液。部分患者的囊肿基底部比较广阔，并与关节囊和腱鞘相通。经过长期的慢性炎症刺激，囊壁逐渐肥厚变硬，甚至达到与软骨硬度相似的程度。囊内没有肿瘤细胞，不属于肿瘤范畴。囊肿可嵌顿于关节间隙，突出于关节或腱鞘附近的皮下，形成半球形的隆起层，因其外形像瘤，故又称之为"筋瘤"。日久可与周围组织发生粘连，经久不愈。

中医认为，本病多因外伤筋脉，局部气血郁滞，津液运行不畅，水液积于骨节经络而成。

三、临床表现和体征

1. 症状

囊肿多逐渐发生，成长缓慢，一般呈半球状隆起，似蚕豆大或指肚大，外形一般光滑。患者自觉局部酸痛或疼痛，有时会向囊肿周围放射。若囊肿和腱鞘相连，患部远端就会出现软弱无力的感觉。有时囊肿压迫其周围的神经和血管，从而出现相应的神经压迫症状。

2. 体征

①囊肿在皮下，高出皮面，或大或小，一般不超过 2cm，成圆形或椭圆形。②触诊时质地较软，可有波动感，且周缘大小可能发生变动，日久囊肿可变小、变硬。

四、鉴别诊断

根据年龄、性别、发病部位等，可做出明确的临床诊断。

本病与滑膜囊肿（本病为类风湿性关节炎并发症，或属一个症状，其特点是炎性过程广泛，病变范围较大，基底部较宽广）和腕背骨膨隆症（又称腕背隆突综合征、腕凸症。多发生于骨性挤压伤、急性或慢性暴力伤、肌肉牵拉或慢性劳损等，主要症状为第二、三腕掌关节背侧隆突畸形，疼痛无力，压痛明显，过度背伸和抗阻力时症状加重。X 线片显示，关节间隙狭窄，不平整，硬化或骨质增生）容易混淆，应注意加以鉴别。

五、基本针灸治疗

治则：软坚散结。

处方：主穴为阿是穴。在囊肿正中垂直进一针，深度以达囊肿基底部；再在囊肿边缘，以 20°向囊肿刺入 3～6 针，深达囊肿直径约 2/3 处才止，留针 30min；并在囊肿正中处加灸。配穴原则在肿物附近取穴。

方义：对肿物针加灸，能直接破坏囊肿内容物，灸能温通经脉，促进局部代谢，软坚散结的功效。

六、其他疗法

火针疗法：消毒皮肤后，用三棱针，针尖烧红后直刺囊肿正中处，然后再用拇指按压，将囊肿中内容物挤出，或使囊肿内容物向四周流散。术后可作加压包扎 2～3d，并加以包扎防止感染。

七、小结

（1）少数囊肿能自行消失，并不再复发。但多数囊肿继续存在，或进行性增大者，必须进行治疗。

（2）治疗期间，发生囊肿的关节应避免用力。

（3）嘱患者进行功能锻炼，在针推治疗 24h 后，若局部疼痛减轻者，即可练习腕指活动，包括伸屈腕及各指，旋转前臂等。

附【腱鞘炎】

凡是因腱鞘发生变性和增厚，滑膜与肌腱发生水肿和创伤性炎性改变时，肌腱受到增厚的腱鞘压迫并呈葫芦样肿大，肌腱通过狭窄的骨纤维管发生交锁或弹响等症状，即为腱鞘炎，又称狭窄性腱鞘炎。本病常见于急性损伤和慢性劳损，受凉常是致病的重要诱因。好发于家庭妇女及长期从事手腕部操作的人，女性多于男性。本病属于中医学"筋痹"范畴。

本病多由外伤或劳损伤及经筋，或寒湿侵及脉络，经脉受阻，气血运行不畅，气滞血瘀所致。

1. 临床表现

（1）桡骨茎突部狭窄性腱鞘炎：腕部有明显劳损史。桡骨茎突部疼痛，压痛明显，活动或劳累后加重。拇指屈伸时，会发生响声，即"弹响指"。握拳尺偏试验阳性。X 线片检查，一般无异常发现，极个别病例于桡骨茎突处有轻度脱钙，少数病例有钙沉着现象。

（2）拇指屈肌腱鞘炎：有手部劳损史。手指活动不灵活，拇指掌骨头和掌侧面有局限性疼痛和压痛，晨起、活动或劳累后加重。可在拇指掌指关节掌侧触到肥厚的腱鞘结节，状如豌豆，并有压痛。后期拇指不能自由伸屈，常须用另一手协助扳动，可出现弹响或交锁现象，即"弹响指"或"扳机指"。

（3）肱二头肌长头腱鞘炎：大多呈慢性发病过程，多有明显劳损史。开始表现为肩部酸、胀、困不适，逐渐加重，出现肩前部疼痛，休息后减轻，活动后加重，有时向三角肌放射。肱骨结节沟处有明显压痛，少数患者可触及局部条索状物。举臂和屈肘抗阻力试验阳性。X 线片检查，一般无异常发现，严重时有骨质疏松，肌腱呈硬化阴影。

2. 诊断要点

（1）以病变部位疼痛和压痛、活动受限为主要表现。

（2）排除骨骼病变。

3. 辨证施治

（1）辨证分型：根据不同的症状、体征和病变部位，区分桡骨茎突部狭窄性腱鞘炎、拇指屈肌腱鞘炎和肱二头肌长头腱鞘炎等不同证型对症治疗。

（2）针灸治疗：①治法：祛寒除痹，疏通经络，行气活血。一般以病变处的压痛点（即阿是穴）或腧穴为主穴。急性期用泻法，强刺激；非急性期用平补平泻法。②主穴：a.桡骨茎突部狭窄性腱鞘炎，阿是穴、阳溪、列缺、合谷。b.拇指屈肌腱鞘炎，阿是穴、合谷、鱼际、孔最。c.肱二头肌长头腱鞘炎，阿是穴、肩髃、肩髎、臂臑。③配穴：合谷、三阴交、阳陵泉。④方义：通过针刺局部腧穴，可疏通经络、行气活血化瘀，以缓解局部疼痛。⑤操作：诸穴均常规刺法，留针 30min，每日 1 次。

4. 其他疗法

（1）温针灸疗法：①处方：同"针灸治疗"。②操作：每次每穴灸 2～3 壮。每日 1 次，5 次为一疗程。

（2）小针刀疗法：①处方：阿是穴。②操作：患肢屈时，手指功能位，拳眼向上置于治疗台。刀口线与前臂纵轴平行，针刀体与皮面垂直刺入，在腱鞘内进行纵行疏通剥离 1 次，再横行剥离 1 次，严重者可将刀身倾斜，将腱鞘从骨面上剥离铲起，硬结较大者，术者左手拇指固定住硬结，针刀稍提起，在硬结上切 1～3 刀，出针刀后用无菌敷料覆盖。

（3）腧穴注射疗法：①处方：阿是穴。②药物：醋酸泼尼松龙注射液、维生素 B_1 注射液、维生素 B_{12} 注射液或 2% 盐酸利多卡因注射液。③操作：取上述任一药液，每次取 2～3 个阿是穴，每穴注入药液 0.8～1mL，隔日 1 次。

5. 文献摘要

《医学纲目》：腕痛取阳溪、曲池、腕骨。

《针灸资生经》：阳溪疗腕臂外侧痛不举，列缺疗腕劳。

6. 名家医案

患者，女，45 岁。右手腕疼痛已有 2 个月，近 1 个月疼痛加重。检查见右桡骨茎突部有轻度漫肿，按压痛剧，令握拳外展时桡骨茎突部出现剧痛，并向前臂及手部放射，拇指运动乏力，当拇指活动时患部出现摩擦音，诊断为桡骨茎突狭窄性腱鞘炎。取患侧阿是穴、阳溪、列缺、合谷，用平补平泻法，针后加灸，并于最为肿胀疼痛的腱鞘内注射药物（醋酸泼尼松龙、维生素 B_1、维生素 B_{12}、盐酸利多卡因），经治 2 次后痊愈。（邢锐，李骁飞，潘尚.温针灸配合水针治疗手腕部腱鞘炎的临床体会[J].上海针灸杂志，2007，26（6）：15-16.）

7. 小结

针灸治疗本病简便有效。腱鞘炎患者应避免患部的过度活动，不宜用冷水洗东西，要注意保暖。自我保健与预防也很重要，可常常将健侧手掌掌面擦热患部，在压痛点做环状揉动，常做患部外展、背伸的功能活动，以防止肌肉和腱鞘粘连。

第六节　腕关节扭伤

一、概述

腕关节因间接暴力而造成的关节周围韧带、肌肉、关节囊等软组织受到过度牵拉而发生的损伤，包括撕裂、出血、关节脱位，严重者可合并小片撕脱性骨折。这种损伤可发生于任何年龄。腕关节可作屈、伸、内收、外展和环转运动。由于其活动范围大，而且活动频繁，极易发生扭伤，常合并骨折，所以腕部急性损伤必须排除腕骨骨折和桡骨尺骨下端骨折等。

二、病因病机

1. 急性损伤

在生产劳动、体育运动及日常生活中由于不慎跌仆，手掌猛力撑地或因持物而突然旋转或伸屈腕关节，造成关节周围肌肉、韧带的撕裂伤，当暴力过大时可合并撕脱骨折和脱位。

2. 慢性劳损

腕关节超负荷的过度劳累及腕关节长期反复操劳积累，使某一肌肉、韧带、肌腱处于紧张、收缩状态而损伤。损伤后，软组织撕裂，局部渗出或出血，肌腱移位，日久可致粘连。

中医认为，上述原因致筋脉受损，气血凝滞而致本病。《诸病源候论》说腕关节损伤"皆是卒然致损，故气血隔绝，不能周荣……按摩导引，令其血气复也"。

三、临床表现和体征

1. 症状

①急性损伤者，腕部疼痛（腕背侧韧带与伸指肌髓损伤，则腕关节用力掌屈时在背侧发生疼痛；腕掌侧韧带与屈指肌腱损伤，则腕关节用力背屈时在掌侧发生疼痛；桡侧副韧带损伤，则当腕关节向尺侧倾斜时在桡骨茎突部发生疼痛；尺侧副韧带损伤，则当腕关节向桡侧运动时尺骨小头处疼痛。如果向各种方向运动均发生疼痛，且活动明显受限，则为肌腱等的复合损伤），活动时痛剧，夜间常因剧痛而致寐不安，肿胀、皮下瘀斑明显，腕关节功能受限。②慢性劳损者，腕关节疼痛不甚，作较大幅度活动时，伤处可有痛感，无明显肿胀，腕部常有"乏力""不灵活"之感。

2. 体征

①受伤部位有明显的压痛及肿胀。②分离试验阳性，即作受累肌腱、韧带相反方向的被动活动，在损伤部位可出现明显的疼痛。③X线检查，单纯腕与手部扭伤及侧副韧带损伤，X线片除有局部软组织肿胀阴影外，其余无明显发现。

四、鉴别诊断

本病有外伤史，局部肿痛，压痛明显，活动受限。根据肌腱、韧带的解剖位置，不难做出诊断。

临床上本病应与下列疾病相鉴别：①腕舟骨骨折（有外伤史，如摔倒时手掌着地，腕关节疼痛肿胀以桡侧为主，阳溪穴处压痛明显，桡偏腕关节或叩击第2、3掌骨头部，腕部有剧烈疼痛，而牵拉时疼痛不明显，拍腕关节舟状位X片，一般可以确诊）。②桡骨远端无移位骨折（腕关节外伤后肿胀、疼痛，压痛点在桡骨远端周围，X片可以确诊）。

五、基本针灸治疗

治则：舒筋通络，祛瘀止痛。

处方：大陵、内关、郄门、太渊、鱼际。

方法：以大陵为主穴，针尖向腕管内刺入，中等刺激。可以用电针或温针，局部悬灸或直接灸，也可用泼尼松龙 0.5mL 加入 2% 普鲁卡因 0.5mL 穴位注射。

六、小结

（1）急性损伤后，经检查不伴有骨折、脱位、肌腱断裂者，但局部肿胀明显，或皮下出血严重，一般在损伤后的 24～36h 内不作推拿治疗，应及时给予冷敷或加压包扎为宜。

（2）治疗期间可用"护腕"保护，局部要保暖，避免寒冷刺激及腕部过度用力。

（3）嘱患者进行功能锻炼，在疼痛减轻后练习。可用抓空增力势（五指屈伸运动），即先将五指伸展张开，然后用力屈曲握拳。

（4）对非急性损伤者，可让患者进行自我保健推拿，以健侧的拇指指腹或拇、示指指腹，按揉或夹住受伤的肌腱、韧带、关节，揉动该处 3～5min。接着擦热患部，每天 1 次。

第七节　踝关节扭伤

一、概述

踝关节扭伤是临床上常见的一种损伤，包括踝部韧带、肌腱、关节囊等软组织的损伤，但主要是指韧带的损伤。任何年龄均可发生本病，尤以青壮年更多见。

本病中医称为"踝缝伤筋"。

二、病因病机

踝关节扭伤多是由于行走时不慎，踏在不平的路面上或腾空后足跖屈落地，足部受力不均，而致踝关节过度内翻或外翻而造成踝关节扭伤。当踝关节的内、外翻及旋转活动，超过了踝关节的正常活动范围及韧带的维系能力时，则首先造成韧带的撕裂伤或韧带附着部位的撕脱骨折。如果将关节附近的脂肪组织及断裂的韧带嵌入关节间隙中，则使关节腔内及皮下发生瘀血，韧带全部断裂时可合并踝关节的脱位。

根据踝部扭伤时足所处位置的不同，可以分为内翻损伤和外翻损伤两种，其中尤以跖屈内翻位损伤最多见。跖屈内翻位扭伤时，多造成踝部外侧的距腓前韧带和跟腓韧带损伤，距腓后韧带损伤则少见。外翻位扭伤多损伤踝部内侧的三角韧带，但由于三角韧带较坚韧，一般不易造成韧带的损伤，而常常发生内踝的撕脱骨折。

三、临床表现和体征

1. 症状

①患者多有明显的外伤史。②损伤后局部疼痛，尤以内、外翻活动及行走时疼痛明显，轻者可见局部肿胀，重者则整个踝关节均肿胀。③踝部的软组织较少，损伤后常可引起局部血管破裂，见皮下瘀血明显，尤其是在伤后 2～3d，皮下瘀血青紫更为明显。主要表现为跛行，走路时患足不敢用力着地，踝关节活动时损伤部位疼痛而致关节活动受限。

2. 体征

①踝关节被动内、外翻并跖屈时，局部疼痛剧烈。如足内翻跖屈时，外踝前下方发生疼痛，且有明显局部压痛。②X 光片可除外踝部的撕脱骨折。被动强力使足内翻或外翻位，在此应力下拍摄 X 光片，可见踝关节间隙明显不等宽或距骨脱位的征象，则提示韧带完全断裂。

四、鉴别诊断

本病有明显外伤史，局部症状典型，一般不难确诊。

临床上本病应注意与踝部骨折（踝部扭伤史更明显，局部肿胀严重，疼痛更剧烈，踝关节功能活动丧失，不能行走。骨折处严重压痛，有时可触及异常活动或骨擦音。X 光片检查可确立诊断）相鉴别。

五、基本针灸治疗

治则：行气活血，通络止痛。

处方：以受伤局部取穴为主，如解溪、昆仑、丘墟、太溪、商丘、三阴交、阳陵泉、阿是穴。

方义：扭伤取穴，一般是根据损伤部近取法的原则，针刺用泻法或平补平泻，以达到行气血、通经络的目的，使受伤组织功能恢复正常。伤势较重的，亦应采用循经近刺和远刺相结合的方法。

六、其他疗法

1. 艾灸

在扭伤 24h 后，温和灸局部穴位，取穴同上述针刺取穴，每次灸 15～20min 即可。

2. 耳针

取相应敏感点、踝、皮质下、神门、肾上腺。中强刺激，留针 10～30min，每天或隔天 1 次。适用于各类型的急性扭伤。

七、小结

（1）踝关节扭伤多有外伤史，因此在治疗前应排除骨折与脱位，以及有无韧带断裂，同时还要观察局部肿胀是否严重，若有上述情况则应暂不作推拿治疗，应等肿胀消退或骨折脱位痊愈后，方可采用手法治疗。

（2）如果踝关节韧带损伤轻者，可用绷带或胶布将踝关节固定于韧带松弛位，即外侧副韧带损伤将足外翻位固定，内侧副韧带损伤将足内翻位固定。韧带撕裂严重者，也可采用石膏托按上述方法固定之。约 3 周拆除外固定即可。

（3）外固定期间，应练习足趾的屈伸活动和小腿肌肉收缩活动。拆除外固定后，要逐渐练习踝关节的内、外翻及跖屈、背伸活动，以预防粘连，恢复踝关节的功能。

（4）要注意踝部保暖，避免重复扭伤。

第八节　足跟痛

足跟痛是指一侧或两侧跟骨结节周围疼痛、行走困难的一种常见病症，常伴有跟骨结节部骨质增生。本病多见于 40～60 岁的中老年人、肥胖者及产后受风者。

足跟部是足少阴肾经经脉和经筋循行分布的部位，肾脏亏虚、经脉失养是本病发生的主要内因；劳损或外伤经筋，或寒湿入络则是常见的外因。久行久立、局部挫伤、负重行走等损伤经筋，气血凝滞，脉络痹阻，不通则痛。

一、临床表现

一侧或两侧足跟或足底部疼痛，晨起站立时较重，行走片刻可略减轻，行走站立过久或负重行走时疼痛加重，不红不肿，步履困难。病变部位不同，其临床表现亦有所不同。

1. 跟腱止点滑囊炎

跟腱附着部肿胀、有压痛，走路多时可因鞋的摩擦而产生疼痛。冬天比夏天严重，疼痛与天气变化有关。

2. 跟骨下脂肪垫炎

站立或行走时跟骨下方疼痛，有僵硬肿胀及压痛，但无囊性感。

3. 跟骨骨骺炎

多见于6～14岁的儿童。足跟部疼痛，走路可出现跛行，运动后疼痛加剧，跟骨结节后下部疼痛，有轻微肿胀。X线片显示跟骨骨骺变扁平，骺线增宽。

4. 跖筋膜炎

站立或走路时，跟骨下面疼痛，疼痛可沿跟骨内侧向前扩展到足底，尤其在早晨起床以后或休息后刚开始走路时疼痛明显。

二、诊断要点

（1）以足跟疼痛、行走困难为临床表现。

（2）患足跟疼痛、行走困难为临床表现。

（3）X线片多显示跟骨结节前方骨赘形成。

三、辩证施治

1. 辨证分型

（1）肾脏亏虚：足跟酸痛或隐痛，喜按，乏力，行走困难。偏阳虚者，腰膝酸软，畏寒肢冷，腹胀便溏，舌质淡、苔薄白，脉细无力；偏阴虚者，腰膝酸软，头晕目眩，耳鸣，健忘，潮热，唇红颧赤，五心烦热，舌质红、少苔，脉细数。

（2）寒湿痹阻：足跟酸痛沉重，拒按，遇寒凉加重，得温则减，步履不变，恶风畏寒，舌质淡红或暗淡、苔薄白或白腻，脉沉紧或弦缓。

（3）气滞血瘀：足跟胀痛或刺痛，痛有定处，拒按，行走受限。舌质暗，脉弦数。

2. 针灸治疗

治法：急性期以行气活血、通经止痛为主，刺激量宜大，多行各种补泻手法；缓解期以补益肾气为主，多行平补平泻手法。以局部取穴为主，多取阿是穴及足少阴经经过局部或附近的腧穴。

主穴：阿是穴、昆仑、太溪、仆参、水泉、然谷。

方义：太溪是足少阴经的输穴、原穴，又是回阳九针穴之一，与足太阳经穴昆仑相配，可补肾壮骨、活血通络，再结合疼痛部位取足少阴经仆参、水泉、然谷和阿是穴疏通局部经络，以疏调局部气血，缓急止痛。

加减：老年患者，加养老。偏阳虚者，加命门、关元。偏阴虚者，加照海、劳宫。

操作：阿是穴可用多针齐刺，进针速度要快；太溪行烧山火手法，以足底产生温热感为度；仆参、然谷针尖刺入跟下；昆仑、水泉施平补平泻手法。中度刺激，留针 30min。每日 1 次。

四、其他疗法

1.隔药饼灸疗法

处方：阿是穴。

操作：将附子、肉桂等中药研粉用 95% 乙醇调成糊状备用。以纱布条围成一圆形箍，面积略大于疼痛面积，置于痛处（足底痛者可令患者取俯卧位，患足搁起，架于高度适宜的物体上，使足底面呈水平）。将药粉糊置于圆形箍中，厚度为 1～1.5cm，再做一直径与高度均约 5cm 的圆锥形艾团，点燃，吹熄明火，将其放置在药粉糊（即药饼）上。在艾团燃烧的过程中，患者每次感觉灼热时，医者要立即将艾团取下，待患者感觉药饼温度降下来时，再将艾团放置到药饼上继续加热。如此反复，直到艾团完全燃尽，一次治疗即完成。每日治疗 1 次。注意：①艾团放置在药饼上以前，一定要将艾团上的明火吹熄，否则，明火遇到药饼里的乙醇会立即燃烧，发生烫伤。②治疗过程中，不要急于求成而灸量过大，以免发生烫伤。③糖尿病、高血压患者慎用此法，病情严重者禁用。

2.小针刀疗法

处方：阿是穴。

操作：以盐酸利多卡因局部麻醉，进针刀时，刀口线和足纵轴垂直，进针达骨刺尖部，做横行切开剥离 3～4 下，切割时病理点会有挡刀感和阻力，松解后即可出针，刀口处贴创可贴，压迫 1～2min。术毕，用手握患足掌部，使足背屈伸 2～3 次，同时另一手拇指向前后左右方向推顶跖长韧带和跖腱膜 2～3 次即可。

3.腧穴贴敷疗法

处方：阿是穴。

操作：用醋调川芎粉贴敷，暖水袋中装入 32℃ 热水，将患侧足跟踩于其上，每晚治疗 20～40min。10 次为一疗程，可连用 3 个疗程，治疗期间可配合热水烫脚。

五、文献摘要

《肘后歌》：脚膝经年痛不休，内外踝边用意求，穴号昆仑并吕细，应时消散即时瘳。

《玉龙歌》：脚背痛起丘墟穴，斜针出血即时轻，解溪再与商丘识，补泻行针要辨明。

六、名家医案

患者，女，62 岁。2000 年 1 月 21 日初诊。患者于 1999 年 5 月到省外旅游后，感右足跟疼痛，劳累及活动后加重。1999 年 11 月参加老年登山比赛，下山后感右足跟剧烈疼痛，不能站立，跛行，经 X 线跟骨摄片未见异常。诊断为跟腱滑囊炎、跖筋膜劳损。予理疗及中西药物治疗 3 周，无效。于 2000 年 1 月 21 日来我科治疗。症见足跟下及足心胀裂感，晨起站立时较重。检查见右足跟部轻度肿胀，内侧压痛明显，足趾背伸时足底疼痛加剧，舌质暗红夹瘀、苔薄白，脉沉紧。辨证为肝肾亏虚，筋脉失养，气血凝滞，脉络痹阻。采用"跟痛六平穴"针刺 5 次，配合"骨痛灵洗方"熏洗，10d 后疼痛肿胀消失，行走如常，随访半年未复发。（谭保华，徐杰.管遵惠治疗足跟痛的经验[J].针灸临床杂志，1999，15（2）：5-6.）

七、小结

针灸对本病有一定疗效，常须配合其他疗法。若是由跖筋膜炎所引起的足跟痛，常采用矫形鞋垫，以垫高距骨头近端，使距骨头持重减少，并做距趾关节跖屈及背伸运动。患者应注意适当休息，减少负重，控制剧烈运动。

第九节　骨关节炎

骨关节炎是关节软骨退行性改变致软骨丢失、破坏，伴有关节周围骨质增生反应的疾病，又称骨关节病、退行性关节炎、增生性关节炎、肥大性关节炎、老年性关节炎，是一种最常见的关节病变。以手的远端和近端指间关节，以及膝、肘、肩和脊柱关节容易受累，而腕、踝关节则较少发病。可从 20 岁开始发病，但大多数无症状，一般不易被发现。患病率随着年龄增长而增加，女性比男性多见。据世界卫生组织统计，55 岁以上的人群发病率为 80%。本病属于中医学"痿证""痹证""劳伤"等范畴。

本病多因年老体衰，气血渐亏，肝、脾、肾亏虚，局部劳损，关节退化，风、寒、湿及瘀血客于局部，致经络痹阻不通，筋失于血之濡养，骨不滋润，筋骨痿弱、关节不利，为本虚标实之证。其中，膝关节最易受急慢性损伤和风、寒、湿邪的侵袭，产生膝关节骨性关节炎。此处以膝关节骨性关节炎为主介绍如下。

一、临床表现

膝关节疼痛，夜间痛甚，屈伸功能受限，有摩擦音。晨起或起立时疼痛、发似明显，活动片刻可缓解，但活动多时又加重。局部肿胀，部分患者关节腔有积液，行走活动受限。膝关节功能障碍，影响正常的生活或工作。

二、诊断要点

（1）膝关节疼痛 1 个月以上，晨僵≤30min，活动受限，有弹响声。

（2）X 线片示关节边缘骨赘，髌骨、股骨髁增生，关节间隙狭窄，髁间棘变尖，软组织肿胀。

（3）关节液检查符合骨关节炎，膝眼饱满，浮髌试验阳性。

三、辨证施治

1. 辨证分型

（1）风寒湿痹：膝关节窜痛，活动不利，遇寒加重，得温痛减，动则痛剧，日轻夜重。舌质淡、苔薄白，脉弦滑或弦紧。

（2）经脉失养：膝关节酸痛乏力日久，肌肉挛缩，活动不利，关节僵直，动作受限，酸痛，局部得温则减，受凉加剧。舌质淡或有瘀点，脉细弱。

2. 针灸治疗

治法：以经络辨证和脏腑辨证为依据，治宜除湿散寒、祛风活血、通络止痛。发作期以活血通络、祛风散寒除湿为主，缓解期以补气益血、补益肝肾、健脾除湿、强筋壮骨为主，兼顾治标和治本。多取足三阴、足三阳经穴，其中以足太阴经和足阳明经穴为主。局部取穴，配合使用特定穴。

主穴：阳陵泉、血海、梁丘、内膝眼、犊鼻、阿是穴。

方义：筋会阳陵泉，取之可柔筋；血海、梁丘，补益气血，气行则血行，血行则痛止；内膝眼、犊鼻、阿是穴，疏通局部气血以止痛。

配穴：风寒湿痹者，加阴陵泉；经脉失养者，加悬钟、大杼、足三里、三阴交。并可根据肝、脾、肾偏虚状况分别选用三阴交、太溪、肾俞、肝俞、脾俞等。

操作：内膝眼、犊鼻可相互透刺，血海、梁丘针尖可斜向膝关节方向。局部有酸、麻、沉、胀感则疗效显著。急性期用泻法，缓解期用平补平泻法或补法。留针 30～40min，10min 行针一次。每日 1 次，10 次为一疗程。

四、其他疗法

1. 艾灸疗法

处方：阿是穴、足三里。

操作：①艾条灸，每次每穴 15～20min，以局部皮肤红润、有温热感、无灼痛为宜，每日 1 次，7 次为一疗程。灸疗时，膝关节可配合做小范围有规律的缓慢运动。②温针灸，每次每穴 3 壮，每日 1 次，7 次为一疗程。

2. 拔罐疗法

处方：膝关节局部及附近肌肉丰厚处。

操作：在上述部位拔罐，留罐 5～15min。隔日 1 次，3 次为一疗程。多在针刺后配合使用，有时可见罐内有少量渗液。

3. 电针疗法

处方：同"针灸治疗"。

操作：每次选用 1 对同经腧穴加电针，采用疏密波，刺激强度不宜太大，使患者局部有麻胀感或肌肉产生微小颤动而不感到疼痛为度，留针 30min。每日 1 次，10 次为一疗程。

4. 腧穴注射疗法

处方：阿是穴、内膝眼、犊鼻。

药物：当归注射液或威灵仙注射液。

操作：取上述任一药液，每穴注入 0.5～1mL。

五、文献摘要

《席弘赋》：最阳陵泉一穴，膝间疼痛用针烧。……脚痛膝肿针三里，悬钟二陵三阴交。

六、名家医案

沈某，女，76 岁。初诊：右膝关节酸痛月余，肿胀发热，屈伸不利，得温痛不减，大腿小腿肌肉瘦削。脉弦细带数，舌苔腻。年逾古稀，气血已虚，风湿之邪，乘隙内注，郁久化热，经气受阻，流行不畅，络道阻塞，痹闭不通。治拟祛风通络、和气血、利关节为法。针灸方法：右膝关刺，阴 3 阳 4（内侧取血海、曲泉、阴陵泉，外侧取膝阳关、阳陵泉、足三里、委中）。连续 10d，每日针治 1 次，遂痊愈。（杨依方，徐明光，葛林宝.杨永璇针灸医案医话[M].上海：上海科学技术出版社，2002：54-55.）

七、小结

本病严重影响患者的日常生活和工作，其治疗手段繁杂，但到目前为止，仍然缺乏更有效的保守治疗方法。针灸治疗本病的疗效确切、简便、易行，且选取腧穴多在膝关节及以下部位。在众多治疗方法中，温针、电针使用较多，常配合推拿、中药内服外用等以提高疗效。其他部位的骨关节炎，可参照膝关节骨关节炎进行辨证配穴，主穴改为患处局部腧穴和阿是穴即可。注意防寒湿、保暖，使膝关节得到很好的休息，多晒太阳。科学合理地进行功能锻炼，尽量减少上下台阶、跑步等使膝关节负重的运动，避免、减少关节软骨的磨损，股四头肌功能训练是较好的方式。

第十节　软组织扭伤

软组织扭伤是指四肢关节或躯体部的软组织（如肌肉、肌腱、韧带、筋膜、脂肪垫、软骨和血管等）损伤，而无骨折、脱臼、皮肉破损等情况，又称伤筋。

本病多发生于踝、膝、腰、髋、腕、肘等部位，其中，踝关节扭伤是软组织扭伤中发生率最高的，膝关节扭伤主要是指膝关节侧副韧带损伤，髋关节扭伤多发生在 5～10 岁人群。本病多由剧烈运动或负重持重时姿势不当，或不慎跌仆、冲撞、牵拉和过度扭转等原因，引起某一部位的皮肉筋脉受损，以致经络不通、经气运行受阻、瘀血壅滞局部而成。

一、临床表现

扭伤部位疼痛，关节活动不利或不能，继则出现肿胀。伤处肌肤发红或青紫。兼见皮色发红多为皮肉受伤，青色多为筋伤，紫色多为瘀血留滞。

1.踝关节扭伤

有明显的外翻或内翻扭伤史。扭伤后踝部骤然疼痛，活动功能受限，活动时疼痛加剧，踝部内外侧或前外侧、足背部肿胀，皮下瘀斑。韧带牵拉试验阳性。X 线片有时可见移位现象。

2.膝关节侧副韧带损伤

有明显的膝部扭伤史。扭伤后膝部内侧或外侧肿胀、疼痛，功能障碍，股骨内上髁、外上髁或腓骨小头处关节间隙压痛。侧向试验阳性。X 线片检查，可见膝外侧关节间隙增宽或腓骨小头撕脱骨折。

3.腰扭伤

有腰部扭伤史。扭伤后立即出现腰部剧烈疼痛，呈持续性，休息后减轻、但不消除，咳嗽、喷嚏、用力排便等腹压增大时疼痛加剧，腰部僵直，活动功能受限。腰部肌肉紧张痉挛，压痛点多在棘突旁骶棘肌处。直腿抬高试验阳性，但加强试验阴性，骨盆旋转试验阳性，骶髂关节分离试验阳性。X 线片检查，一般无骨折或脱位等异常改变。

4.腕关节扭伤

有腕关节扭伤史。扭伤后腕部肿胀、疼痛，活动功能受限，活动时疼痛加剧。在韧带撕裂部有明显压痛。伤侧腕韧带牵拉试验阳性。X 线片检查一般无异常改变。

5.肘关节扭伤

有明确的肘部扭伤史。扭伤后肘部肿胀、疼痛，活动功能受限，活动时疼痛加剧。严重者关节不稳，侧向试验阳性。X线片检查一般无异常改变。

二、诊断要点

（1）有明显的扭伤史。

（2）局部疼痛、肿胀，活动受限。

（3）韧带牵拉试验阳性。

（4）排除骨折、脱位。

三、辨证施治

1.辨证分型

首先根据症状部位分别诊断，主要包括踝关节扭伤、膝关节侧副韧带损伤、腰扭伤、髋关节扭伤、腕关节扭伤、肘关节扭伤、肩关节扭伤等。此外根据症状分清新伤、旧伤。

2.针灸治疗

适用于腰扭伤、髋关节扭伤、腕关节扭伤、肘关节扭伤、肩关节扭伤等。此外，应根据症状分清新伤、旧伤。

治法：以受伤局部取穴为主，配合远端取穴。肿胀及瘀血明显者可用刺络放血法，属陈旧伤者可用灸法。以局部穴为主。

主穴：①踝部，阿是穴、申脉、丘墟、昆仑、照海、解溪。②膝部，阿是穴、内膝眼、犊鼻、膝阳关、梁丘、血海。③腰部，阿是穴、肾俞、腰阳关、委中、水沟、后溪。④腕部，阿是穴、阳溪、阳池、外关。⑤肘部，阿是穴、曲池、小海、天井、手三里。

方义：取局部腧穴和阿是穴可祛瘀消肿、通络止痛。配穴：可根据受伤部位的经络所在，配合循经远端取穴。操作：根据损伤部位选取适合体位，毫针常规刺法。急性期用泻法，留针15～20min即可；恢复期用补法或平补平泻法，留针30min。每5～10min行针一次，每日1次，5次为一疗程。

四、其他疗法

1.艾灸疗法

处方：同"针灸治疗"。

操作：每次选2～3穴：①艾条灸，每次每穴15～20min，以患部皮肤红润、有温热感、无灼痛为宜，每日1次，7次为一疗程。灸疗时，患部可配合做小范围有规律的缓慢运动。②温针灸，每次每穴3壮，每日1次，7次为一疗程。

2.耳针疗法

处方：神门、扭伤部位相应耳穴敏感点。

操作：用压丸法，间歇性按压，每日按压3～5次。每5d更换一次，6次为一疗程。

3.拔罐疗法

处方：患部局部及附近肌肉丰厚处。

操作：拔罐后留罐5～15min。急性期多在针刺后或三棱针点刺后配合使用。

4. 皮肤针疗法

处方：阿是穴、损伤局部腧穴。

操作：将颗粒型皮内针埋入上述腧穴，每 5～7d 换埋针一次。本法主要用于恢复期。

五、文献摘要

《肘后歌》：打仆伤损破伤风，先于痛处下针攻。脚膝经年痛不休，内外踝边用意求，穴号昆仑并吕细，应时消散即时瘥。

《类经图翼》：腰挫闪痛，岂止艰难，脊中、背俞三壮，命门、中膂俞、腰俞俱七壮。

六、名家医案

姜某，男，45 岁。2004 年 9 月 5 日就诊。主诉：右踝关节剧烈疼痛 1d。病史 1d 前因行走不慎外翻扭伤右踝关节，疼痛剧烈，行走不便。检查见右踝关节外侧肿胀、青紫，压痛较剧烈，X 线摄片排除骨折。诊断为右踝关节扭挫伤。治则：活血止痛，化瘀消肿。取穴：解溪、昆仑、丘墟、悬钟。针刺得气后行捻转手法，接电针治疗仪，刺激 30min，每日 1 次，配合外敷中药。4d 后关节肿胀消失，踝关节在正常活动范围内无明显压痛，行走自如。（王洪峰.针医百案[M].北京：科学技术文献出版社，2007：215.）

七、小结

本病系针灸治疗传统适应证之一，方法多样，以刺灸法为主，疗效确切。扭伤后 24h 内应冰敷以加强止血、减少渗出，24h 后热敷以帮助活血化瘀。若伴随有韧带断裂，应配合外科处理。

第六章　皮肤科疾病

第一节　瘾疹（荨麻疹）

荨麻疹是一种常见的皮肤病，是由于各种原因引起的皮肤黏膜、血管扩张及渗透性增加而发生的暂时性局部水肿性损害。以皮肤出现鲜红色或苍白色风团、时隐时现、瘙痒无度，消退后不留痕迹为特点。本病发病因素比较复杂，如药物，尤其是青霉素类，磺胺类等，如食物，主要是动物蛋白，鱼、虾、蟹或食物添加剂等，慢性感染如咽炎、中耳炎、肠炎等也可成为发病的原因，精神紧张、内分泌的改变也可发生荨麻疹。

其发病的机制有变态反应和非变态反应两种。主要表现为真皮水肿，皮肤毛细血管及血管扩张充血。中医学称为"培癏"等。认为本病的发生总由禀赋不耐，素体虚弱，卫外不固，外受虚邪贼风侵袭而致，或因食物、药物七情变化、病灶感染导致营卫失和，内不得疏，外不得泄，郁于皮毛腠理而发。针灸治疗在于清热疏风、卫外固表，提高自身免疫力，是治疗本病很好的方法之一，尤其对于慢性、顽固性荨麻疹疗效显著。

一、临床表现

皮肤常有瘙痒，迅速出现风团，呈鲜红、淡红色或苍白色，形态大小不等。有时风团表面可出现水疱，风团可以互相融合成片。数分钟或数小时后消退，消退后不留痕迹。也有少数人数天后消失，也可反复发作。皮疹可局限，也可泛及全身。如消化道受累，可出现恶心、呕吐、腹痛、腹泻，如喉头和支气管受累可出现咽喉发堵、憋气、呼吸困难甚至窒息的喉头水肿的一系列症状。病程可长可短。

临床可分为如下几种类型。

1. 急性荨麻疹

常常是急性发作，有大小不等的风团发生。风团成回状、环状或地图样损害，有些风团则融合成大片。风团上可有水疱、大疱、皮疹，可骤起骤消，也可以此消彼发。全身有发热，有些伴有腹痛腹泻和喉头水肿的症状，严重者泛发全身，可有血压下降，头晕、胸闷等症状。病程可在1～2周内痊愈。

2. 慢性荨麻疹

持续1～3个月以上可称为慢性荨麻疹。皮疹反复发生、瘙痒时轻时重，有些劳累或失眠后加重，由于经常搔抓，皮肤可有抓痕或色素沉着。此类患者可并发人工荨麻疹即受到钝性物刺激时，如用指甲划过，在受刺激的部位出现线状风团样损害，或在接触部位出现风团。

3. 血管神经性水肿

此类损害常单发于口唇，侧面部出现正常颜色的肿胀，由于压迫皮肤浅表的毛细血管，肿胀常为白色，边界不清。又称巨大荨麻疹，瘙痒不明显，数天内可自然消失，可以反复发生，一般无全身症状。少数患者如发生在咽喉部而造成窒息，可发生危险。

4. 丘疹性荨麻疹

皮疹多为丘疹样红色风团样损害，丘疹顶端有小水疱，可散在发生，也可群集发生，数目不定，一般不融合，瘙痒较重，新旧皮疹可同时存在。儿童多发，成人也可发生。春秋季节为多发季节，许多患者与虫咬有关，皮疹 10d 左右可消退，退后可有短暂的色素沉着，以腰、四肢为多发部位。

二、鉴别诊断

根据本病出现的风团皮疹与迅速发生和消退的特点，不难确诊。

1.伴有腹痛的荨麻疹与阑尾炎、胆囊炎相鉴别

阑尾炎以转移性右下腹痛、反跳痛为特点，血象白细胞总数和中性粒细胞增加。胆囊炎则有发热、右上腹部压痛，体位改变或呼吸时疼痛加重，常向右肩及背部放射，白细胞总数增高。

2.血管神经性水肿与接触性皮炎相鉴别

后者虽有肿胀，但只局限于暴露或接触部位有皮炎的改变。

3.丘疹性荨麻疹与水痘相鉴别

后者病程短，有发热、水疱性皮疹，主要分布在头面躯干部、口腔及咽喉部黏膜有红斑水痘样损害。

三、治疗规范

1.治则

疏风固表、调和营卫、清营止痒。

2.配方

（1）刺络法：沿脊椎旁开左右各 2 寸刺络拔罐。

（2）经穴刺法：①风寒型：大椎、风池、肺俞、曲池、足三里。②风热型：大椎、风池、血海、神门。③气血两虚型：曲池、血海、郄门、三阴交、气海、关元。

3.操作

（1）刺络法：沿脊椎旁开左右 2 寸用三棱针点刺，出血为度，后闪火拔罐，每次左右各两罐。

（2）经穴刺法：大椎向上斜刺 0.5～1 寸，不施手法；风池针尖微下，向鼻尖斜刺 0.8～1.2 寸施平补平泻法 1min；肺俞斜刺 0.5～0.8 寸，施呼吸补法 1min；曲池直刺 0.5～1 寸，施提插泻法 1min；足三里直刺 0.5～1 寸，施捻转补法 1min；血海直刺 1～1.5 寸，施提插泻法 1min；神门直刺 0.3～0.5 寸，施捻转补法 0.5min；郄门直刺 0.8～1.2 寸，施提插补法 0.5min；三阴交直刺 1～1.5 寸，施提插补法 1min；气海直刺 1～2 寸，施呼吸补法 1min；关元直刺 1～2 寸，施呼吸补法 1min。

4.疗程

（1）刺络法：每日 1 次，10 次为 1 个疗程，间隔 1 周后可进行下 1 个疗程。

（2）经穴刺法：每日 2 次，10 次为 1 个疗程，1 个疗程后停 1 周可进行下 1 个疗程。

四、配方理论

荨麻疹是临床常见的皮肤病之一，是暂时性水肿的一种皮肤血管反应，临床呈风团样损害，急性者突然发作，时隐时现，瘙痒无度，可以迅速消退，慢性者反复发作，可达数日或

数月。中医学对此病论述较多，如《金匮要略》中讲述"风气相搏，风强则为瘾疹，身体发痒。"《儒门事亲·小儿疮疱丹·瘾疹旧蔽》云："凡胎生血气之属，皆有蕴蓄浊恶热毒之气。有一、二岁而发者，有三、五岁至七、八岁而作者，有老年而发丹，瘾疹者。"说明了本病禀赋不耐是根本的原因，加之腠理不密，卫外不固，风邪外袭，或寒，或热，或湿热相兼郁于肌肤而发，故采用刺络法，刺络以祛邪拔罐以温通经络，以达疏风固表之功，经穴刺法所取大椎有调阴阳、和气血、泻热以固表，风池为足少阳胆与阳维的交会穴，有疏风清热之功，风池、肺俞、血海三穴相配可健中养血、温中实脾，尤其对气血两虚能起益阴养血、补气强身之功，郄门为手厥阴的郄穴，可清营祛风以止痒，气海、关元同属任脉，通于三阴，有补气养血、调冲任的作用。经穴刺法诸穴相合共奏疏风固表、调和营卫之功，腠理密，营卫和则风消痒止。

五、转归及预后

本病临床证型较多，表现变化多端，其转归如下。

1.急性期

多由外邪及饮食所诱发，起病迅速，消退亦快，经过治疗，很快可愈，不留任何痕迹。

2.慢性期

原因复杂，常反复发作，可缠绵不愈，但预后较好。

若瘾疹突然出现面色紫暗，呼吸急促，喘息痰鸣，手足不温者，预示病情危急，必须积极抢救治疗。

六、预防与调护

瘾疹的发病原因与外邪，饮食有关，因此饮食要有规律，忌食辛辣，鱼腥之品，适寒温，调冷暖，避免冷热刺激，加强养生锻炼，抵抗外邪侵袭是本病调护要点。

第二节　湿疹

湿疹是一种具有多种损害的皮肤病。在急性期可出现红斑、丘疹、水疱、糜烂等炎症反应。在慢性或静止期患处皮肤干燥、鳞屑、粗植及苔藓样改变。以对称性、复发性，慢性病程及瘙痒为其特点。发病的原因很复杂，一般认为与遗传基因过敏体质有关。这类患者除患有湿疹，还易得哮喘，过敏性鼻炎或荨麻疹等疾病，有些患者由于精神紧张，过度疲劳而引发湿疹或使湿疹加重，尤其是慢性湿疹的患者，往往精神创伤或自主神经紊乱时而引起皮疹剧烈瘙痒。消化功能失调造成胃肠吸收功能紊乱也常常引发湿疹，另外病灶的感染，内分泌失调和血液循环障碍都是湿疹发病的原因。

中医学称此病为湿疹、浸淫疮，也因发病部位的不同而称之为四弯风、旋耳疮、苔病疮等。认为本病的发生主要责之于风、湿、热，而风、湿又分为内风、内湿和感受的外风和外湿。外因方面如气候的变化，风邪外袭，腠理不固，或坐卧湿地，感受雾露水浸。内因则以脾虚不运湿从内生，心主火，或由于精神紧张，情绪烦扰导致血热，湿热互结日久而发病或过食辛辣之品伤阴耗血，血虚生风，风盛则燥，燥则生风，复感风邪则皮疹瘙痒无度，用针灸治疗本病在于健脾利湿，养血润燥，祛风止痒。

一、临床表现

临床皮疹表现多种多样，可以有红斑、丘疹、水疱、糜烂、结痂、鳞屑、肥厚和皲裂等。按其病程和皮疹表现分为如下三种。

1. 急性

多为密集的丘疹或水疱、界限不清、面积大小不等，基底部潮红常因搔抓合并感染而出现渗出、糜烂、可以合并毛囊炎，疖肿及同侧的颈部、腋窝及腹股沟处的淋巴结肿大，皮疹可以发生在任何部位，亦可泛发全身，一般以四肢屈侧为多，自觉瘙痒。

2. 亚急性

湿疹多由急性湿疹迁延而来。皮损以丘疹、红斑、鳞屑和结痂为主，自觉剧烈瘙痒。

3. 慢性

多由急性、亚急性湿疹反复发作而成，也有少数患者开始发病即为慢性者。患处皮肤增厚，粗糙，纹理增厚，皮色呈暗红或紫褐色。常伴有抓痕、血痂，愈后常留有色素沉着。患者自觉瘙痒无度。病程很长，此慢性皮疹多见于小腿、手、足、腘窝、外阴、肛门处。

二、鉴别诊断

本病有典型的皮疹，同时有红斑、丘疹、水疱，也可以一种损害为主。皮疹可发生在任何部位，但常呈对称性发作，界限不清，可以局部发生，也可散在或泛发全身。瘙痒因人而异，甚者因痒而失眠，一般无全身症状，据此可作诊断，应与以下几种病作以鉴别。

1. 接触性皮炎

有比较明显的接触史，病变局限于接触的部位，皮疹比较单一，易起水疱，界限清楚，祛除病因，避免接触很快痊愈，且不易复发。

2. 神经性皮炎

有明显的神经衰弱表现，如失眠、多梦、烦躁，皮疹好发于颈背、肘、膝、尾骶部等摩擦部位，皮疹以皮肤肥厚、粗糙和苔藓样变为多见，而一般无水疱、湿润和糜烂。

3. 手足癣

常发生在一个部位，界限清楚，指（趾）间皮肤多有浸渍、糜烂，常伴有灰指（趾）甲，夏季多加重，实验室检查可有菌丝。

4. 多形性红斑

皮疹多发生在四肢末端的伸侧面，为水肿性的斑丘疹呈红色，或顶端为扁平的丘疹，或呈虹膜红斑，发病后可伴有发热，关节及肌肉酸痛，病程为二周至一个月，愈后不留痕迹，可以有复发。

5. 疥疮

多发于指缝，腕部的屈侧，阴部或腋窝等处，皮疹为红疱疹，晚间瘙痒加重，镜下可查到疥虫，常常全家或集体发病。

三、治疗规范

1. 治则
健脾利湿、养血祛风、安神止痒。

2. 配方

（1）刺络法：脊柱旁开左右 2 寸刺络拔罐。

（2）皮部刺法：梅花针叩打局部皮疹。

（3）经穴刺法

脾虚湿重：大椎、足三里、阴陵泉、合谷、曲池、丰隆、神门、四神聪。

血虚风燥：足三里、血海、三阴交、曲池、神门、四神聪。

3. 操作

（1）刺络法：脊柱两旁左右各 2 寸，用三棱针点刺以出血为度，后加闪火拔罐，每次左右各 5 罐，每罐出血 2～3mL 为宜。

（2）皮部刺法：用梅花针叩打慢性肥厚性皮疹，以轻度出血为度。

（3）经穴刺法：大椎直刺 0.5～1 寸，施捻转泻法 1min；足三里直刺 1.5 寸，施捻转补法 1min；阴陵泉、合谷、曲池、丰隆均直刺 1～1.5 寸，施捻转泻法各 1min；神门直刺 0.3～0.5 寸，施捻转补法 1min；四神聪沿皮向后平刺，进针 0.5～1 寸，施捻转平补平泻 1min；血海直刺 1 寸，施捻转泻法 1min。

4. 疗程

（1）刺络法：隔日 1 次，5 次为 1 疗程。

（2）皮部刺法：每日 1 次，10 次为 1 疗程。

（3）经穴刺法：每日 2 次，10 次为 1 疗程。

四、配穴理论

湿疹是临床常见的皮肤病之一，是一种具有多种损害性的皮肤病。临床急性期可出现红斑、丘疹、水疱、糜烂等炎症反应；慢性或静止期患侧皮肤干燥、鳞屑、粗糙及苔藓改变。该病以对称性、复发性、慢性病程及瘙痒为特点。发病原因很复杂，现代医学认为与遗传基因过敏体质有关，与精神紧张、过度疲劳也有关。中医学认为本病的发生主要责之于风、湿、热等。外因为外风内袭，腠理不固；内因为伤阴耗血，血虚生风，风盛则燥，复感风邪，则皮疹瘙痒无度。本病治疗当健脾利湿，养血润燥，祛风止痒。取胃经之下合穴足三里；配脾经合穴阴陵泉。脾胃相合，纳运枢转，水湿得利。配曲池、丰隆除湿泻热，配神门、四神聪清心宁志，配血海，养血以润燥，活血。诸穴配合使用，共奏祛风、安神、止痒之功。

五、病案精选

蒋某，女，37 岁。两下肢发疹，瘙痒 9d。2004 年 7 月 19 日初诊。

初诊：患者于 10d 前冒雨涉水，次日觉双下肢沉重，伴双下肢内侧皮肤瘙痒，经搔抓后局部皮肤出现粟状红色丘疹及水疱，瘙痒加剧，搔抓后破溃流水，逐渐蔓延至全身，因瘙痒而致寝食不安，口苦，心烦，小便短赤，大便不利。现体胖，痛苦面容，双下肢内侧可见最大 3～5cm 直径之红斑二处，表面渗液结痂。此外双下肢及头、面、躯干等处有散在粟状丘疹及水疱，渗出液为黄白色，舌质红，苔黄腻，脉滑数。体肥湿蕴热盛，又因冒雨涉水，风湿之邪外袭，内外合邪，湿热俱盛，泛溢于肌肤而发疹疱，痒而渗液；湿热内困脾阳，致口苦，心烦，小便短赤，大便不利；舌红，苔黄腻，脉滑数，均为风湿热盛之征。

治法：健脾利湿，养血祛风，安神止痒。

处方：大椎、足三里、阴陵泉、合谷、曲池、丰隆、神门、四神聪、血海、三阴交。

操作：大椎直刺 0.5～1 寸，施捻转泻法 1min；足三里直刺 1.5 寸，施捻转补法 1min；阴陵泉、合谷、曲池、丰隆均直刺 1～1.5 寸，施捻转泻法各 1min；神门直刺 0.3～0.5 寸，施捻转补法 1min；四神聪沿皮向后平刺，进针 0.5～1 寸，施捻转平补平泻 1min；血海直刺 1 寸，施捻转泻法 1min。

复诊：经本法治疗 2 次后瘙痒减轻，3 次后疹疱部分消退； 4 次后痂块脱落，9 次后痒止，疹疱消失，皮肤恢复正常。

第三节　缠腰火丹（带状疱疹）

缠腰火丹系指发生在腰胁部、大小不等的水疱，古医籍中名称不一，《外科大成》称"缠腰火丹"，《外科启玄》称"蜘蛛疮"，后世称为"串腰龙"。现代医学称之"带状疱疹"。是由水痘-带状疱疹病毒感染而引起的急性疱疹性皮肤病，其主要临床特点：在发疹部位往往先有神经痛或发痒或皮肤感觉过敏，而神经痛最为突出，疱疹是粟粒状，绿豆大小，疱液澄清，疱壁紧张发亮，周围有红晕，数片成群出现。古人对缠腰火丹从病名、症状到病机病位都有精湛的论述。《医宗金鉴·外科心法要诀》中曰："缠腰火丹蛇串名，干湿红黄似珠形，肝心脾肺风热湿，缠腰已遍不能坐。"针对带状疱疹分布特点，现代医学认为是沿一侧周围神经作带状分布，常伴有神经痛和局部淋巴结肿，愈后复发率极低。

一、临床表现

本病初起，局部皮肤有烧灼或刺痛感，皮肤感觉过敏，其中绝大多数于刺痛后出现皮疹，极少数患者无前驱症状即发疹。常有轻度全身症状，如低热、食欲不振、周身不舒等。疱疹呈粟粒状，绿豆大的水疱，累累如串珠，常呈条带状排列，疱液先为透明，后转混浊。各族水疱群之间隔皮肤正常。有时可相互融合成为弥漫的一大片损害，附近淋巴结常肿痛，数日后水疱可混浊化脓或部分破裂，露出糜烂面，最后干燥结痂，痂皮脱落后，遗留暂时性淡红色斑或色素沉着，若无继发感染，愈后不留瘢痕，病程约 2～4 周。

二、鉴别诊断

（1）单纯疱疹本病是因感染单纯疱疹病毒引起的，常围绕口、鼻腔及生殖器分布的群集性疱疹，故亦称面部疱疹、唇疱疹、生殖器疱疹、冷疮、水疱热。其临床表现根据疱疹发生部位不同症状各异，疱疹发生在口唇、颊黏膜、上腭等部位，多见于儿童，水疱较小，局部炎症显著，有流涎、呼吸时口臭，可伴发热、倦怠、食欲不振等全身症状。疱疹发生在生殖器部位较少见，多由性交感染引起。疱疹发生在角膜易引起角膜穿孔、前房积脓等症，可导致失明。总之单纯疱疹好发于皮肤与黏膜交界处，分布无一定规律，水疱较小易破，疼痛不显著，常易复发。

（2）接触性皮炎由于接触外界物质而发生的皮肤炎性反应，其临床特点在接触部位发生边缘鲜明皮肤损害，轻者为水肿性红斑，重者可见丘疹、水疱、大疱、表皮松解，甚至坏死，形态比较一致，瘙痒但痛不明显。

三、治疗规范

1. 治则

祛湿清热、消疹止痛。

2. 配方

（1）刺络法：在疱疹发生部位，分别于 2～3 处刺络拔罐。

（2）经穴刺法：选双侧丰隆、阴陵泉。

3. 操作

（1）刺络法：局部皮肤常规消毒，以三棱针点刺在疱疹间隙处（轻者皮内，重者皮下），刺 4～5 点，加以闪火罐放血 5～10mL，注意不要点在疱疹上，拔罐部位应交替进行，留罐时间不得超过 8min。

（2）经穴刺法：丰隆直刺进针 1～1.5 寸，施捻转提插泻法 1min；阴陵泉直刺 1～1.5寸，施捻转平补平泻法 1min，二穴施术后均留针 20min。

4. 疗程

（1）刺络法：每日或隔日 1 次，7 次为 1 疗程。

（2）经穴刺法：每日 2 次，10d 为 1 疗程，疗程中不得中断治疗。

四、配方理论

缠腰火丹现代医学称之为带状疱疹。多因脾胃运化失常，水湿停滞，久而化热；或肝胆湿热，郁而化火；或湿热毒邪侵及经脉；湿热内蕴，壅阻脉络，发于腠理，外达皮部，故见疱疼簇生瘙痒而痛甚。治疗上常以清热泻火，解毒利湿为法。刺络疗法配合针灸治疗本病，有卓著疗效，且取效快，不使用任何药物可痊愈。刺络拔罐具有促进血液循环，增强代谢，以改善局部免疫状态的功能。从而，起到杀灭病毒，抑制细菌的继发感染，加速带状疱疹痊愈的作用。临床积累了数百例病例，与普通针刺方法比较疗效显著，有立即止痛消疹之功。基于中医理论，究其病因病机，邪阻经脉，壅结于皮部，而皮部者以"经脉为纪"，循其皮部发病部位，刺之于血即可通过皮部以疏调本经气血，引邪外出。再配合针刺丰隆、阴陵泉祛湿清热、通调经脉瘀阻，正如"菀陈则除之，去血脉也。"

五、预后

带状疱疹属自限性疾病，其自然病程通常 2～4 周，而皮肤结痂、疼痛缓解越早，患者所受的痛苦就越少。针灸治疗带状疱疹镇痛效果明显，一般在 1～3 次针灸治疗后，即会有显著的改善。部分患者常在皮损消退后遗留有后遗神经痛。故针灸治疗带状疱疹疗程需长些，尤其是老年人，在疱疹结痂后要针灸 1～2 疗程，对于缩短病程、缓解疼痛、预防后遗神经痛的发生，提高生活质量尤为重要。采用针灸法治疗本病见效快、疗程短、止痛效果好，无感染，无后遗症。

六、病案精选

例 1：陈某，男，47 岁。2004 年 3 月 24 日初诊。

患者左侧胸胁部起斑疱疹伴局部刺痛 3d。

初诊：患者有心脏病史，素体虚弱，于 3d 前外出就诊返家后，突感左侧胸胁部轻度瘙痒，搔抓后发现局部有红色丘疹，疹上少许水疱，第二日皮肤刺痛而痒、丘疹簇生间隔分布如带状，刺痛阵发，服止痛药物无效，遂赴某医院诊治，予注射哌替啶 50mg，注射后疼痛仍不缓解，心烦不安，不能入睡。现慢性痛苦病容，面白无华，左侧胸胁部有三处簇生丘疹，上有水疱，疱内液呈白色，有搔抓破溃之结痂处，舌淡苔白，脉弦数。患者久病体虚，血虚气衰，卫外不固，外出感受时邪，郁结于胸胁，发为火丹，邪不得解，郁阻经脉，致气血不通，痒痛剧甚，舌脉均为正虚邪实之征。

治法：祛邪通络，活血止痛。

取穴：疱疹间隙刺络。

操作：局部皮肤消毒，以三棱针点刺疱疹间隙 3～4 点，加以火罐放血 4～5mL，注意不要点刺在水疱上，每日 1 次。

复诊：经 1 次治疗后，刺痛减轻，丘疹减少，复诊 1 次后痛止，疹消而愈。

例 2：康某，男 25 岁，干部，初诊日期，1986 年 4 月 6 日。

主诉：右上额及上眼睑，右面颊丘疹，刺痛 2d。

病史：患者 3d 前自觉右眼不适，以手揉摸后右眼白睛发红，次日晨起，右上额及上眼睑及右面颊部刺痒，搔后皮肤发红并起丘疹，午后丘疹上起水疱，搔破后有白色渗液，刺痛加剧，目不能睁，经口服吗啉胍，外用疱疹灵眼药水均不显效而来就诊。

查体：痛苦病容，右眼上睑内缘充血，球结膜充血，右上额密集簇生红色丘疹，右面颊亦有一处簇生丘疹上有小水疱，舌红，苔薄黄，脉浮数。

印象：

（1）中医：抱头火丹。

（2）西医：带状疱疹。

辩证：疱疹部位，系阳明经所过，故为阳明热盛，外感风邪，风热相搏，郁结皮部所致，舌脉为风热俱盛之征。

治则：清热解毒，疏风止痛。

选穴：阳白，太阳，四白。

操作：上穴为疱疹所发部位，三棱针点刺 2～3 点，加以火罐，放血 2～3mL，每日 1 次。

治疗经过：治疗 1 次后，痛减，2 次后疹稍退但未全消，痛已止，3 次后疹全消而愈。

七、临证提要

带状疱疹是皮肤科的常见病症，它是一种病毒性疾病，所以以抗病毒为主的治疗在临床上取得了良好的疗效，但带状疱疹相关疼痛的病理改变目前尚未完全明了，西医采用外用收敛药物擦敷，内服抗病毒类药、镇痛药及维生素类药物的现代医学治疗方案，但疗效不满意，尤其对于后遗神经痛无理想药物。针灸治疗这一有效、实用、简便的方法不仅可以缩短病程，而且对后遗神经痛的发生有明确的预防作用。研究证明针灸这一传统治疗方法对改善带状疱疹发作期疼痛及后遗神经痛的疗效明显优于中西药物对照组，据报道分析针灸治疗该病的有效率为 90.47%～96.7%，后遗神经痛有效率为 90.5%～100%。

第四节　痤疮

痤疮是由于毛囊和皮脂腺阻塞、发炎引起的一种慢性炎症性皮肤病，又称青春痘。其发病机制尚未完全清楚，初步认为与遗传因素密切相关，与内分泌因素、皮脂分泌过多、毛囊内微生物、精神因素和消化功能等也有一定的关系。本病多见于15～30岁的青年男女，青春期以后大多自然痊愈或减轻；好发于颜面、胸背等处，常对称分布，可少而稀疏或多而密集。中医学称之为"粉刺"。

本病由肺经血热郁于肌肤，熏蒸面部而发；或冲任不调，肌肤疏泄失畅而致；或恣食膏粱厚味、辛辣之品，使脾胃运化失常，湿热内生，蕴于肠胃，不能下达，上蒸头面、胸、背部而成。

一、临床表现

有皮脂过多现象，毛孔多较粗大。损害主要发生于面部，尤其是前额、双颊部、颈部，其次是胸部、背部及肩部。初起为粉刺，黑头为开放性粉刺，顶端为黑色，略高于皮面或与皮面平行，可挤出乳白色微弯的脂栓；白头为封闭性粉刺，约针尖大，无黑头，不易挤出脂栓。痤疮粉刺在发展过程中可演变为炎性丘疹、脓疱、结节、脓肿、囊肿、瘢痕等，往往数种皮损同时存在。炎性丘疹一般有粟粒至绿豆大小，呈淡红色至暗红色，顶略尖而微硬。脓疱多位于丘疹顶端，因炎症较重或化脓感染而形成。结节呈紫红色或暗红色，可高出皮面，亦可部位较深仅能扪及，以后逐渐吸收或化脓破溃，最后产生瘢痕。囊肿大小不等，色暗红或正常，较大者压之有波动感，并可排出胶冻状或血性分泌物，而表面炎症反应往往不重，或有1～2个扩大的毛孔或黑头；病程缓慢，时轻时重，常可持续到中年，病情才逐渐缓解而痊愈，留下或多或少的凹坑状萎缩性瘢痕或瘢痕疙瘩性损害。

二、诊断要点

（1）以毛囊溢脂、炎症为主要表现。

（2）多发于青春期男女之面部及胸背部，常对称分布。

（3）病程缓慢，时轻时重。

三、辨证施治

1. 辨证分型

（1）肺经风热：丘疹多发于颜面、胸背上部，色红，或有痒痛。舌质红、苔薄黄，脉浮数。

（2）湿热蕴结：丘疹红肿疼痛或有脓疱，伴口臭、便秘、尿黄。舌质红、苔黄腻，脉滑数。

（3）痰湿凝滞：丘疹以脓疱、结节、囊肿、瘢痕等多种损害为主，伴纳呆、便溏。舌质淡、苔腻，脉滑。

（4）冲任失调：女性患者经期皮疹增多或加重，经后减轻，伴月经不调。舌质红、苔腻，脉浮数。

2.针灸治疗

治法：肺经风热、湿热蕴结、痰湿凝滞者，治宜清热化湿、凉血解毒；冲任失调者，治宜行气活血、调理冲任。以上均只针不灸，用泻法。以病变局部和手阳明经穴为主。

主穴：阳白、颧髎、大椎、合谷、曲池、内庭。

方义：本病好发于颜面部，取阳白、颧髎，疏通局部经气，使肌肤疏泄功能得以调畅。大椎清热泻火、凉血解毒。阳明经多气多血，其经脉上走于面，取合谷、曲池、内庭，可清泻阳明邪热。

加减：肺经风热者，加少商、尺泽、风门，以清泄肺热；湿热蕴结者，加足三里、三阴交、阴陵泉，以清热化湿；痰湿凝滞者，加脾俞、丰隆、三阴交，以利湿化痰；冲任不调者，加血海、膈俞、三阴交，以调理冲任。

操作：诸穴均常规针刺，用泻法。大椎点刺出血。隔日1次。

四、其他疗法

1.挑治疗法

处方：背部第1～12胸椎旁开0.5～3寸范围内的丘疹样阳性反应点。

操作：用三棱针挑刺，挑断皮下部分纤维组织，使之出血少许。每周1～2次。

2.刺络拔罐疗法

处方：大椎、肺俞、膈俞、太阳、尺泽、委中。

操作：每次选2穴，用三棱针快速点刺腧穴处瘀血的络脉，使其自然出血，待血色转淡后，再以闪火法拔罐。2～3d一次。

3.耳针疗法

处方：肺、脾、大肠、内分泌、肾上腺、耳尖。

操作：毫针中度刺激，留针15～20min。也可用压丸法或腧穴激光照射疗法。

五、文献摘要

《针灸聚英》：合谷……兼治头上诸般病。

六、名家医案

顾某，女，1989年6月4日初诊。主诉：面部痤疮2个月。病史：2个月前，患者前额及口唇四周先后出现10多个散在的米粒大小的丘疹，呈深红色，自觉麻痒微痛，1周后有的成为脓疱，脓头破溃后干燥结痂，脱落后留有色素沉着，随即其他部位又出现新的丘疹。曾在多家医院就诊，均诊断为痤疮。曾口服头孢氨苄，内服中药及局部贴敷乳酸依沙吖啶纱条均未见效。伴有胃中嘈杂感、不欲饮食、大便秘结等症状，因用药物治疗无效而来我院求治于针灸科。检查：前额及口唇四周有散在的米粒大小的毛囊丘疹，初起如粟，色深红，有的已成为脓疱，破溃处有少许脓性分泌物，周围皮肤有暗紫色的色素沉着。舌质红、苔黄，脉弦数。诊断：痤疮，火毒炽盛型。治则：清泻阳明火热。取穴：大椎、委中、曲池、合谷、足三里。操作：大椎、委中，用三棱针点刺放血，每日1次；其他腧穴，用毫针针刺，施捻转补泻手法之泻法，留针30min，每日1次。针刺3次后胃中嘈杂感消失，食欲增加；1周后丘疹变小变平，表面干燥，色泽由红变紫，由紫变淡，脓疱破溃后结痂；2周后有少部分丘疹消失，结痂脱落；1个月后丘疹全部消失。（王雪苔，刘冠军.中国当代针灸名家医案[M].长春：吉林科学技术出版社，1991.）

七、小结

针灸对本病有一定的疗效，部分患者可达到治愈目的。轻症者注意保持面部清洁卫生即可。本病治疗期间禁用化妆品及外搽膏剂，应用硫黄肥皂温水洗面，以减少油脂附着面部堵塞毛孔。本病应注意与酒渣鼻和溴、碘引起的痤疮样药疹相鉴别。酒渣鼻的发病年龄比痤疮大，皮疹只发生于面部中央，常伴毛细血管扩张；溴、碘引起的痤疮样药疹有服药史，皮疹为全身性，无典型的黑头粉刺，好发于各种年龄。严禁用手挤压丘疹，以免引起继发感染，遗留瘢痕。忌食辛辣、油腻及糖类食品，多食新鲜蔬菜及水果，保持大便通畅。

第五节　斑秃

斑秃是指头皮部毛发突然发生斑状脱落的病症。本病的病因可能与高级神经活动障碍有关，可由中枢神经功能紊乱、内分泌失调、毛发乳头供血障碍、营养不良所致。本病相当于中医学中的"鬼舐头"或"油风"范畴。

本病主要由于房劳过度，肾精亏损，或思虑伤脾，气血生化无源而致毛发失养脱落；或肝肾阴虚，精血不足，血虚生风而致毛发失养脱落；或情志不畅，肝气郁结而致血瘀气滞，瘀血不去，新血不生，血不养发而脱落；或精神刺激、心火亢盛而致血热生风，风动发脱。

一、临床表现

患部头发突然间成片脱落，呈圆形、椭圆形或不规则形，边界清楚，小如指甲，大如钱币，一个至数个不等，皮肤光滑而有光泽。少数患者可出现头发全秃，甚至眉毛、胡须、腋毛、阴毛亦脱落。

二、诊断要点

（1）以头发突然间发生斑片状脱落为主要表现。

（2）脱发处头皮正常，无炎症及自觉症状。

（3）本病应与麻风脱发、脂溢性脱发、黄癣秃、假性秃等相鉴别。

三、辨证施治

1.辨证分型

（1）血热生风：头部突然脱发，进展迅速，头发常是大把脱落，甚至可发生在眉毛、胡须部位，偶有头皮瘙痒。可伴有头部烘热、心烦易怒、急躁不安。舌质微绛、苔薄黄，脉弦数。

（2）气滞血瘀：头发呈斑块状脱落，继而可出现头发全秃。头发脱落前，常可有头痛、偏头痛或头皮刺痛等自觉症状，面色晦暗。舌质暗或有瘀点、瘀斑，脉弦涩。

（3）肝肾不足：多见于40岁以上者，平素头发焦黄或花白，发病时头发常以均匀的方式大片脱落，病情严重时可出现阴毛、腋毛乃至毫毛的脱落。伴头晕目眩、耳鸣、失眠多梦、健忘。舌质红、少苔，脉沉细。

（4）血虚生风：脱发往往渐进加重，范围由小到大，在脱发区还能见到少数散在的参差不齐的残存头发，但轻触即脱落，头皮松软光亮。伴有唇白、心悸、气短语微、头晕、嗜睡、倦怠无力等全身症状。舌质淡白、苔薄白，脉细弱。

2.针灸治疗

治法：气血两虚、肝肾不足者，治宜补益肝肾、养血生发，针灸并用，用补法或平补平泻法。血热生风、瘀血阻络者，治宜行气活血、化瘀通窍，只针不灸，用泻法。以病变局部和肝经、肾经的背俞穴为主。

主穴：阿是穴、百会、通天、大椎、肝俞、肾俞。

方义：百会、通天、阿是穴，均为局部取穴，可疏通局部经络气血。大椎属督脉，为诸阳之会穴，可激发诸阳经之气，补气生血。肝俞、肾俞，滋补肝肾、养血生发。

加减：气血两虚者，加气海、血海、足三里，以补气养血；肝肾不足者，加命门、太溪，以补益肝肾；血热生风者，加风池、曲池，以祛风泻热；瘀血阻络者，加膈俞、太冲，以活血祛瘀。脱发病灶在前头者，加上星、合谷、内庭；病灶在侧头者，加率谷、外关、足临泣；病灶在头顶者，加四神聪、太冲、中封；病灶在后头者，加天柱、后溪、申脉。

操作：脱发区从病灶部位四周向中心沿皮刺。肝俞不可直刺、深刺。余穴常规刺法。

四、其他疗法

1.皮肤针疗法

处方：阿是穴、夹脊或相关背俞穴。

操作：先从脱发边缘呈螺旋状向中心区叩刺，再叩刺夹脊或背俞穴，范围在0.5~1mL，至局部皮肤微出血。隔日1次。脱发区在叩刺后用生姜片外擦或外搽斑蝥酊剂、墨旱莲酊剂、侧柏叶酊剂，能提高生发效果。

2.腧穴注射疗法

处方：阿是穴、头维、百会、风池。

药物：维生素B_{12}注射液或三磷酸腺苷二钠注射液。

操作：取上述任一种药液，每穴注射0.5mL。隔日1次。

五、文献摘要

《医宗金鉴》：此证毛发干焦，成片脱落，皮红光亮，痒如虫行，俗名鬼剃头。……若耽延年久，宜针砭其光亮之处，出紫血，毛发庶可复生。

六、名家医案

王某，女，36岁。患者头发成片脱落1年余。1981年4月，患者因事与邻居大吵生气后，出现头发成片脱落，伴有失眠头昏，睡则多梦，胸闷，腰腿酸软，食欲不振，口苦便干，于1982年7月5日来刺血科治疗。检查：精神抑郁，头发花斑秃，患处皮肤光滑无瘢痕，诊断：斑秃。治疗：点刺太阳、曲泽。效果：点刺出血后睡眠、食欲渐趋于正常，胸闷腰酸等症状亦相继消失，脱发处长出新发，5个月后头发全部长齐。追访：满头黑发，身体健康，精神愉快。（王秀珍，郑佩，孟雷.刺血疗法[M].合肥：安徽科学技术出版社，1986.）

乔某，女性，21岁，1992年初秋初诊。患者主因斑秃反复发作4年，加重1年，前来就诊。患者4年前中考时精神过度紧张，出现失眠，随后后枕及头顶出现两处片状脱发，经中西药治疗，数月后长出新发。1年前由于交男友之事与同事发生矛盾，心情郁闷，脱发复发，起初于顶枕部出现2～3片伍分硬币大圆形脱发，以后逐渐发展至全头。虽经各大医院诊治，均未取得满意疗效。就诊时所见：全头满布圆形或椭圆形片状脱发，全头20～30片，大小不等，有的皮肤光亮，有的可见细小绒毛，有的可见黑白相间的软发。因正常毛发所剩无几，患者不得已将头剃秃，佩戴假发。患者诉平素睡眠很差，经常失眠，夜间梦多，近1年来月经常错后，经量少。舌质淡红，舌体偏瘦，脉细数。因久病不愈，影响美观，精神非常焦虑。诊断：中医诊为斑秃，血虚风燥；西医诊为斑秃，圆形脱发。治则：养血熄风，养心安神。治法：①梅花针叩刺斑秃局部，并于局部涂擦姜汁。每周3次，10次为一疗程。②毫针刺神庭、内关、神门、血海、三阴交、膻中、太冲。每周3次，10次为一疗程。疗效：第1个疗程后，原来已萎缩的毛囊均已饱满，原来有绒毛的脱发区有白发生出。第2个疗程后，斑秃处相继生出黑发。3个疗程后所有斑秃处均已生出粗黑毛发。1年后随访，患者一头乌黑亮泽的齐肩短发。5年后医者在街上见到患者，得知病情未再复发。（田从豁.田从豁临床经验[M].北京：华文出版社，2000.）

七、小结

针灸治疗本病有较好效果，但对毛发全脱者则疗效欠佳。注意将本病与脂溢性脱发相鉴别，脂溢性脱发多从额部开始，延及前头和颅顶部，伴有脂溢，患部毛发稀疏，均匀不一，常有瘙痒及脱屑。治疗期间及平时宜保持心情舒畅，忌烦恼、悲观、忧愁。

第六节 扁平疣

扁平疣是发生于皮肤浅表的硬性扁平赘疣，是一种常见的病毒感染性皮肤病，由HPV（人乳头瘤病毒）感染引起，病毒类型主要为HPV-3，HPV-5，HPV-8，HPV-11型，主要的传染途径是直接接触，外伤亦是感染本病的一个原因，病程与机体免疫有重要关系。本病好发于青少年的面部、前臂和手背。中医学称本病为"扁瘊""疣疮""疣目"。

本病多因风热毒邪蕴结于肺、胃，脾湿痰瘀阻于经络、郁于肌肤所致。

一、临床表现

粟粒到黄豆大扁平隆起的丘疹，表面光滑，质硬，正常肤色或淡褐色，圆形或椭圆形，数目少则十数个，多则上百个，散在分布或簇集成群，或相互融合，有的因搔抓面在抓痕处发生新的损害，形成一串同样的皮疹。一般无自觉症状，偶有微痒。本病常对称发生于颜面和手背，有时亦见于前臂、肩胛、膝部等处。病程呈慢性，可在数周或数月后突然消失，但也有的长年不愈。若突然瘙痒加重，疣体增多、增大、颜色变红，不久即可自然消失，愈后不留痕迹。

二、诊断要点

（1）常对称发生于颜面和手背，为粟粒到黄豆大的扁平隆起的丘疹，表面光滑、质硬，微痒。

（2）组织病理检查：表皮棘层肥厚，乳头瘤样增生和角化过度，伴角化不全。棘层上部和颗粒层有空泡化细胞，核深染，嗜碱性。

（3）排除瘊子、汗管瘤。

三、辨证施治

1. 辨证分型

（1）肺胃蕴热：扁平疣色褐，散在分布，搔抓后呈条状结节，似串珠状。伴发脂溢及粉刺、唇干口渴。舌质红、苔黄，脉浮数。

（2）脾湿痰瘀：扁平疣多发于面部，数量少，高出皮肤，多呈皮色，时有痒感。伴纳呆脘胀。舌质淡、苔腻，脉沉数。

2. 针灸治疗

治法：肺胃蕴热者，治宜疏风清热、泻肺胃之火，只针不灸，用泻法；脾湿痰瘀者，治宜祛湿化痰、疏通经络气血，针灸并用，用泻法。以病变局部和手阳明经穴为主。

主穴：合谷、曲池、太冲、三阴交、疣体局部。

方义：取合谷、曲池，以泻阳明、太阴之风热。合谷配太冲称为"四关"，调和气血、疏肝理气。三阴交，滋养脾肝肾、调肌肤气血。取疣体局部，以通行气血、祛瘀除疣。

加减：肺胃蕴热者，加尺泽、内庭，以清热凉血、和营祛疣；脾湿痰瘀者，加商丘、阴陵泉，以健脾祛湿、化痰通络。

操作：诸穴均常规针刺。疣体局部严格消毒后用短粗毫针平刺其基底部，并从中央直刺一针，留针 20min，出针时挤出少量血液。每日 1 次。

四、其他疗法

1. 皮肤针疗法

处方：背腰部、足太阳经第一侧线。

操作：从上而下用中度叩刺，以皮肤潮红为度。每日 1 次。

2. 火针疗法

处方：疣体局部。

操作：用烧红的火针迅速刺入疣体 2～3mm，几秒后退出，再烧红针头复刺，反复进行 2～3 次。每日 1 次。术后 1d 内局部勿沾水，防止感染。

3. 耳针疗法

处方：肺、神门、肝、肾上腺、皮质下、内分泌、生疣部位相应耳穴。

操作：每次选 3～4 穴，毫针中度刺激，留针 15min。每日 1 次。

4. 腧穴注射疗法

处方：按生疣部位，取患侧曲池、足三里。

药物：板蓝根注射液。

操作：每穴注入药液 1mL。隔日 1 次。

五、文献摘要

《医宗金鉴》：赘疣诸痣灸奇穴，更受紫白二癜风，手之左右中指节，屈节尖上宛宛中。

《针灸资生经》：着艾炷疣上灸之，三壮即除。支正治生疣目。

六、名家医案

赵某，女，31岁。面部、手背簇生扁平丘疹3年余。曾用中西药治疗无效。近1周来面部作痒，扁平丘疹有增多趋势。伴口干、大便结。检查：额部、两侧面颊、手背密集簇生扁平丘疹，表面光滑，色淡红稍光亮，丘疹大者如粟粒，小者如针头，舌质红、苔薄黄，脉稍数。诊为扁平疣（风热型）。取面部生疣区、印堂、颧髎、风池、曲池、合谷、足三里、三阴交。局部围刺，余穴常规针刺，留针30min。每日1次。经10次治疗，疣赘全部消失。4个月后随访，未见复发和新生。（徐之珍.围针结合体针治疗扁平疣38例[J].针灸临床杂志，1999，15（4）：37.）

七、小结

针灸是一种简便有效的治疗扁平疣的方法。针灸治疗后，有的患者可能会出现疣疹加重现象，色泽转红，瘙痒加剧，呈急性发作状态，这是一种正常现象，为气血旺盛流畅的表现，无须改变治法，应坚持继续治疗。治疗期间，忌食辛辣、海腥之品，禁止抓破皮肤。

第七节　皮肤瘙痒症

皮肤瘙痒症是指皮肤无原发性损害，仅以皮肤瘙痒为主的神经功能障碍性皮肤病。临床上分全身性瘙痒症和局限性瘙痒症两大类。其发病原因十分复杂，局限性瘙痒多与局部摩擦刺激、细菌、寄生虫或神经症有关；全身性瘙痒多与慢性疾病如糖尿病、肝胆病、尿毒症、恶性肿瘤等有关。部分病例与工作环境、气候变化、饮食、药物过敏有关。瘙痒的程度与下述因素有关：①个体差异：大部分患者感觉极为剧烈，持续时间长，部分患者感觉轻微，持续时间短暂。②身体各部位的痒阈不同：耳道、眼睑、鼻孔、肛周、生殖器区域和腋窝对瘙痒特别敏感。③精神因素的影响：精神创伤和紧张降低痒阈，与注意力分散程度有关。④环境因素的影响：如温度、湿度、工作或居住环境中的生物或化学物质刺激等，一般在就寝脱衣时最为严重。本病好发于下肢，病程较长，冬季发病，春天好转。本病属于中医学"风痒""痒风""风瘙痒""血风疮"等范畴。

本病多因肝肾阴虚、血虚化风生燥、肌肤失养而成，或因风湿、风热蕴肌肌肤不得疏泄而致。

一、临床表现

1.全身性瘙痒症

多见于成人，最初瘙痒仅局限于一处，进而逐渐扩展至身体的大部分或全身。瘙痒常为阵发性，尤以夜间为重，严重者呈持续性瘙痒伴阵发性加剧；有时瘙痒呈游走性，部位不定。饮酒和浓茶、吃海鲜食物、情绪变化、被褥温暖及搔抓摩擦，甚至某些暗示，都可促使瘙痒发作或加重。瘙痒的程度因人而异，有的轻微，时间也较短暂，有的剧烈，难以忍受，常不断搔抓，直至皮破血流有疼痛感觉为止。由于反复搔抓，导致皮肤出现抓痕、表皮剥脱、血痂、色素沉着、湿疹或苔藓样变等继发性损害，有时可引起继发性感染。有继发感染时，可发生脓疱疮、毛囊炎、疖病、淋巴管炎及淋巴结炎等。由于瘙痒剧烈，长期不得安眠，可有头晕、精神忧郁及食欲不振等神经衰弱的症状。

2. 局限性瘙痒症

瘙痒局限于某一部位，亦可同时数处发病。以肛门、阴囊及女阴等部位最为多见。

3. 精神性瘙痒症

在有瘙痒症状的患者中，20%～40%可能为精神性瘙痒症。可为全身性或局限性，局限性中以肛门、生殖器和头皮瘙痒最常见；全身性精神性瘙痒症的瘙痒呈阵发性，常与情绪状态一致，入睡时加重，但极少使患者从睡眠中惊醒，如果转移患者注意力，可使瘙痒减轻。临床体征常较轻。

二、诊断要点

（1）先有皮肤瘙痒而无原发皮疹。

（2）经常搔抓后常出现表皮剥蚀、血痂、抓痕等继发性损害。

（3）应与湿疹、皮炎、荨麻疹、疥疮、脂溢性皮炎等相鉴别。

三、辨证施治

1. 辨证分型

（1）脾虚卫弱：阵发性瘙痒，遇风触冷瘙痒加剧，食欲不振，气短无力。舌质淡、苔白，脉细弱。

（2）肝肾亏损：以夜间瘙痒为主，皮肤干燥多屑、肥厚呈草席状，腰酸膝软，夜寐不安。舌质淡、苔黄，脉沉细。

（3）气血两燔：皮肤弥漫性潮红，瘙痒剧烈，抓痕血迹斑斑，烦热口渴，小便短赤。舌质红、苔黄，脉数。

2. 针灸治疗

治法：脾虚卫弱、肝肾亏损者，治宜健脾化湿、滋养肝肾、养血润肤，针灸并用，用补法；气血两燔者，治宜清热凉血、疏风止痒，以针刺为主，用泻法。以手阳明、足太阴经穴为主。

主穴：曲池、血海、风市、膈俞。

方义：曲池为手阳明大肠经的合穴，既清肌肤之热，又清胃肠湿热，起到搜风止痒的作用。血海可养血润燥、祛风止痒。风市乃祛风之要穴。膈俞属血会，能活血止痒，配血海，寓"治风先治血，血行风自灭"之意。

加减：脾虚卫弱者，加脾俞、肺俞，以健脾固卫；肝肾亏损者，加肝俞、肾俞、太溪，以补益肝肾；气血两燔者，加大椎、外关、合谷，以清营凉血。

操作：膈俞向下或朝脊柱方向斜刺1寸左右。余穴常规刺法。

四、其他疗法

1. 耳针疗法

处方：神门、交感、肾上腺、内分泌、肺、痒点。

操作：常规针刺，留针30min。

2.腧穴注射疗法

处方：肩髃、血海、风门、曲池、足三里。

药物：0.1%～0.25%盐酸普鲁卡因注射液。

操作：每次选2～3穴，每穴缓慢注射药液2mL。隔日1次。

五、名家医案

宁某，女，54岁。1953年8月1日初诊。主诉全身瘙痒3年，经多方调治未效，日渐加重，奇痒难忍，尤以清晨5时左右为重。检查：神清语明，皮肤干涩，其色苍淡，无丘疹，全身可见指甲搔痕。脉浮无力，舌质淡红、苔薄白。诊断为皮肤瘙痒症，属风热型。治则：补肺固表，疏风止痒。取穴：太渊、曲池、外关。操作：毫针刺法。太渊、曲池，均以呼吸法补之；外关，先补后泻。（王雪苔，刘冠军.中国当代针灸名家医案[M].长春：吉林科学技术出版社，1991.）

六、小结

避免过度搔抓，以防抓破皮肤，继发感染。避免用碱性强的肥皂洗浴，且忌热水烫洗。内衣要穿柔软宽松的棉织品或丝织品，不宜穿毛织品。忌食辛辣刺激性食物及浓茶，少食鱼、虾等海味发物，多吃蔬菜、水果。力戒烟酒。

第八节　神经性皮炎

神经性皮炎是一种皮肤神经功能障碍性疾病。根据皮损范围大小，临床分为局限性神经性皮炎和播散性神经性皮炎两种。本病和大脑皮质兴奋与抑制过程平衡失调有关。精神因素被认为是本病的主要诱因，情绪紧张、神经衰弱、焦虑都可促使皮损发生或复发。本病属于中医学"银屑病""顽癣"等范畴。

本病多因情志不遂，肝郁不舒，以致气血运行失调，瘀血凝滞于皮肤，郁久化热，耗血伤阴，化燥生风，肌肤失养而发；或因风热之邪外袭肌肤、凝聚不散所致；或因硬衣领等外来刺激所引起；或因久病耗伤阴液，营血不足，血虚生风，皮肤失去濡养而成。

一、临床表现

1.局限性神经性皮炎

皮损多发于颈侧、项部、额部，其次为骶尾、肘窝、腘窝，也可见于腰背、两髋、会阴部、腹股沟、上眼睑及四肢伸侧等处。常呈对称分布，亦可沿皮肤皱褶或皮神经分布，呈线状排列。初起时，局部皮肤之间歇发痒，由于搔抓，皮肤迅速呈苔藓化，患部皮肤肥厚，皮纹加深，皮肤表面被互相交叉的皮纹划成很多的斜方形、多角形或菱形小面，上被少许鳞屑。损害范围不定，呈圆形、卵圆形、不规则形或线形。有时患部有密集或散列的扁平丘疹样损害，表面坚硬光泽或附有少量鳞屑。皮损以中央最著，愈近边缘愈轻微，境界不清。搔抓和摩擦可引起皮肤抓破、血痂及脓疱等继发性损害，有时因为强烈外用药的刺激而发生皮炎。本病呈慢性，时轻时重，一般夏季加重，冬季缓解，有阵发性剧痒。皮损发展扩大至一定程度后就长期不变，也有的在数周内痊愈，不留痕迹，但容易复发。

2.播散性神经性皮炎

又称泛发性神经性皮炎，好发于头面部、颈项、四肢、肩背及腰部等处。初起时，皮肤多处瘙痒，搔抓后逐渐发生圆形或多角形扁平丘疹，融合成片，反复搔抓刺激后，形成苔藓样改变。自觉奇痒无比，夜间尤甚，精神紧张或情绪波动时病情加重。病程缓慢，反复发作，常迁延数年之久，虽经治愈，但易于复发。

二、诊断要点

（1）以皮肤肥厚、皮沟加深、苔藓样改变和阵发性剧烈瘙痒为特征。

（2）皮损如牛项之皮，顽硬且坚，抓之如枯木。

（3）好发于颈项部，其次发于眼睑、四肢伸侧及腰背、骶、髋等部位，呈对称分布，或呈线状排列。亦可泛发于全身。

（4）多见于情志不遂、夜寐欠安之成年人。病程较长。

（5）组织病理检查示表皮角化过度，棘层肥厚，表皮突延长，可伴有轻度海绵形成。真皮部毛细血管增生，血管周围有淋巴细胞浸润。或可见真皮成纤维细胞增生，呈纤维化。

三、辨证施治

1.辨证分型

（1）血虚风燥：丘疹融合，成片成块，表面干燥，色淡或灰白，皮纹加深，上覆鳞屑，剧烈瘙痒，夜间尤甚，女性或兼有月经不调。舌质淡、苔薄，脉濡细。

（2）阴虚血燥：皮损日久不退，呈淡红或灰白色，局部干燥肥厚，甚则泛发全身，剧烈瘙痒，夜间尤甚。舌质红、少苔，脉弦数。

（3）肝郁化火：皮损色红，心烦易怒或精神抑郁，失眠多梦，眩晕，口苦咽干。舌质红，脉弦数。

（4）风热蕴阻：皮疹呈淡褐色，皮损成片，粗糙肥厚，阵发性剧痒，夜间尤甚。舌苔薄黄，脉浮数。

2.针灸治疗

治法：血虚风燥、阴虚血燥者，治宜养血祛风、滋阴润燥，以针刺为主，用平补平泻法；肝郁化火、风热蕴阻者，治宜祛风清热、凉血化瘀，只针不灸，用泻法，可点刺出血。以足少阳、手阳明经穴及病变局部阿是穴为主。

主穴：风池、大椎、曲池、委中、膈俞、阿是穴。

方义：风池位于项后，是神经性皮炎的好发部位，可祛风解表，宣通局部气血。大椎为督脉与诸阳经之会，能清泻热毒。曲池既可疏风清热，又能清血分之郁热。委中点刺出血，可祛风清热、凉血解毒。膈俞为血会，可祛风清热、活血止痒。皮损局部围刺可疏通局部经气，祛风解毒化瘀。

加减：血虚风燥者，加脾俞、血海，以养血疏风；阴虚血燥者，加太溪、血海，以滋阴润燥；肝郁化火者，加行间、侠溪，以疏肝泄热；风热蕴阻者，加合谷、外关，以祛风清热。

操作：皮损局部，取4～6个点用毫针围刺，针尖沿病灶基底部皮下向中心平刺，留针30min。还可用多个艾炷直接灸，将艾绒捏成火柴头大小若干粒，先在皮损局部涂以大蒜汁，置艾炷于其上，每炷间距1.5cm，点燃烧净后，除去艾灰，覆盖无菌敷料即可。

四、其他疗法

1. 皮肤针疗法

处方：皮损局部，配背俞穴、次髎、夹脊。

操作：在皮损局部，皮肤针由外向内螺旋式叩刺。轻者，中度叩刺，以微有血点渗出为度；角化程度严重者，重度叩刺，以渗血较多为宜。配穴轻度叩刺，以局部出现红晕为度。每 3d 治疗一次。

2. 耳针疗法

处方：肺、神门、肾上腺、皮质下、内分泌、肝。

操作：毫针浅刺，留针 30min。也可用埋针法或压丸法。

3. 腧穴注射疗法

处方：曲池、足三里、大椎、肺俞、百会。

药物：维生素 B_{12} 注射液或盐酸异丙嗪注射液。

操作：每次选 2～3 穴，每穴注 0.5mL，两种药液交替使用。隔日 1 次，10 次为一疗程。

五、文献摘要

《针灸甲乙经》：痂疥，阳溪主之。

《针灸资生经》：举体痛痒如虫啮，痒而搔之，皮便脱落作疮，灸曲池二穴，随年壮。发即灸之，神良。

《针灸大成》：疥癣疮，曲池、支沟、阳溪、阳谷、大陵、合谷、后溪、委中、三里、阳辅、昆仑、行间、三阴交、百虫窠。

六、名家医案

张某，男，25 岁。患者双下肢小腿膝关节稍下对称出现约 3.5cm×4.5cm 的神经性皮炎的皮损 2 年，瘙痒，经多种治疗未愈。针灸取神门、血海、风市、心俞、阳陵泉、足三里、皮损局部，常规针刺，平补平泻。皮损局部用 4～5 根毫针由边缘向中心进行围刺，留针 30min，每 5min 行针一次。起针后加拔火罐至局部发红发紫流血水为佳。每日 1 次，15 次为一疗程。经治 1 个疗程后瘙痒消失，2 个疗程后皮肤恢复正常。（吴绪平.100 种病证针灸治疗验方精粹[M].北京：中国医药科技出版社，1997.)

七、小结

针灸对本病有较好的近期疗效，能通过调整神经系统的兴奋、抑制功能，起到明显的镇静、止痒的作用。患者应保持精神平和，皮损处避免搔抓，忌用热水烫洗和用刺激性药物外搽。多食新鲜蔬菜、水果，忌食辛辣、海腥刺激之品，力戒烟酒。

第九节　银屑病

一、概述

银屑病又叫牛皮癣，为一种无传染性的红斑鳞屑性皮肤病。根据皮损和全身症状，可分为寻常型、关节病型、红皮型及脓疱型。以寻常型多见，针灸生要用于本型。其临床表现为：皮损系钱币大或更大的覆有银白色鳞屑之淡红色浸润斑，境界清楚，鳞屑剥除后呈硬脂样光泽，继续剥刮则见筛状出血。发于全身，四肢伸侧多见，反复发作，与季节有关。本病病因尚未完全弄清，可能与感染、遗传或变态反应有关，现代西医学尚乏特效疗法。

中医学称本病为"白疕"，因脱屑如松皮，又名松皮癣。在《诸病源候论》中叫"干癣"。

现代应用针灸治疗银屑病，在20世纪50年代国内就有多病例报道。与此同时，国外（如奥地利）也开展了此项工作。早期在治疗方法上多以单纯针灸为主。从70年代后期起，临床文献逐渐增多，特别是1993年之后，出现了较为集中的报道，但从2003年以来，似有文献量下降之势，值得关注。取穴上，以大椎、肺俞、膈俞、曲池、血海及阿是穴等，使用频率较高；穴位刺激方法上渐趋向多样，包括埋线、割治、穴位注射、点刺拔罐、皮肤针叩刺、隔蒜灸等。且强调多种刺激法综合运用，如穴位割治加敷药、艾灸及配合中药内服外敷等。这样在一定程度上提高了治疗效果。关于针灸治疗银屑病的疗效，各地报道颇不一致，最低的为有效率60%，最高的达100%，多为80%～90%，这可能和所用的方法及所订的疗效标准不同有关。但从已有的经验看，针灸对寻常型的疗效优于其他类型，而在寻常型的三期中，则消退期＞进行期＞静止期，局限性发病优于泛发性患者。总的说，针灸对本病的远期疗效较差。

二、刺络拔罐

（一）取穴

主穴：①大椎、陶道、阿是穴。②肺俞、心俞、肝俞、脾俞、肾俞。

配穴：头部皮损加四神聪、上星、头维，颈项加翳明，背部加天宗，上肢加肩髎、曲池，腰部加肾俞，下肢加新环跳、血海、梁丘、阳陵泉、胸5～6夹脊穴、腰1～3夹脊穴。

阿是穴位置：皮损区。

新环跳位置：尾骨尖旁开3寸。

（二）治法

一般仅用主穴，如效不佳可加配穴。在选配穴时应视皮损分布及消退情况按顺序自上而下选择，如背部皮损未退或未退净，不宜取腰以下穴位。选穴宜少而精，主穴任选一组，第一组大椎、陶道，每次选1个，交替轮用，阿是穴仅在残留皮损时用，配穴取1个。第二组主穴，每次可均取。刺络拔罐操作如下：选定穴位常规消毒后，先以三棱针点刺，要求轻浅快，以拔出0.3～0.4mL血液为宜，留罐约10～15min，头顶部穴位可点刺不拔罐。残留少数皮损，可沿皮损四周和中间点刺数下，然后拔罐。配穴用针刺法，得气后，用平补平泻法。如上法疗效不显，则可在夹脊胸5～6和腰1～3，以0.30mm×50mm之毫针呈45°角斜向脊柱刺入或以针尖向臀部方向60°角刺入，务求针感，得气后留针20min或接通电疗仪，通电20～30min，连续波，强度以病人能耐受为宜。刺络拔罐每日或隔日一次，15次为一疗程，间隔3～5d，再行下一疗程。

（三）疗效评价

基本痊愈：皮损全部消退，症状消失，化验指标正常，积分值减少≥95%；显效：皮损大部分消退，症状明显减轻，或化验指标接近正常，95%＞减少的积分值≥70%；有效：皮损部分消退，症状有所改善，70%＞减少的积分值多 50%；无效：皮损消退不明显，症状未见减轻或反见恶化，积分值减少不足 50%。

共治 905 例，基本痊愈 469 例，显效 195 例，有效 157 例，无效 84 例，总有效率为 89.7%。

三、穴位埋植

（一）取穴

主穴：①阿是穴。②肺俞、灵台。③心俞、肝俞、肾俞、风门、膈俞。

配穴：曲池、足三里。

阿是穴位置：脊中线旁开 2 寸，自第 7 颈椎至第 2 骶椎分为 5 个等份，即 5 个埋线点，两侧共 10 点。

（二）治法

第 1、2 组穴属首选，如效不佳改用第 3 组穴，每次选 1 组。配穴据病灶位置酌情加，上肢皮损明显加曲池，下肢皮损明显加足三里。采用注线法埋植。用带芯腰穿针 1 支，将 0～2 号肠线剪成 1.5～2cm 长，装入针孔内，穴位消毒局麻后，针尖顺脊柱方向斜刺入肌层约 2.5cm 左右，当患者出现酸、胀、重时，然后将肠线注入，针眼盖以无菌纱布，用创可贴固定。每 2 周埋线一次，第 1 次埋线时可不加配穴。夏天慎用此法，以免引起感染。配穴尚可用自血疗法，即从耳背静脉，用装有 1mL 枸橼酸钠抗凝剂的注射器取 3～5mL 血注入。另亦可用 5 号注射针头，选择耳背后较显露的静脉，点刺出血，出血量 1～2mL 左右。术毕以棉球按压。上法 10～14d 1 次，3 次为一疗程。

（三）疗效评价

以上法治疗 1581 例。基本痊愈 781 例，显效 217 例，有效为 493 例，无效 90 例，总有效率 94.3%。对基本痊愈的患者中的 256 例进行为期 10 年随访，结果共 174 例复发（68.0%）。表明远期复发率较高。

四、割治

（一）取穴

主穴：①屏尖、对耳轮下脚、上耳背、中耳背。②神门、肺、内分泌、心、阿是穴（均为耳穴）。

配穴：大椎、跟平、阳溪、长强穴上 1 寸半。（均为体穴）

阿是穴位置：病损对应耳穴。

跟平穴位置：内、外踝连线与跟腱相交处。

（二）治法

敷药制备：Ⅰ号粉：滕香 1.5g、宫粉 15g、冰片 3g、白胡椒 3g、红矾 3g、苍耳子（炒）6g，共为细末，装瓶，高压消毒备用。Ⅱ号粉：皂角、白胡椒各 9g，共为细末，装瓶，高压消毒备用。Ⅲ号粉：海珍珠粉、白芥子各 100g，研末过 80 目筛后，高压消毒装瓶备用。Ⅳ号粉：艾炭、血余炭、野菊花、马齿苋、地榆、苦参、蛇蜕、大枫子、乳香、没药，煅后研细末，高压消毒装瓶备用。

以主穴为主，酌加配穴。每次任选或仅用一组主穴。第一组主穴，每次选 2～3 处，穴位可轮流取用。用眼科手术刀，屏尖穴，自上至下轻划 1～2 刀，见血为度；对耳轮下脚，刀尖垂直轻划 1~2 刀，深约 0.1cm；上、中耳背各做一条任一方向之切口，长约 3~4mm，见血为度，不可伤及软骨。屏尖及耳轮下脚切口后撒 Ⅱ 号粉，耳背不撒药，仅出血 4 滴。第二组穴均取，常规消毒后，左手将耳固定，右手持 11 号手术刀片，快而稳准地在穴位皮肤上划割约 5mm 长的切口，穴点在切口中央，深浅以出血为度，勿伤及软骨。然后把 Ⅲ 或 Ⅳ 号外敷药粉撒在切口上，观察片刻，无过多出血即可。上述穴位，亦可仅用磁疗片进行划痕，深度以不出血为宜。屏尖穴为小弧形划痕，其余穴位为直线划痕，划痕长度不宜超过 3mm。如划痕出血立即用于棉球擦净血迹，常规消毒伤口，不做撒药。体穴割治法：大椎及长强上 1 寸均做"十"字刀口，余穴做"一"字刀口，均撒 Ⅰ 号粉，撒药后用艾条熏灸，待局部有烧灼感时移去艾条。每日或隔日割治一次，10 次为一疗程。停治 5~7d 后再进行下一疗程。

严重患者，可在病损区配合涂轻红膏（轻粉 15g、红粉 15g、冰片 15g、血竭 15g、水杨酸 15g，共研细末，加凡士林调成糊）。

（三）疗效评价

以上法共治 1018 例，基本痊愈 528 例，显效 243 例，有效 198 例，无效 49 例，总有效率为 95.2%。本法尚适用于神经性皮炎、白癜风等。在治疗时一定要注意严密消毒，以免引起感染。

五、穴位注射

（一）取穴

主穴：肺俞、曲池、大椎、血海、神阙。

配穴：头项皮损加百会、风池，背部加心俞、膈俞，上肢加外关、合谷、后溪，腰部加肾俞，下肢加风市、绝骨。

（二）治法

药液：当归注射液、混合注射液［共三种：①维生素 B_{12} 0.5mg（0.5mg/1mL）加盐酸异丙嗪 25mg（25mg/1mL）。②山莨菪碱 10mg（10mg/2mL）加维生素 B_1 100mg（100mg/2mL）。③醋酸曲安奈德注射液 mg（10mg/1mL）加维生素 B_{12} 0.5mg（0.5mg/1mL）加利多卡因 2mL］。

上述药物每次任选一种，取主穴 1~2 个，配穴 1~2 个，轮流选用。常规消毒后，用 5 号齿科针头垂直或斜入穴位，得气后，略做提插使针感明显时猛推药液，使针感更为显著。注射神阙穴时，让患者仰卧位，双下肢呈屈曲式，在脐旁开约半寸处常规消毒，进针时倾斜 30° 左右角（具体据病人肥瘦程度而定），徐徐刺进脐中，待有酸、麻、胀感后缓慢注入药物。每穴注入量：当归注射液为 0.5mL，混合注射液：①为 0.1~0.2mL，混合注射液。②用于神阙穴，每次 1mL，混合注射液。③每穴 1mL。然后迅速出针。隔日或隔二日注射一次，10 次为一疗程。疗程间隔为 7d。

尚可采用自血疗法，方法：肺俞穴为主，加配穴 1~2 穴。在耳郭做常规消毒，用 1% 普鲁卡因局麻，手术刀切开耳背 1/3 处的小血管 1~2mL。用内装有 2.5% 枸橼酸钠 0.5~1mL 的注射器于切口处抽取血液 2~5mL，并迅速注于所选的穴位内。亦可在严格无菌条件下，10mL 注射器抽取病人自身静脉血 4mL，轻轻摇匀，经 2~3min 后，迅速分别于所选穴位进行注射，进针深度以局部感到有酸、胀、麻等感觉为宜。每个穴位注射 1mL，注射完毕后，应令病人休息 5~10min。15~20d 一次，3 次为一疗程。病情顽固者隔 2 个月再进行一疗程。

可在易发季节前做预防性治疗 1～2 次，以避免复发。

（三）疗效评价

共治 782 例，按上述标准，基本痊愈 333 例，显效 183 例，有效 180 例，无效 86 例，总有效率为 89.0%。

六、体针

（一）取穴

主穴：分 2 组：①阿是穴、大椎、肺俞、膈俞、合谷。②阿是穴、曲池、足三里、血海、三阴交。

配穴：头部皮损加风池，面部加迎香、素髎，上肢加支沟，下肢加阳陵泉。

（二）治法

主穴每次取 1 组，两组交替轮用；按皮损严重部位，酌加配穴。阿是穴采用"围刺法"，即根据皮损大小，在其周围取 4～6 点，针尖由皮损边缘向中心平刺。余穴进针得气后，大幅度提插捻转，使感应强烈，运针约 1min，留针 20～30min。留针期间，施以间断行针，去针后，可在主要皮损部位，以皮肤针叩至微微出血，加拔火罐 15min。每日或隔日一次，10～15 次为一疗程，疗程间隔 3～5d。

（三）疗效评价

共治 241 例，其中 115 例按上述标准评定：临床痊愈 25 例，显效 54 例，有效 19 例，无效 17 例，总有效率 85.2%。另 126 例，有效率为 60.0%～100%。各家针刺取穴手法类似，但疗效相差悬殊，可能与疗效评价标准不同有关。

七、刺血

（一）取穴

主穴：大椎、陶道、身柱、至阳、脊中、（腰）阳关。

配穴：肺俞、委中、三阴交、曲池穴。

（二）治法

一般仅取主穴，如效不显可加用或改用配穴。操作方法：在大椎至腰阳关督脉段穴线上先进行消毒，用三棱针或粗毫针，在诸穴点刺或挑刺，出血少许，如出血不畅，可加以按压。然后，以消毒干棉球拭去恶血。每日 1 次，10 次为一疗程。注意保持所针穴区的清洁，以防感染。

（三）疗效评价

共治疗 325 例，总有效率为 92.3%～98.4%。

第十节　白癜风

一、概述

白癜风是一种后天性局限性皮肤色素脱失的皮肤黏膜疾病。本病的主要临床表现为局限性大小不等的边缘清楚的色素脱失斑病损，病损处毛发可变白，无任何自觉症状，日晒后可有灼痒感。本病病因不明，一般认为与遗传、免疫、精神神经及内分泌代谢等有关，是这些因素致自身黑色素细胞破坏，从而导致皮肤色素局限性脱失。是一种易诊难治的疾病。

白癜风，中医学称为白驳风，但在隋唐时期，亦称"白癜"或"白癜风"。

针灸治疗本病，首见于《备急千金要方》和《千金翼方》，倡用灸法。后世医著，如《针灸资生经》《普济方》虽有载述，但内容与上述二书基本类似，未见明显发展。至明清针灸医籍有关记载更为鲜见。针灸治疗白癜风的现代文献，直至20世纪80年代初才陆续出现。不仅国内有多篇临床文章发表，国外（斯里兰卡）也有个案报告。而有关临床文献迅速增长则是在1996年之后，一直延续至今。表明了针灸界对这一难治性美容性皮肤病的关注和人们的需求。目前，针灸治疗白癜风的选穴上，有人根据有关文献，统计出使用频率较高的前6位分别是三阴交、血海、阿是穴、风池、曲池、合谷；耳穴则以内分泌穴、心穴使用较多。穴位刺激法应用颇为广泛，包括毫针、火针、三棱针、皮肤针叩刺、耳针、穴位埋线、穴位注射及艾灸治疗等等。就疗效而言，根据本文所收资料统计，其有效率在90%左右。应该指出的是，这是针对本病早期，病损比较局限的节段型皮损类型的情况而言。已有的临床疗效表明，节段型白癜风针灸疗效优于非节段型（后者多见，占三分之二以上），局限性白癜风针灸效果优于散发性和泛发性，不完全性白癜优于完全性白癜，稳定期疗效优于进展期，青少年疗效较之中老年为好。因此，针灸对大面积或全身性泛发的白癜风的效果评价，特别是远期疗效，还有待于进一步验证。

二、古籍记载

（一）取穴

多为奇穴。

（二）操作

均用灸法，宜无瘢痕着肤灸3壮，壮如麦粒至绿豆大，如效差，可增加壮数。

（三）古方选辑

《备急千金要方·卷二十三》：白癜风，灸左右手中指节去延外宛中三壮，未差，报之。

《千金翼方·卷十七》：治白癜白驳浸淫病疡著颈及胸前方。……灸法：五月五日午时，灸膝外屈脚当文头，随年灸，两处灸，一时下灸，不得转动。

《针灸资生经·卷七》：白癜风……著头颈胸前，灸两乳间，随年壮，立差。

三、火针

（一）取穴

主穴：阿是穴。

配穴：阳虚体弱者，加夹脊穴；脾胃虚寒者，加脾俞、胃俞、章门、中脘；肝气不舒者，加内关、公孙、足三里、太冲。

（二）治法

患者安静仰卧，先于局部皮肤常规消毒，消毒方法宜先用碘酒消毒，后用75%乙醇棉球脱碘，以防感染。局部常规消毒，并注射1%利多卡因局部麻醉，用26号火针二根，将其中一根针尖在酒精灯上烧红后，迅速点刺白色病损区，烧一次点一下，均匀点刺患处，一针接一针，直到整个患部布满针点为止。另将第2根火针加温备用。当第1根火针温度明显下降时，迅速更换第 2 根火针进行点刺。点刺时，以间隔 1mm 均匀点刺皮肤患面为宜，不可过深，达表皮即可。深度可根据肌肉厚薄、血管深浅而定。一般四肢、腰腹点刺稍深，胸背部穴位针刺宜浅。点刺频率一般为 3～4 次/秒。点刺完毕后，用无菌敷料敷于患处，避免水湿。配穴中，内关、公孙、足三里、太冲用毫针刺，其余配穴均用火针点刺。治疗后用消毒纱布包扎，7～10d 后结痂脱落，进行第 2 次治疗，一般 10 次为一疗程，直到白色病区全部消失，皮色恢复正常即可停止治疗。开始治疗时往往看不到出血点，经过 2～3 次治疗后，局部毛细血管出现充盈，色素开始增多。如果边点边有血点出现即是接近痊愈的佳兆。

（三）疗效评价

临床痊愈：治疗后患处皮肤恢复正常肤色，随访 2 年无复发；有效：治疗后皮损范围明显缩小或接近正常肤色，随访 2 年无发作；无效：未能达到有效标准。

共治疗 360 例，临床痊愈 170 例，有效 137 例，中断治疗或无效者 53 例。总有效率为 85.3%。

四、综合法

（一）取穴

主穴：侠下、癜风、阿是穴。

配穴：肺俞、血海、足三里、曲池、三阴交。

侠下穴位置：肱二头肌外侧缘中 1/3 与下 1/3 交界处稍上方。

癜风穴位置：中指末节指腹下缘，指间关节横纹中点稍上。

（二）治法

一般仅取主穴，如效欠佳，加配穴。侠下穴，以三棱针点刺出血，未出血者可于点刺处拔罐。每次取一侧，两侧交替进行，每周点刺 1 次。癜风穴，施无瘢痕着肤灸，麦粒大艾炷，灸 3 壮（不宜起水疱）。所用为药艾，灸药处方：五倍子、桑叶、威灵仙、当归、川芎、白蔻仁各 100g，石菖蒲、白芥子各 30g，全蝎 10g，共研细末。亦为每周灸 1 次。阿是穴用艾条灸法。用皮肤针轻叩病变区域，直至皮肤潮红，以微微出血为度。一边叩刺，一边用消毒棉签擦拭血迹。一般一个部位叩刺 5～10min。再将白纸剪一与皮损等大之洞，以遮住周围正常之皮肤，将艾条点燃后，对准白斑处，距离以患者能耐受为宜，可由外向内做回旋灸，逐渐缩小范围。开始时，每次将白斑灸至呈粉红色（高度充血），每日 1 次，连灸 7～8d。以后每次灸至白斑部呈红色或接近正常肤色，改为每日灸 1 次，直至与正常肤色相同。再灸 3～5 次，以巩固效果。有条件者，可于灸后用电磁波治疗器（TOP 灯）对阿是穴照射 20min。

配穴用自血疗法。用 5～10mL 注射器（内加适量枸橼酸钠注射液）取患者肘部的静脉血，按常规操作抽出 4mL 血液，任取一侧的 3～5 个穴，穴位可轮用。把 4mL 血液分别注射到穴位内。两侧穴位交替进行，5～7d 一次。

（三）疗效评价

临床痊愈：白斑全部或≥90%消退，恢复正常肤色。显效：白斑部分消退或缩小，恢复正常肤色的面积多 50%，有效：白斑部分消退或缩小，恢复正常肤色的面积占皮损面积≥10%，＜50%。无效：白斑无变化或缩小，恢复正常肤色的面积＜10%。

共治 101 例，临床痊愈 20 例，显效 61 例，有效 16 例，无效 4 例，总有效率为 96.0%。

五、穴位埋植

（一）取穴

主穴：曲池、阳陵泉。

配穴：膈俞、肺俞、脾俞、胃俞、肾俞、膻中、关元、外关、三阴交。

（二）治法

以主穴为主，酌加配穴。每次取 2～3 对穴，穴位可轮流取用，采用埋线针埋植法。取 0/2～1 号肠线，剪成 4～5cm 长小段，消毒备用。选好穴后做标记，在穴位下 0.6 寸处为埋植点，消毒并局麻。局麻用 1% 普鲁卡因注射液 1～2mL，首先打出皮丘，然后在穴位中心边注药边进针，出针后再消毒 1 次。埋线时，左手持镊夹住肠线段，将线中央置于皮丘上，右手持埋线针，缺口向下压线，以 15°角向穴位中心推入，直至线头全部进入皮内，再埋入 0.5cm，针孔盖以消毒敷料。1～3 个月埋植一次，见效者按期治疗。如埋植 3 次无效者，改用他法。

（三）疗效评价

共治 113 例，按上述标准，临床痊愈 4 例，显效 34 例，有效 53 例，无效 22 例，总有效率为 80.5%。白斑由白转为粉红乃至正常肤色者，约需 2～6 个月时间。

六、隔药灸

（一）取穴

主穴：阿是穴。

（二）治法

先用 75%酒精消毒阿是穴，上涂一层薄薄金黄膏或食用白醋，再用艾条做回旋灸 30min，或做艾炷直接无瘢痕灸，每次灸数壮，至局部皮肤发红为度。泛发者可分区施治。灸后擦净患部，每日 1 次，12 次为一疗程。加服还原丹，15 岁以上者，每日 1 丸分 3 次；15 岁以下者，每日 1 丸分 2 次。忌食辛辣、海鲜。

（三）疗效评价

共治 185 例，临床痊愈 5 例，显效 53 例，有效 99 例，无效 28 例，总有效率 84.9%。

七、耳针

（一）取穴

主穴：肺、内分泌、肾上腺、神门。

配穴：阿是穴、膈、皮质下、缘中、交感。

阿是穴位置：亦指白斑皮损区。

（二）治法

每次选主穴 3～4 个穴，配穴 1～2 穴。开始可用埋针法，寻得敏感点后，将图钉形揿针刺入所选穴位，外用胶布固定，留针 3～5d，再换贴，5 次为一疗程。从第二疗程起改为以王不留行籽或磁珠（380Gs）置于 0.7cm×0.7cm 小方块胶布上贴敷耳穴，每日按压数次，以加强刺激。证属虚寒者，手法轻，症属实热者，手法可重，每周贴换 1 次。以上均为贴敷一侧耳穴，两耳交替进行。在治疗过程，可在阿是穴用梅花针轻度叩刺，并艾条灸至局部皮肤潮红，以加强疗效。

（三）疗效评价

共治 361 例，临床痊愈 27 例，显效 138 例，有效 173 例，无效 23 例，总有效率为 93.6%。

八、拔罐

（一）取穴

主穴：阿是穴。

配穴：孔最、足三里、三阴交。

（二）治法

药液制备：以川芎、木香、荆芥各 10g，丹参、白蒺藜、当归、赤芍、牡丹皮各 15g，鸡血藤 20g，灵磁石 30g，投入适量 95%酒精中浸泡 10d，去渣取汁 200mL，贮于玻璃瓶中密封备用。

阿是穴视皮损大小而定，白斑范围小者用 1 只火罐于皮损处拔之，白斑范围较大，取 2～5 只火罐于皮损边缘处拔罐。配穴，每次取一侧穴，每侧穴位连续拔罐 10 次，再改取另一侧，交替进行。操作方法：以指头大小脱脂棉球放到药液中浸透，将其贴于火罐之中段，用火点燃吸拔。每次拔 15～20min。皮损处起罐后涂以中药酊剂（红花、白蒺藜、川芎各等份，用适量 30%酒精浸泡），并在日光下晒 5～20min。每日 1 次，30 次为一疗程。

（三）疗效评价

共治 40 例，临床痊愈 13 例，显效 9 例，有效 14 例，无效 4 例，总有效率为 90.0%。

参考文献

[1] 王永炎. 中国现代名中医医案精粹[M]. 北京：人民卫生出版社，2010.

[2] 万力生，邱静宇. 中医儿科诊疗思维[M]. 北京：人民军医出版社，2010.

[3] 王云凯，王富春. 中医妇科学[M]. 北京：中国医药出版社，2009.

[4] 马拴全，蔡国良. 中医外科学[M]. 北京：化学工业出版社，2007.

[5] 刘百祥. 中医儿科学[M]. 北京：人民卫生出版社，2010.

[6] 王再谟. 中医内科学[M]. 成都：四川科学技术出版社，2007.

[7] 王严冬，丁晓军，吴帆. 实用中医内科诊疗[M]. 北京：化学工业出版社，2009.

[8] 陈利国，纪立金. 中医基础理论[M]. 广州：暨南大学出版社，2010.

[9] 王建. 中医药学概论[M]. 北京：人民卫生出版社，2011.

[10] 孙立. 新编中医诊断学精要[M]. 广州：暨南大学出版社，2010.

[11] 王霞灵，范红霞. 中医妇科诊疗思维[M]. 北京：人民军医出版社，2010.

[12] 马融，梁繁荣. 中医儿科学[M]. 北京：中国医药出版社，2009.

[13] 邓高丕. 妇产科中医治疗策略[M]. 北京：人民军医出版社，2011.

[14] 石学敏，戴锡孟，王键. 中医内科学[M]. 北京：中国医药出版社，2009.

[15] 刘克龙. 中医外科学[M]. 北京：中国中医药出版社，2006.

[16] 刘忠德，张鸥. 中医外科学[M]. 北京：中国医药出版社，2009.

[17] 杨云松. 传统中医文化与中医现代化[M]. 哈尔滨：黑龙江人民出版社，2011.

[18] 刘炎. 中医内科治疗[M]. 北京：世界图书出版公司北京公司，2008.

[19] 刘敏如，欧阳惠卿. 实用中医妇科学[M]. 上海：上海科学技术出版社，2010.

[20] 余甘霖. 中医内科学[M]. 北京：中国中医药出版社，2006.

[21] 陆德铭，陆金根. 实用中医外科学[M]. 上海：上海科学技术出版社，2010.

[22] 吴恒亚. 中医外科学[M]. 北京：人民卫生出版社，2010.

[23] 肖振辉. 中医内科学[M]. 北京：人民卫生出版社，2010.

[24] 吴整军，马朱红. 老年病中医针灸防治专家谈[M]. 北京：人民军医出版社，2011.

[25] 张宝林，凌锡森，张明宇. 中医儿科集成. 第2集[M]. 长沙：中南大学出版社，2010.

[26] 张秋雨. 中医常用诊疗技术[M]. 北京：人民军医出版社，2010.

[27] 李云端. 中医妇科学[M]. 北京：中国中医药出版社，2006.

[28] 陈少宗，巩昌镇. 现代针灸学[M]. 郑州：郑州大学出版社，2011.

[29] 陈可冀. 中医经络穴位[M]. 南京：江苏科学技术出版社，2011.

[30] 陈红风. 中医外科学[M]. 上海：上海科学技术出版社，2007.